画 说 中·医·故·事

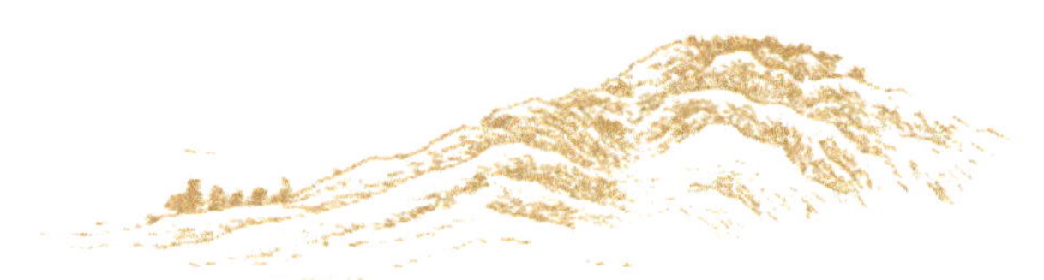

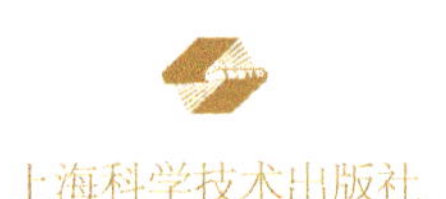

上海科学技术出版社

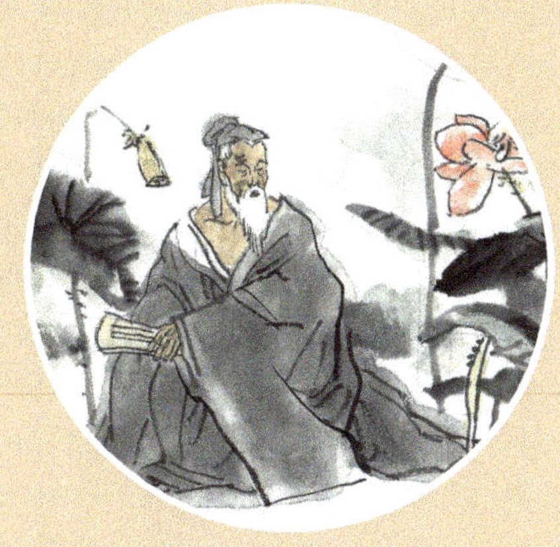

主编　范金成　李新民　郁东海

画说

中·医·故·事

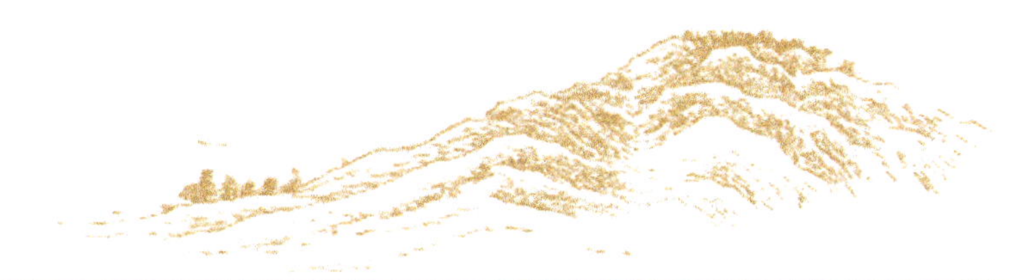

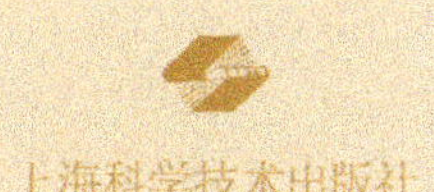

上海科学技术出版社

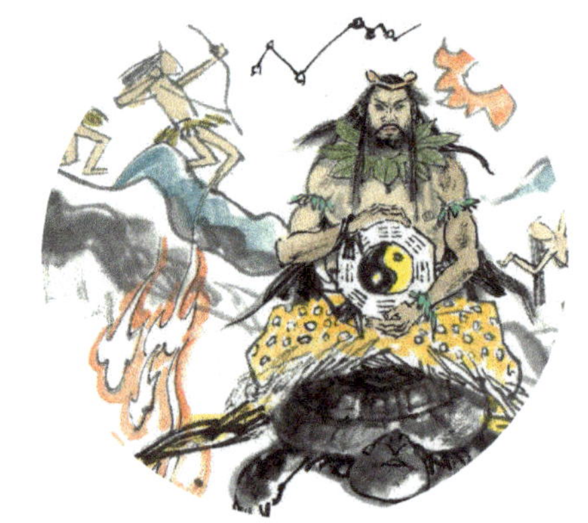

图书在版编目（CIP）数据

画说中医故事 / 范金成，李新民，郁东海主编. —上海：上海科学技术出版社，2018.3
ISBN 978-7-5478-3878-5

Ⅰ.①画… Ⅱ.①范…②李…③郁… Ⅲ.①中国医药学－通俗读物 Ⅳ.①R2-49

中国版本图书馆CIP数据核字（2017）第330810号

画说中医故事

主编　范金成　李新民　郁东海

上海世纪出版（集团）有限公司
上海科学技术出版社　出版、发行
（上海钦州南路71号　邮政编码200235　www.sstp.cn）

字数　150千字　　　印张　8.75
2018年3月第1版　2018年3月第1次印刷
ISBN 978-7-5478-3878-5/R·1540
定价：68.00元

内容提要

　　本书通过在历代史书、传记、医籍中筛选一部分有代表性的书目，从中挖掘、整理出比较完整、具有代表性的中医药故事，共 65 则，每则配以写意国画，再现故事意境。全书内容详尽，真实可信，集趣味性与知识性于一体，使读者在了解中医典故、背景的同时，更能学习到中医的相关知识。

　　本书可供中医爱好者阅读。

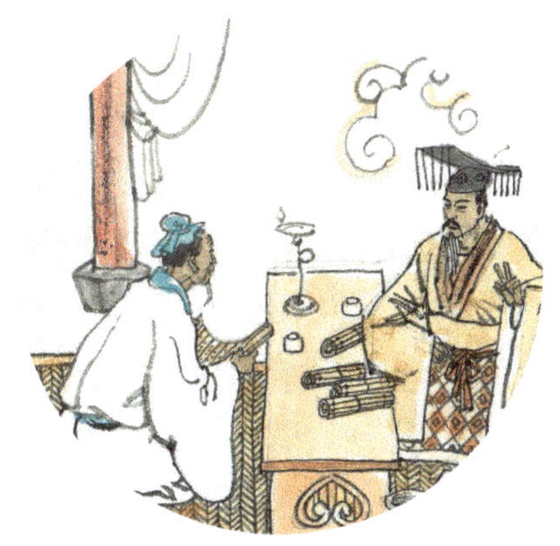

编委会名单

主　编	范金成　李新民　郁东海
副主编	孙　敏　骆智琴　兰　蕾
编　委（以姓氏笔画为序）	
	叶　盛　李华章　朱　俊
	齐佳龙　杨燕婷
绘　画	陆小弟　忻秉勇　楼东山

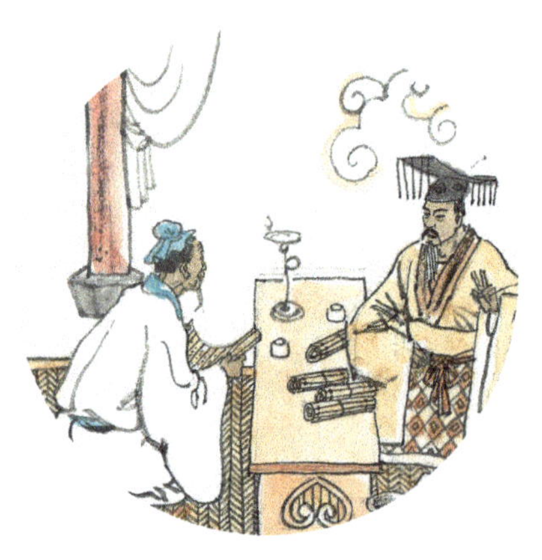

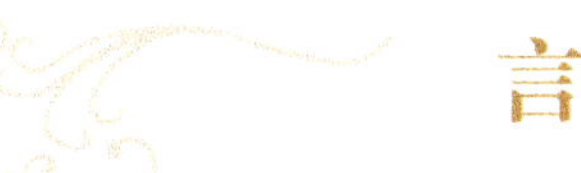

前言

中医药学作为一门传统医学，伴随着中华民族的繁衍昌盛，历经世代沿革，从萌芽到成熟、壮大，传承至今。洗尽历史铅华，中医药在治病救人的过程中，其内在的丰富文化还给后人留下了数之不尽的动人传说。为了更好地传承中医药文化遗产、宣传中医药文化、普及中医药知识，由上海市浦东新区卫生和计划生育委员会中医药发展与科教处牵头，组织专业人士编写了本书。

本书精选 65 个中医药故事，涉及人物、典故、理法、方药 4 个方面。书中故事全部来自古代文献资料，有据可依，考虑故事的可读性和科普性，所有故事采用白话文进行阐释，力争做到通俗易懂，深入浅出。同时邀请上海画院连环画专家陆小弟等 3 位绘画专家，用国画的形式写意故事中的情节，以达到再现情节、还原场景的目的，使读者在轻松阅读间了解千古杏林传奇，领悟中医文化精髓，欣赏笔墨间山水故事。

但内容驳杂之下，难免存在一定的疏漏与瑕疵，望读者本着科学辨析的态度欣赏和接受中医文化，在此亦请同道及读者批评斧正。

编　者

2018 年 1 月

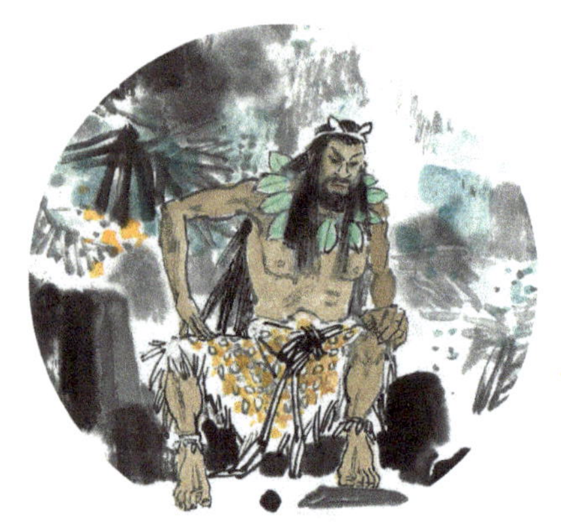

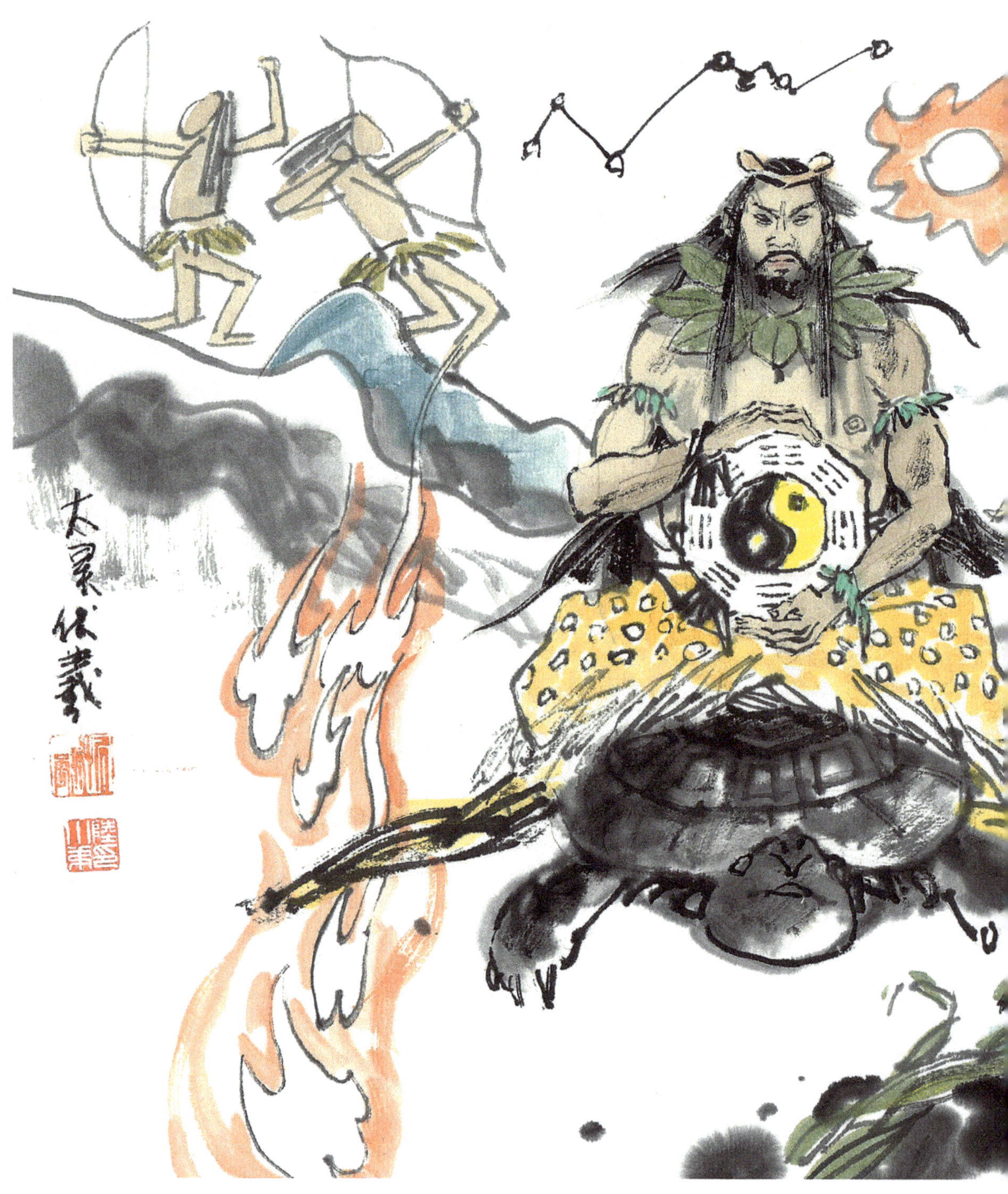

【图1】伏羲氏以木德称王天下，姓风，蛇首人身，天生有圣德，有如日月般明亮，所以又称作太昊。

太昊伏羲

【出处】〔明〕徐春甫《古今医统大全·历世圣贤名医姓氏》。

【典故释义】　伏羲氏以木德称王天下，姓风，蛇首人身，天生有圣德，有如日月般明亮，所以又称作太昊。传说他母亲住在华胥国的水边，一次踩了巨人的脚印，于是就怀孕了，生下了他。伏羲氏建都于陈，他探究自然界的规律，仰观天，俯观地，中观人间万物，研究飞禽走兽的脚印和身上的花纹以及石头的形状。内观自身，外观世间万物，始创八卦，用来通晓神明之德、万物之情。创造文字，用来代替结绳记事之法。制作二十七弦之琴，三十六弦之瑟，以修身养性，返璞归真。他探求六气六腑、五脏五行，阴阳水火的升降，得出其规律；各种疾病之发病机理，得以推断。

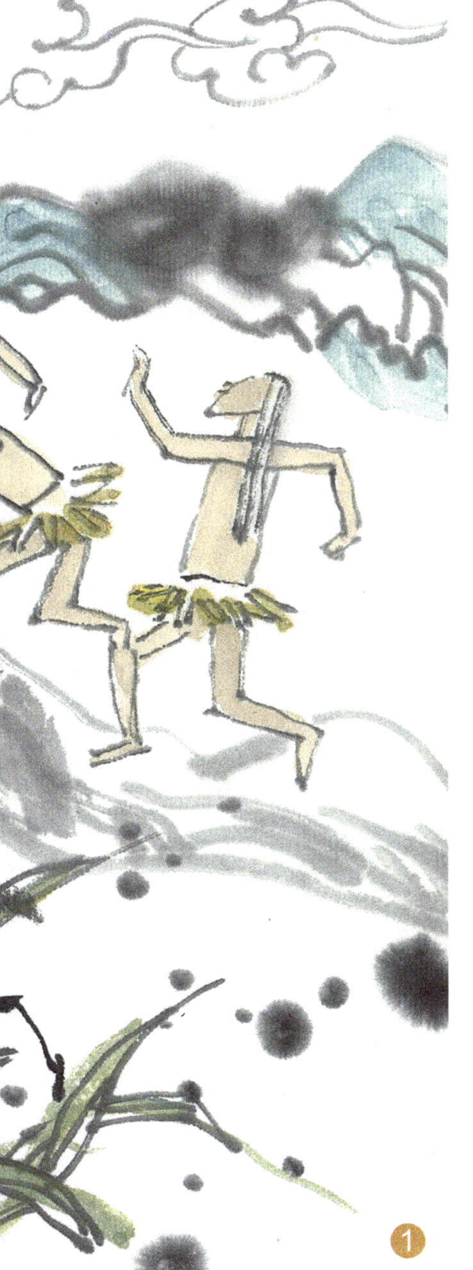

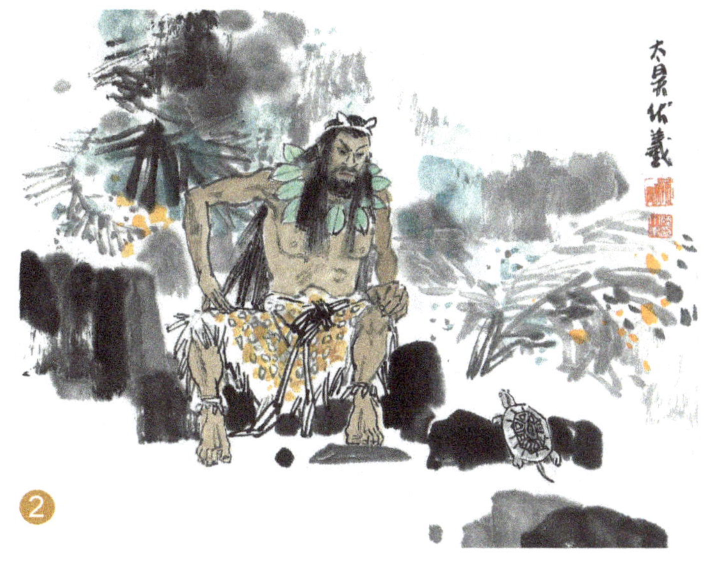

【图2】　伏羲氏内观自身，外观世间万物，始创八卦，用来通晓神明之德、万物之情。创造文字，用来代替结绳记事之法。制作二十七弦之琴，三十六弦之瑟，以修身养性，返璞归真。他探求六气六腑、五脏五行，阴阳水火的升降，得出其规律；各种疾病之发病机理，得以推断。

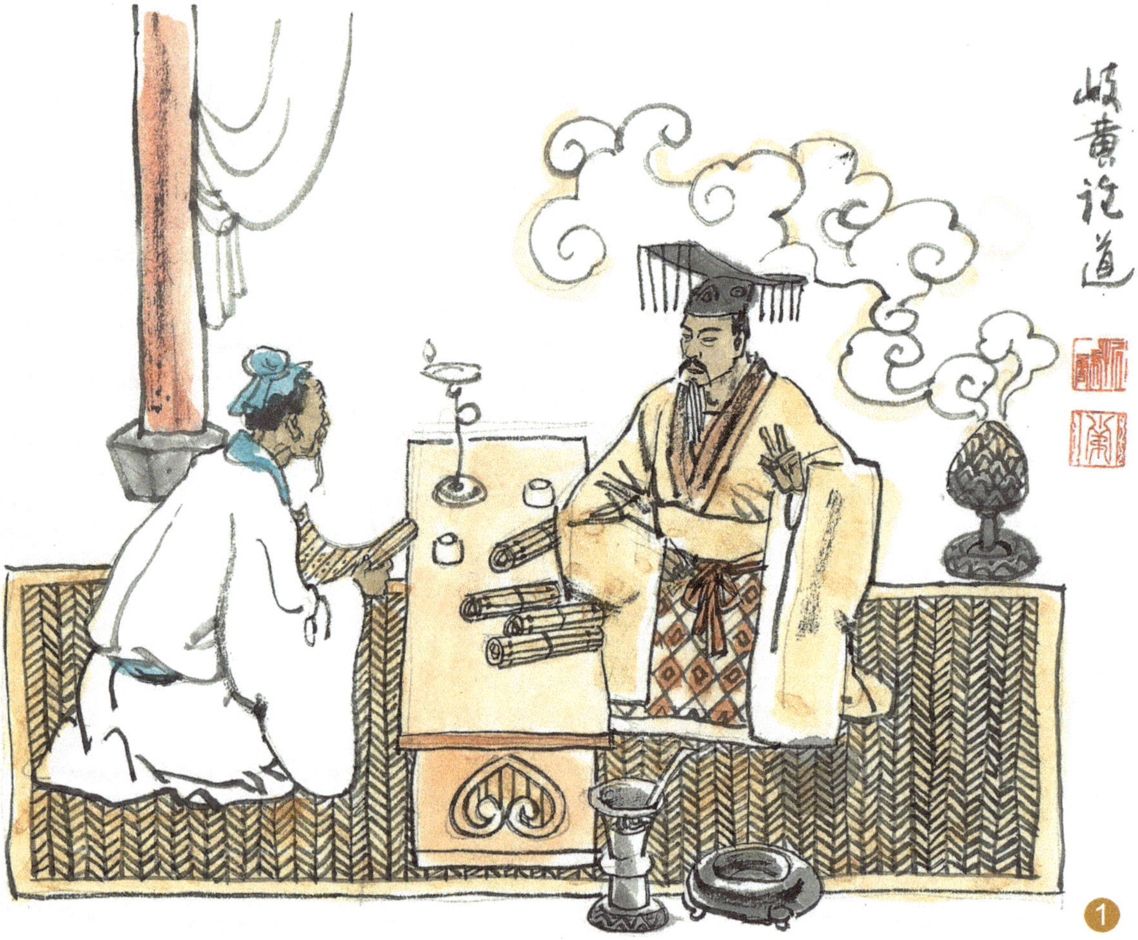

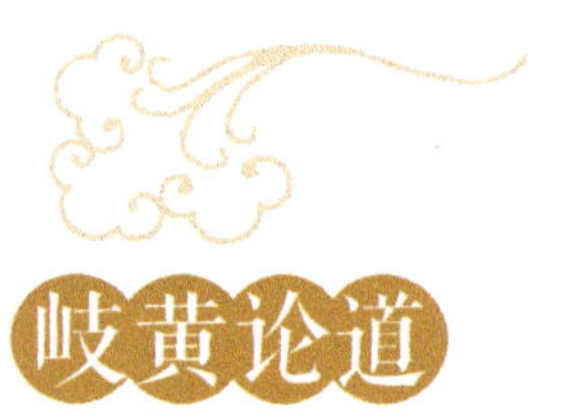

岐黄论道

【典故释义】 黄指的是轩辕黄帝，岐是他的臣子岐伯。相传黄帝常与岐伯、雷公等臣子坐而论道，探讨医学问题，对疾病的病因、诊断以及治疗等原理设问作答，予以阐明，其中的很多内容都记载于《黄帝内经》这部医学著作中。后世出于对黄帝、岐伯的尊崇，遂将岐黄之术指代中医医术，并认为《黄帝内经》是中医药学理论的渊源、最权威的中医经典著作。直至今天，凡从事中医工作者仍是言必称引《黄帝内经》之论。

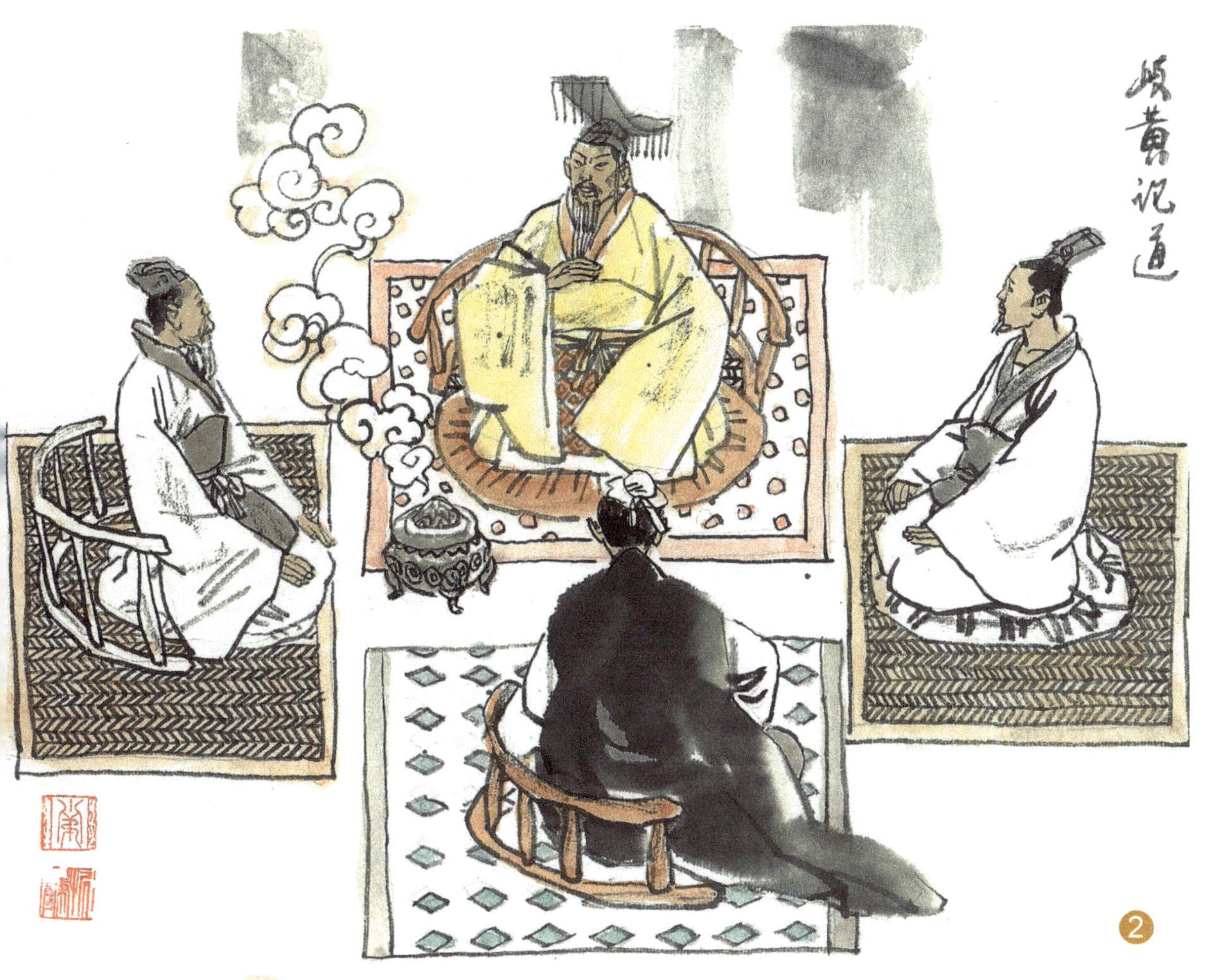

【图1】 相传黄帝常与岐伯、雷公等臣子坐而论道，探讨医学问题。

【图2】 后世出于对黄帝、岐伯的尊崇，遂将岐黄之术指代中医医术，并认为《黄帝内经》是中医药学理论的渊源、最权威的中医经典著作。

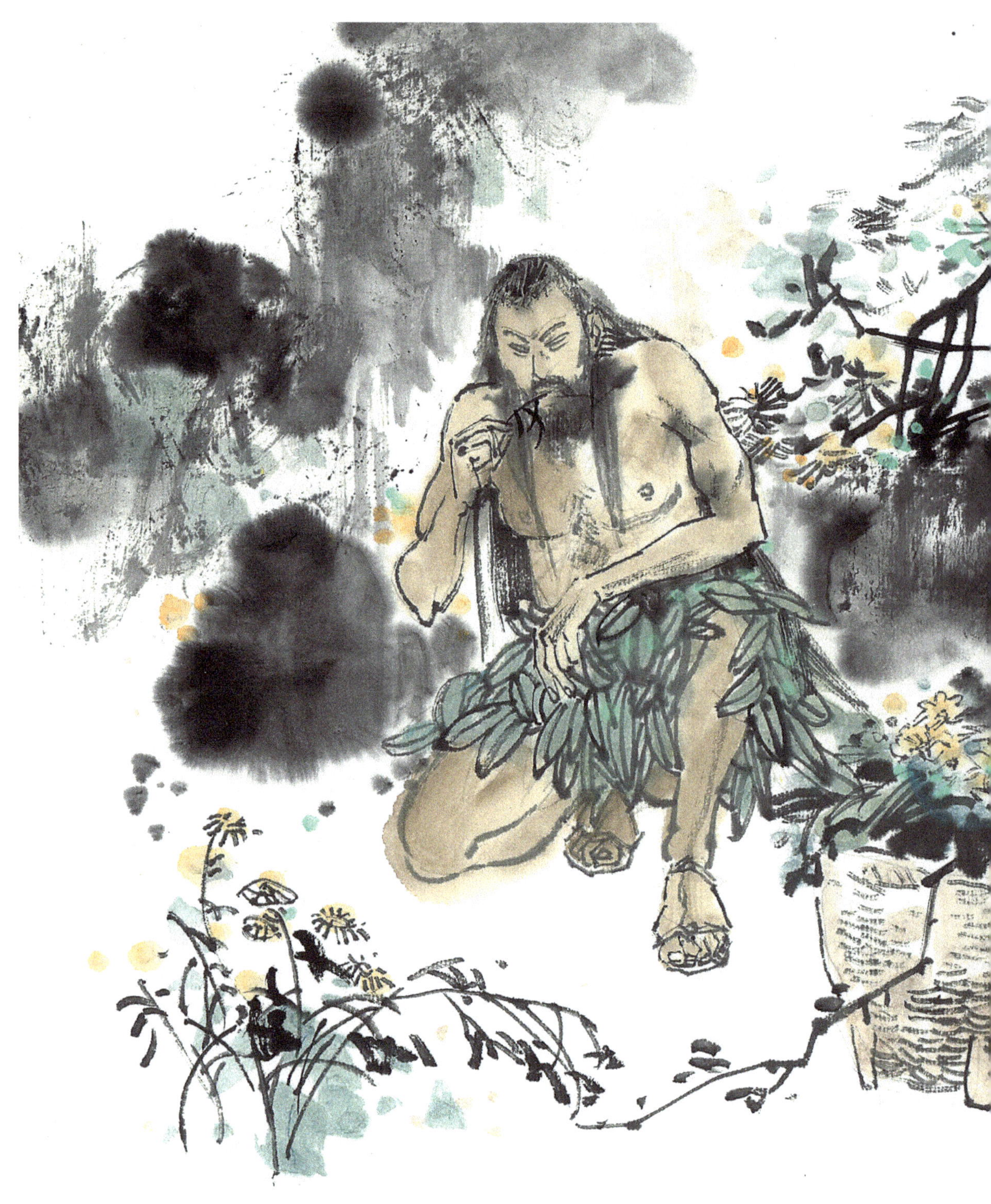

【图1】 神农品尝百草的滋味、泉水的甜苦，让人们知道怎样避开有害的东西、趋就有益的事物。

神农尝百草

【出处】〔西汉〕刘安《淮南子·修务训》。

【典故释义】　远古时候，人们吃野菜、喝生水，采树上的果实充饥，吃螺蚌肉果腹，在那期间经常受到疾病和毒物的伤害。在这种情况下，神农便开始教导人们播种五谷，观察土壤的干燥潮湿、肥沃贫瘠，还有地势高低，看它们各适宜种什么样的农作物。神农还品尝百草的滋味、泉水的甜苦，让人们知道怎样避开有害的东西、趋就有益的事物。这个时候，神农一天之中要遭受七十余次的毒害。

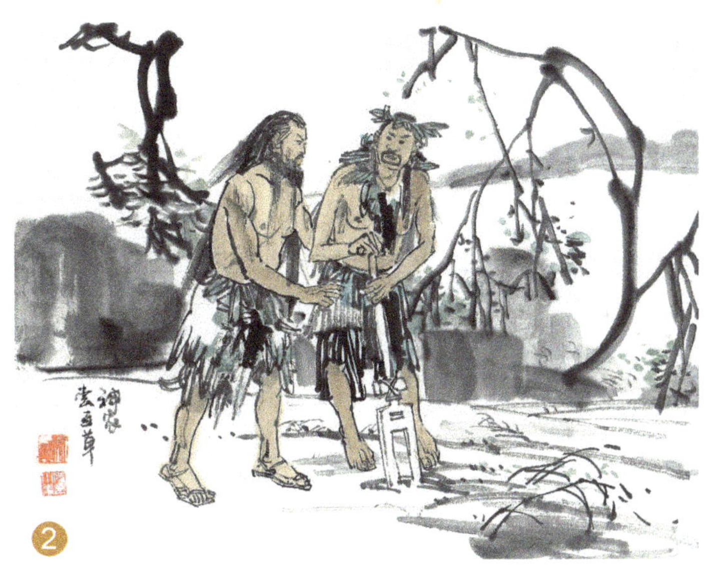

【图2】　神农教导人们播种五谷，观察土壤的干燥潮湿、肥沃贫瘠，以及地势高低。

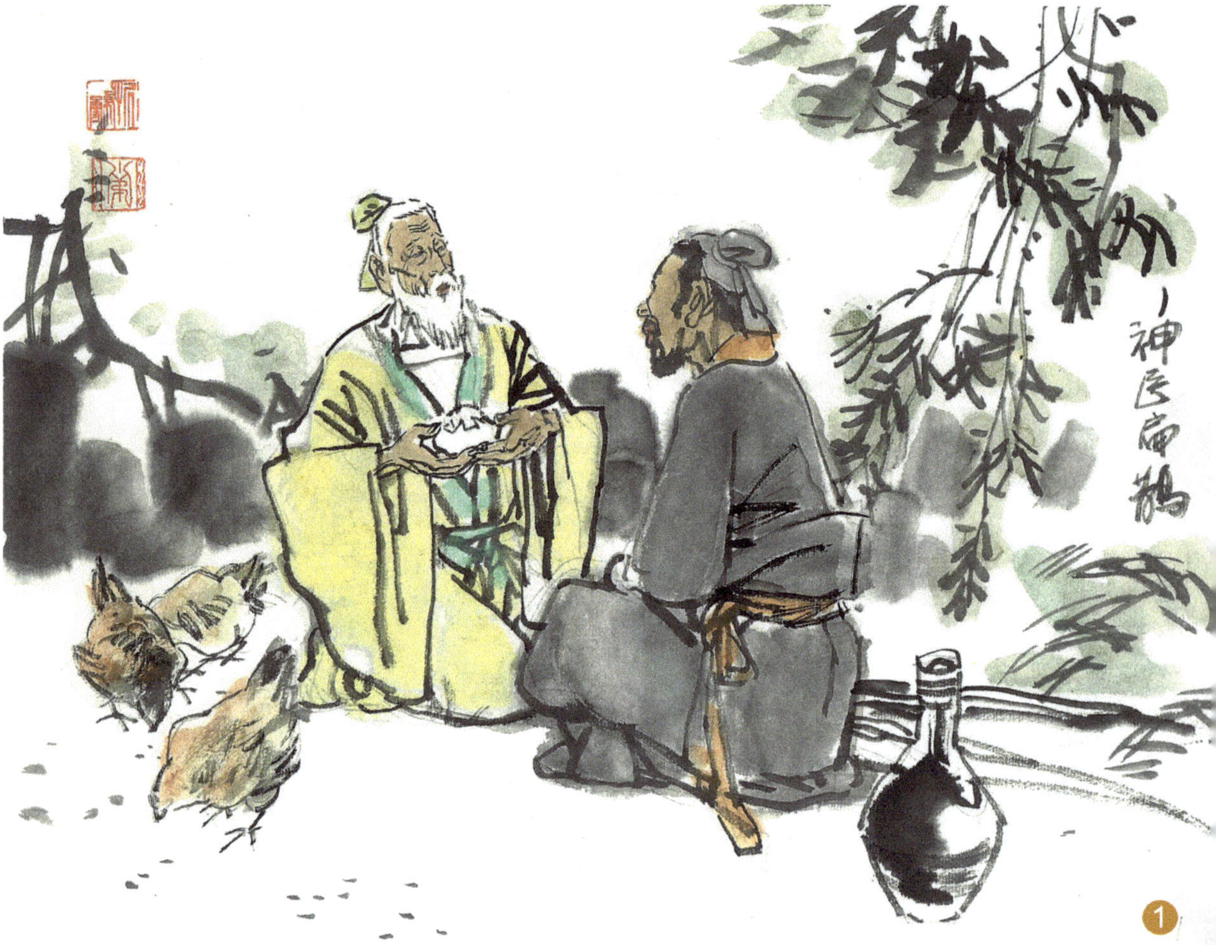

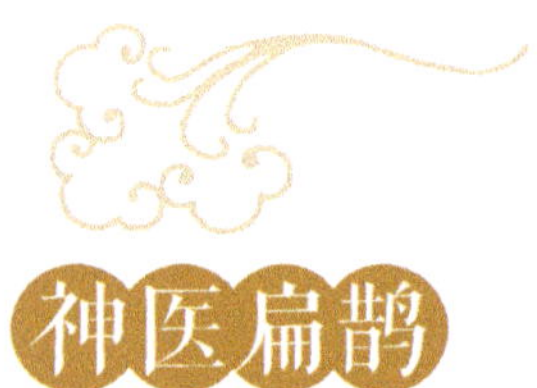

神医扁鹊

【出处】〔西汉〕司马迁《史记·扁鹊仓公列传》。

【典故释义】　扁鹊是渤海郡郑人，姓秦，名越人。年轻时做旅舍的主管人。有个叫长桑君的客人到旅舍来，只有扁鹊认为他是一个奇人，一直恭敬地对待他，长桑君也知道扁鹊不是普通人。他来来去去交往有十多年了，一天长桑君叫扁鹊和自己坐在一起，悄悄对扁鹊说："我有秘藏的医方，我年老了，想传留给你，你不要泄漏出去。"扁鹊说："一定遵命。"他这才从怀中拿出一种药给扁鹊，并说："用草木上的露水送服这种药，三十天后你就能知晓许多事情。"接着又拿出其他全部秘方都给了扁鹊。之后忽然间人就不见了，大概他不是凡人吧。扁鹊按照他说的服药三十天，就能看见墙外的人。他给人诊视疾病，能看到病人五脏内所有病症所在，但名义上他还是用诊脉来说明。他有时在齐国行医，有时在赵国行医，在赵国人们用

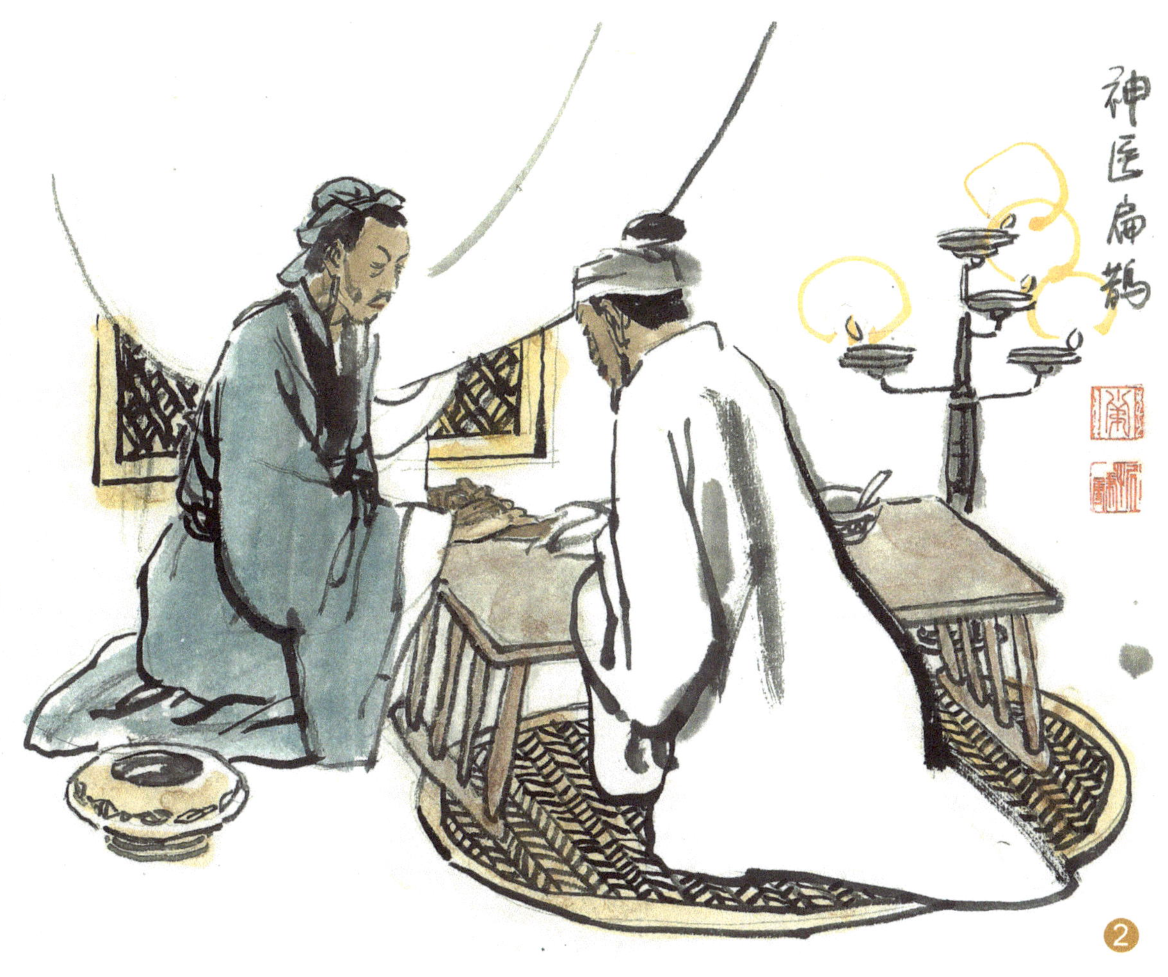

【图1】 长桑君从怀中拿出秘藏的医方给扁鹊，并说："用草木上的露水送服这种药，三十天后你就能知晓许多事情。"

【图2】 扁鹊给人诊视疾病，能看到病人五脏内所有病症所在，但名义上他还是用诊脉来说明。

"扁鹊"的名号来称呼他。

扁鹊名声传扬天下。他路过邯郸时，听说当地人尊重妇女，就做妇科医生；到洛阳时，听说周人尊敬老人，就做专治耳聋眼花四肢痹痛的医生；到了咸阳，听说秦人喜爱孩子，就做治小孩疾病的医生；他根据各地习俗来调整自己的医治范围。秦国的太医令李醯自知医术不如扁鹊，派人刺杀了扁鹊。到现在，天下谈论脉法的人，都遵从扁鹊的理论和实践。

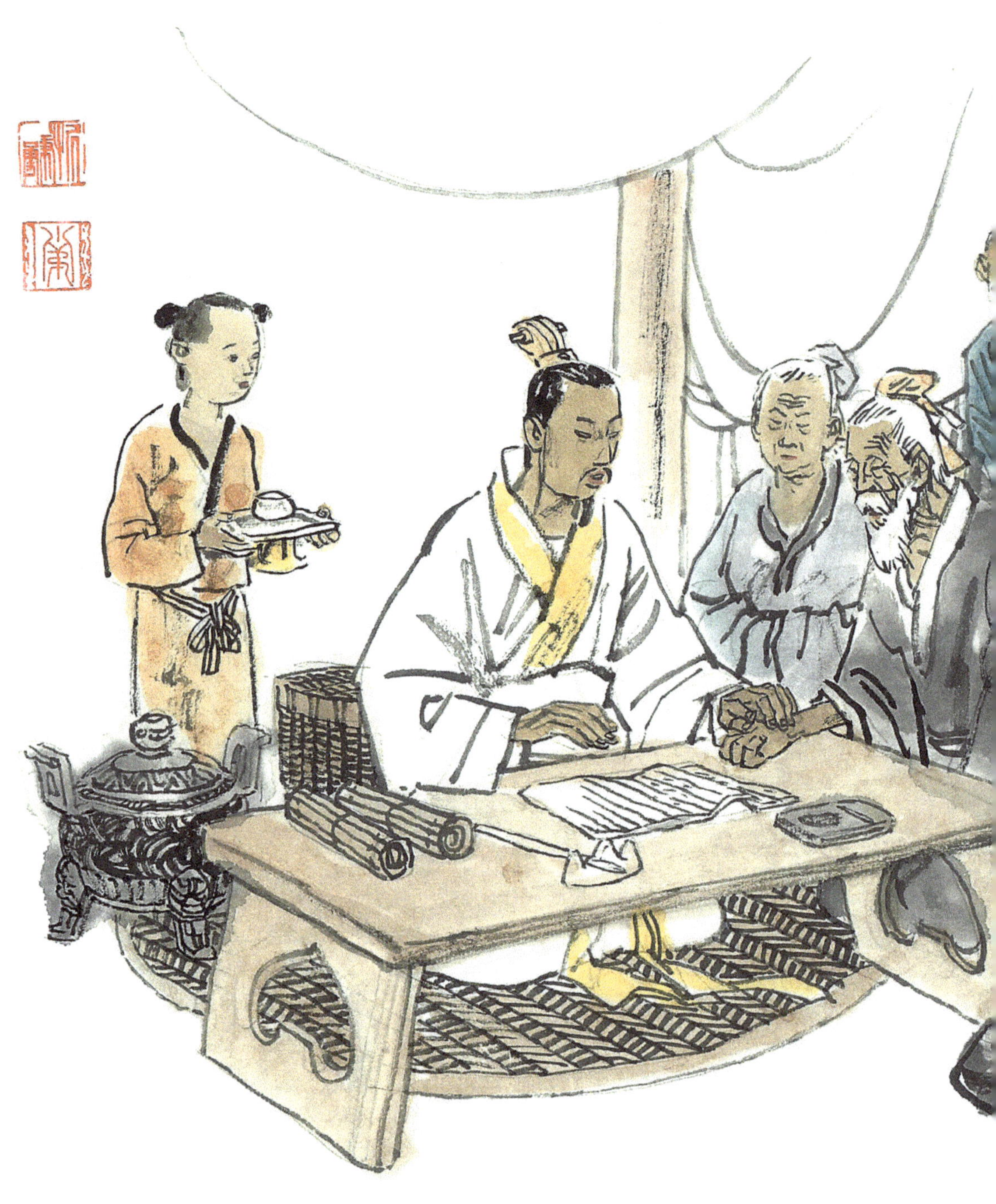

【图1】 张仲景是河南南阳人，名机，字仲景。他最初在同郡医家张伯祖处学医。

坐堂医圣

【出处】〔唐〕甘伯宗《名医录》。

【典故释义】 张仲景是河南南阳人，名机，仲景是他的字。他最初在同郡医家张伯祖处学医。那时候的人们传言，张仲景对医学的认识和运用精妙入微，超过了他的师父。他编写的论著，内容精深奥妙，医理条目简要又包容详尽，不是孤陋寡闻的人能比得上的。他被推荐为孝廉，从而一路做官到长沙的太守。由于做官不能随便接近百姓，也就无法为百姓治病，张仲景决定每月初一和十五两天，大开衙门，不问政事，让有病的百姓进来，挨个地仔细为百姓诊治。他的这一举动在当地产生了强烈的反响，百姓无不拍手称快，对张仲景更加拥戴。时间久了便形成了惯例，每逢农历初一和十五的日子，他的衙门前便聚集了来自各方求医看病的群众，甚至有些人带着行李远道而来。后来人们就把坐在药铺里给人看病的医生，统称为"坐堂医生"，以此纪念张仲景，充分体现了张仲景高尚的医德。

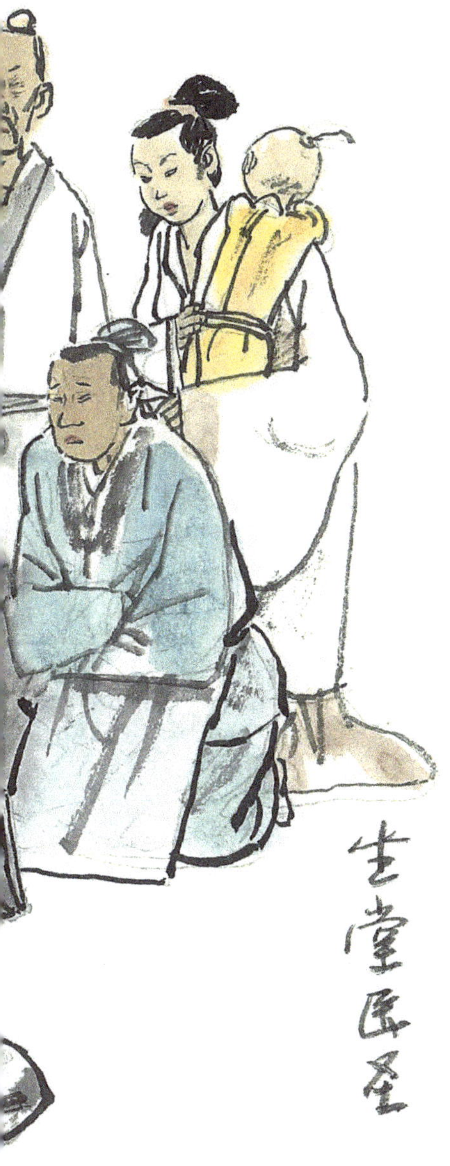

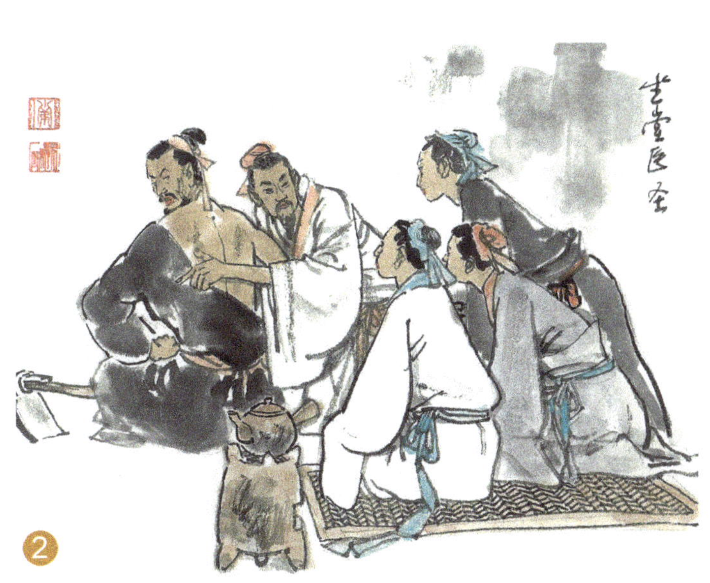

【图2】 张仲景决定每月初一和十五两天，大开衙门，不问政事，让有病的百姓进来，挨个地仔细为百姓诊治。

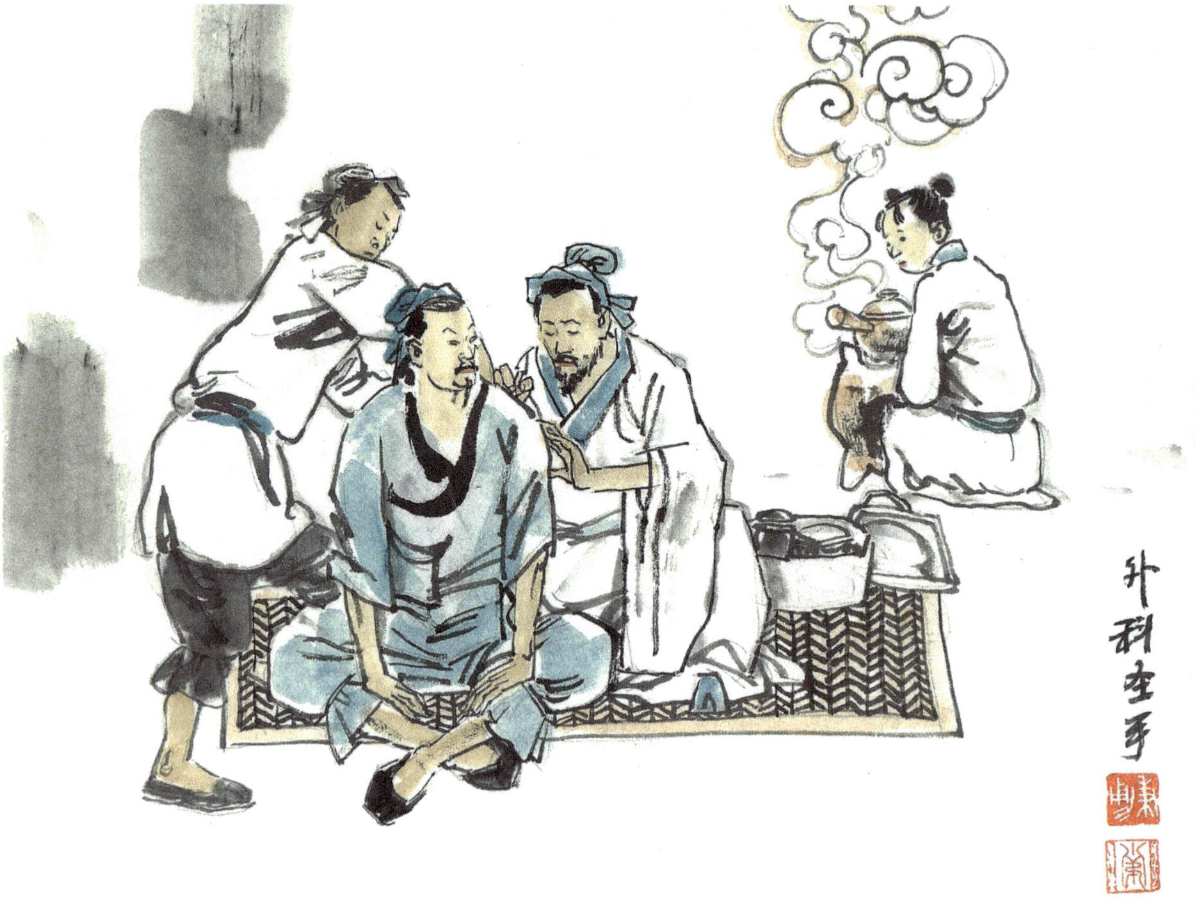

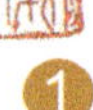

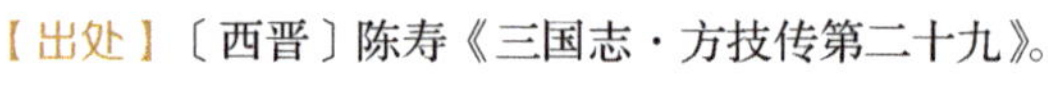

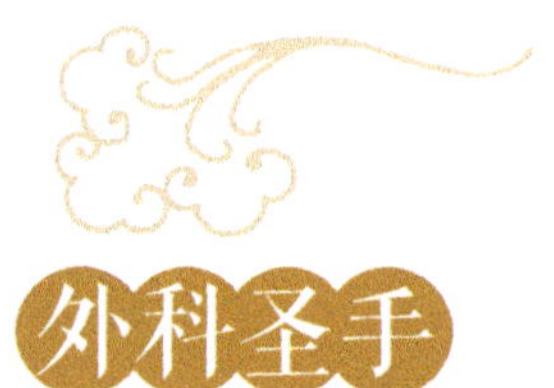

外科圣手

【出处】〔西晋〕陈寿《三国志·方技传第二十九》。

【典故释义】　华佗，字元化，沛国谯人，曾在徐州地区求学，通晓数种经书。沛国国相陈珪推荐他作孝廉，太尉黄琬征召任用，他都没有去。华佗通晓养生之术，当时的人认为他的年龄已接近百岁了可外表看上去还像青壮年。他又精通各种药方，他治病时，配制汤药不过用几味药，并且十分熟悉药物的分量、比例，一抓即得，用不着再称，药煎好便让病人服用，向病人交代一下注意事项和服药禁忌，病人吃完药就痊愈了。如果需要艾灸，也不过一两处穴位，每一处不过灸七八壮，病就好了。如需要扎针，也不过扎一两个穴位，下针时对病人说："针感应当传到身体某处，如果感觉到了，请跟我说。"当病人说"已经感觉到了"，他便应声起针，病也随之而愈。如果病患结积在体内，针灸、药物都不能奏效，需要剖开割除的，他便让病人先

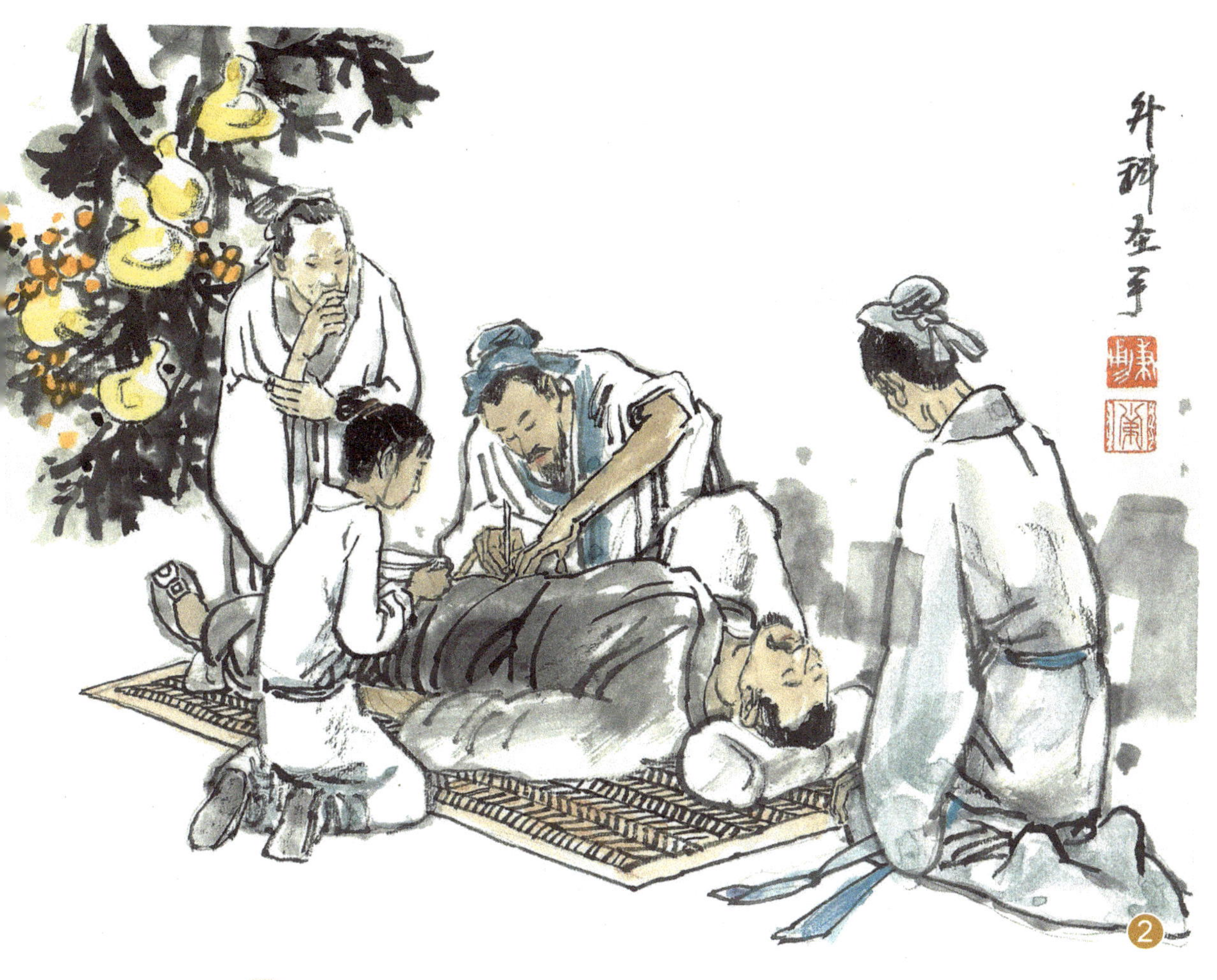

【图1】　病患如需要扎针，华佗也不过扎一两个穴位，下针时嘱咐病人，如果有针感，即告之，他便应声起针，病也随之而愈。

【图2】　如果病患结积在体内，需要剖开割除的，他便让病人先喝麻沸散，很快病人就像醉死一样毫无知觉，于是他就动刀切开患处，割取结积物。

喝麻沸散，很快病人就像醉死一样毫无知觉，于是他就动刀切开患处，割取结积物。如果病在肠内，就割除肠子的患病部位，然后缝好伤口，敷上膏药，四五天后就能见好，不再疼痛。病人自己不觉痛苦，一个月左右，就能痊愈了。

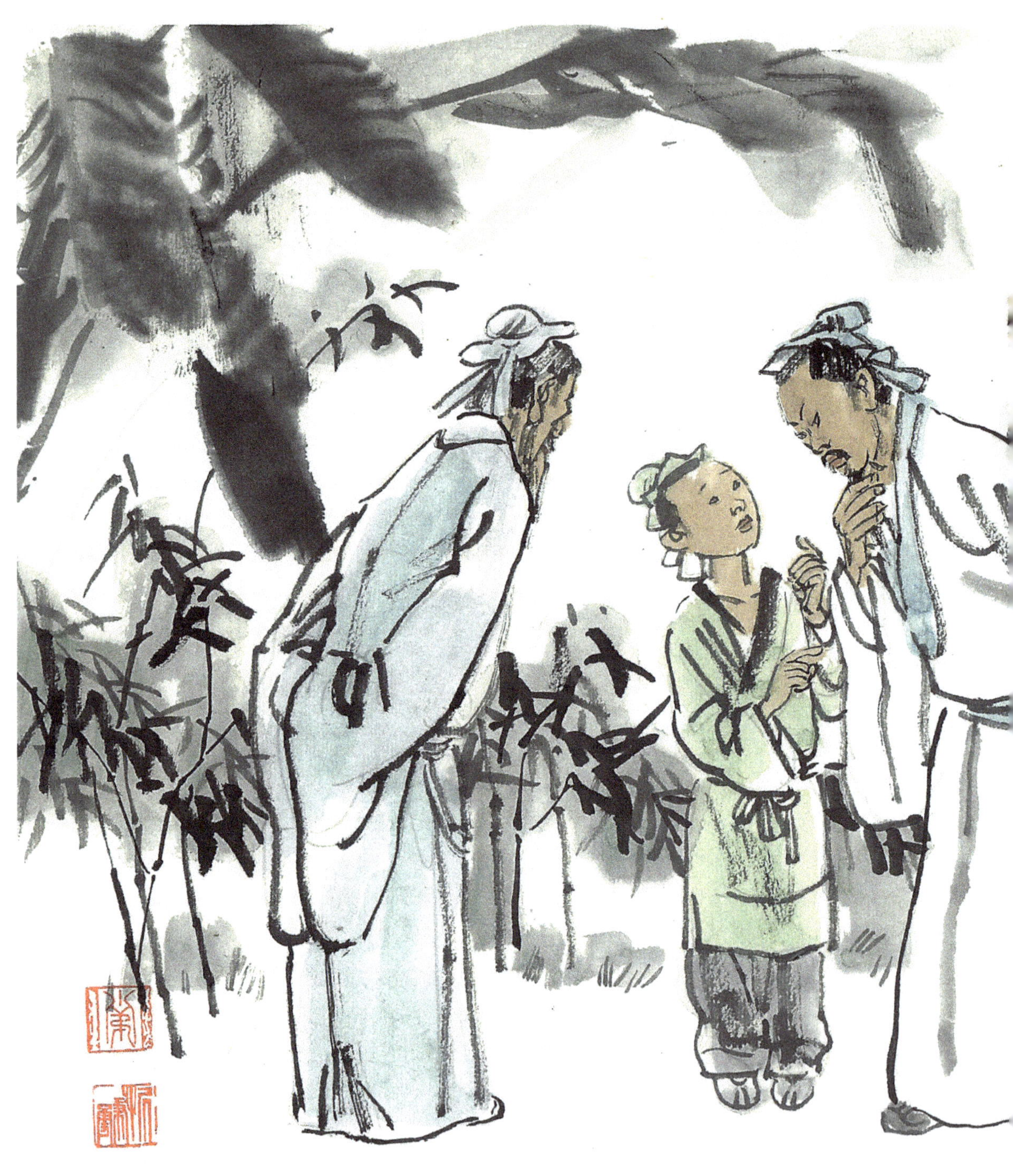

【图1】　孙思邈，京兆华原人。少年时期就通晓百家之说，能侃
　　侃而谈老子、庄子的学说。

济世药王

【出处】〔北宋〕欧阳修等《新唐书·孙思邈传》。

【典故释义】　孙思邈，京兆华原人。少年时期就通晓百家之说，能侃侃而谈老子、庄子的学说。北周洛州总管独孤信见他年纪这样小却有如此学问，觉得他很不一般，说："这是神童啊，才华太出众很难被人任用啊！"长大以后，孙思邈隐居在太白山，他一方面下工夫钻研医学著作，一方面亲自采集草药，研究药物学。他认真研读《黄帝内经》《伤寒杂病论》《神农本草经》等医书，同时广泛收集民间流传的药方，热心为人治病，积累了许多宝贵的临床经验。他从理论到实践，再由实践经验中提炼出新的医药学研究成果，以毕生精力撰成了医学著作《千金要方》和《千金翼方》。他在书中记录了八百多种药物和五千三百多首药方，记下了民间防病治病的丰富经验，集当时和前代医药学之大成，为中国中医药科学的发展作出了卓越的贡献。孙思邈死后，人们将他隐居过的"五台山"改名为"药王山"，并在山上为他建庙塑像，树碑立传。每年农历二月初三，当地群众都要举行庙会，以纪念孙思邈为中国医学所作出的巨大贡献。

① 济世药王

②

【图2】　孙思邈由实践经验中提炼出新的医药学研究成果，以毕生精力撰成了医学著作《千金要方》和《千金翼方》。

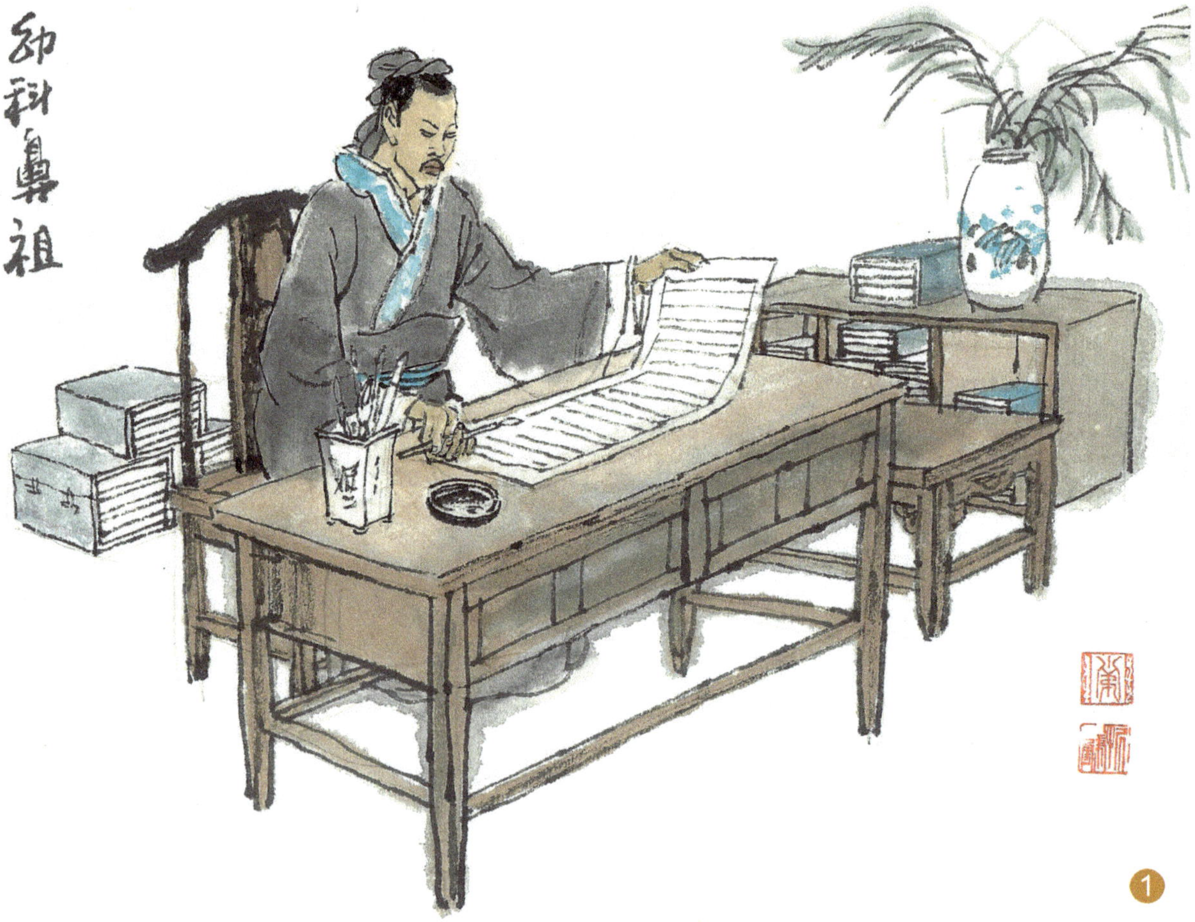

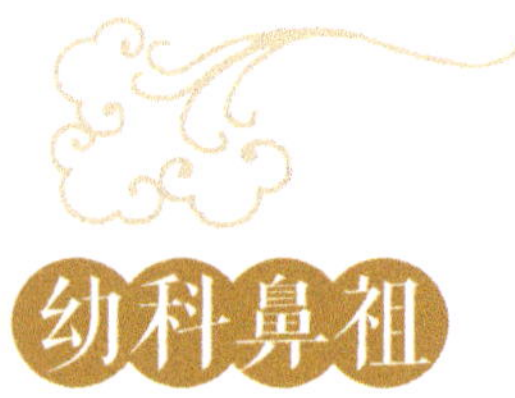

幼科鼻祖

幼科鼻祖

①

【出处】〔元〕脱脱等《宋史·列传第二百二十一》。

【典故释义】 钱乙，字仲阳，本是吴越王钱俶的亲属，后他的祖父北迁，于是成为郓州人。钱乙最初因为写了《颅囟方》而著名，到京师帮长公主的女儿看病，被授以翰林医学。皇子得了抽风症，钱乙让他服了黄土汤后病就痊愈了。宋神宗召见他，询问黄土能够治愈疾病的原因。他回答说："用土来制服水，水遇到了土就平复了，所以病也就自己好了。"皇帝感到很高兴，提升他为太医丞，赏赐金紫官服。从这以后，朝中的公卿大夫、皇帝的宗亲外戚都来找他看病，他没有空闲的日子。

钱乙开药方从不追从宗师，对于医书无不翻阅，不拘泥于古法。治病时常因时因地制宜，灵活辨证施治，最终与医法相合。特别是深入研究《神农本草经》等书籍，辨证其缺误。有人拿了不同的药请教他，他总是从"出生

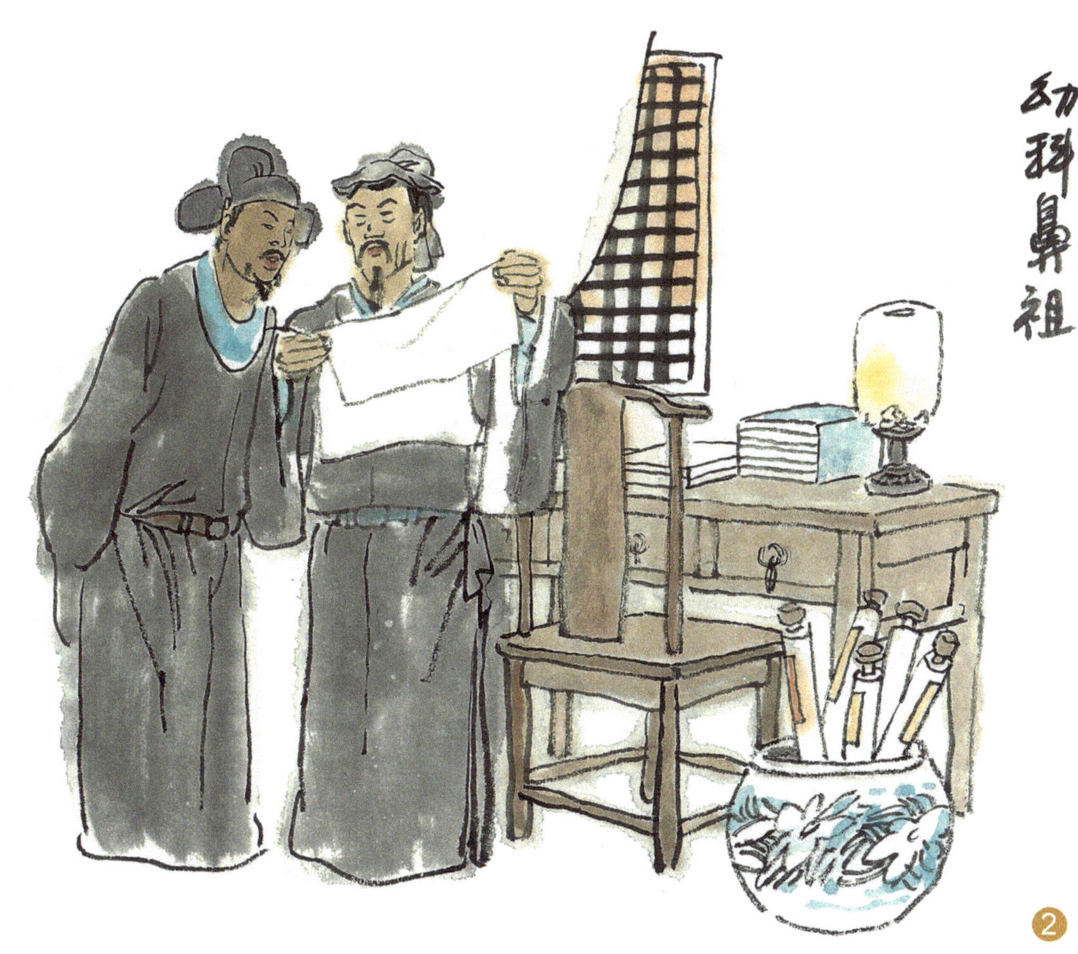

【图1】 钱乙，字仲阳，最初因为写了《颅囟方》而著名。

【图2】 钱乙开药方从不追从宗师，对于医书无不翻阅，不拘泥于古法。

本末”到“物色名貌”的差别，详详细细地解答，事后一查本草书，果然与其说的都相符。钱乙晚年挛痹加剧浸淫全身，他知道自己已经没救了，招来亲戚诀别，换好了衣服等待命终，享年八十二岁。

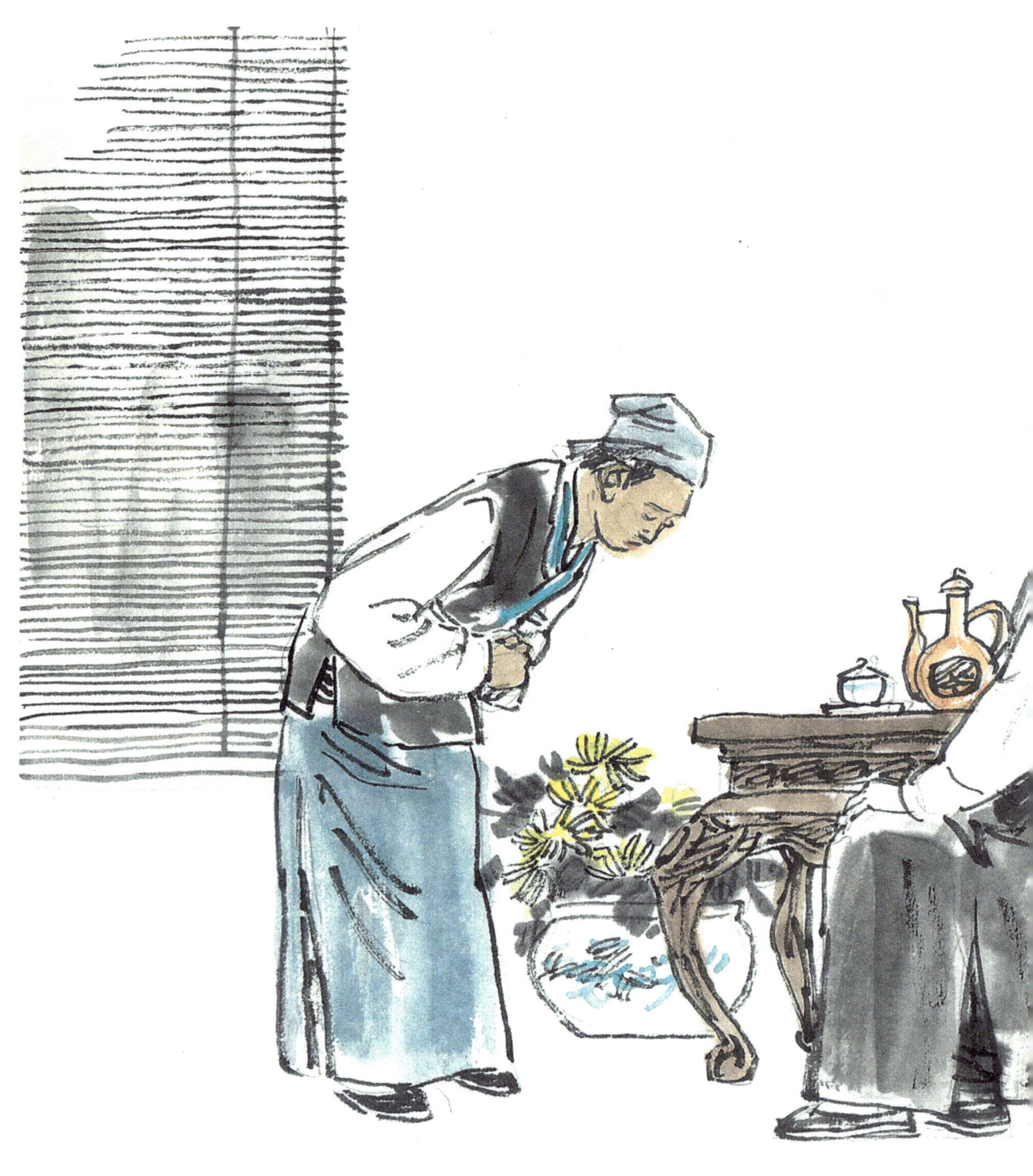

【图1】 朱震亨，字彦修，婺州义乌人。他听说同县的许廉学问
做得很好，于是恭敬地向许廉求学。

丹溪先生

【出处】〔清末民初〕柯劭忞《新元史·方技篇》。

【典故释义】　朱震亨，字彦修，婺州义乌人。天资聪颖，看一遍书就能通晓大意。他听说同县的许廉学问做得很好，于是恭敬地向许廉求学，并以师礼来侍奉他。许廉为他讲解圣贤的教诲，开明大意。朱震亨深刻地领会了其中的含义，从此控制自己争强好胜的性格，变得思想宁静没有杂念，不让自己有丝毫的敷衍马虎，也不找任何借口宽恕自己，他不问世事，淡泊修身，就像古时候专心修行的人一样，所到之处人们大多被他感化。一天，朱震亨的母亲病了，需要请医生看病，但医生看不好母亲的病，朱震亨因此幡然醒悟道："为人儿子而不懂医术，母亲病了，委托庸医来治疗，难保没有闪失。"于是，他开始研究医理，广求名师，最后得到罗知悌的真传，治疗疾病多有很好的效果。著有《格致余论》《局方发挥》《伤寒辨疑》《外科精要》《本草衍义补遗》《丹溪心法》等书传世，因世居丹溪，后人尊称他为丹溪先生。

【图2】　母亲生病使朱丹溪幡然醒悟。他开始研究医理，广求名师。

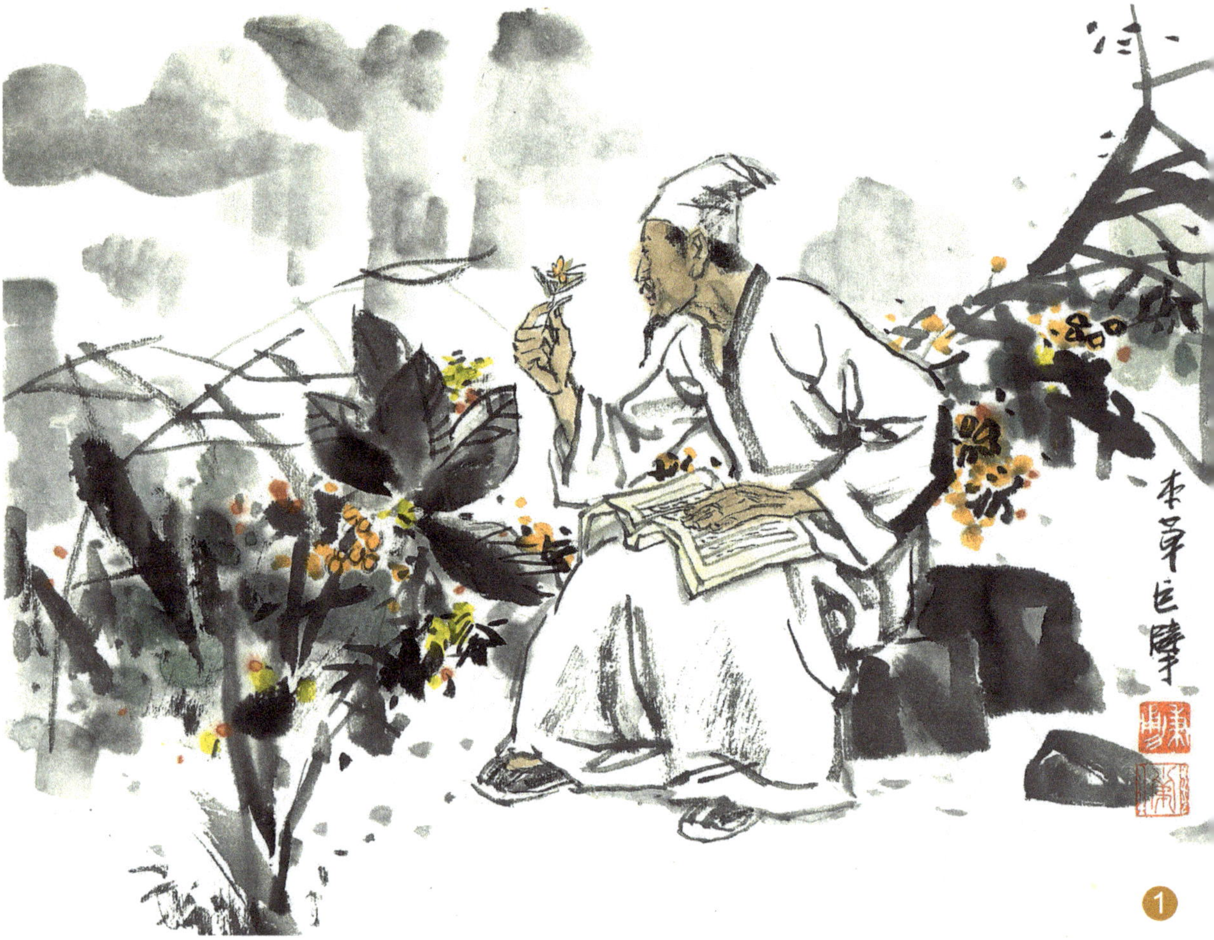

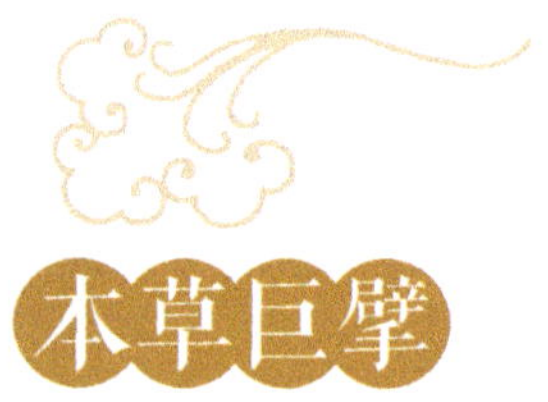

【出处】〔清〕张廷玉等《明史·李时珍传》。

【典故释义】 李时珍，字东璧，蕲州人，爱好读医学书。医书《神农本草经》，从神农传下来的药物有三百六十五种，梁代陶弘景所增添的药物数量与神农的差不多，唐代苏恭增加了一百一十四种，宋代刘翰又增加了一百二十种，到掌禹锡、唐慎微这一辈人，先后增补合计一千五百八十种，当时认为很完备了；但是品类分得繁多，名称又杂乱，有的一物分为二三，有的两物混为一品，李时珍担忧这种状况。于是穷搜博采，删除繁杂，增补缺漏，经历约三十年，查阅了八百余家医药书籍，稿本经多次修改才成书，书名叫《本草纲目》。书中增加药物三百七十四种，订正为一十六部，合成五十二卷。首先标正名作为纲目，接下来附上各家注释为目，然后用集解详细记录该药物的产地、形状、色泽，又把气味主治某病的方剂附上。书编好

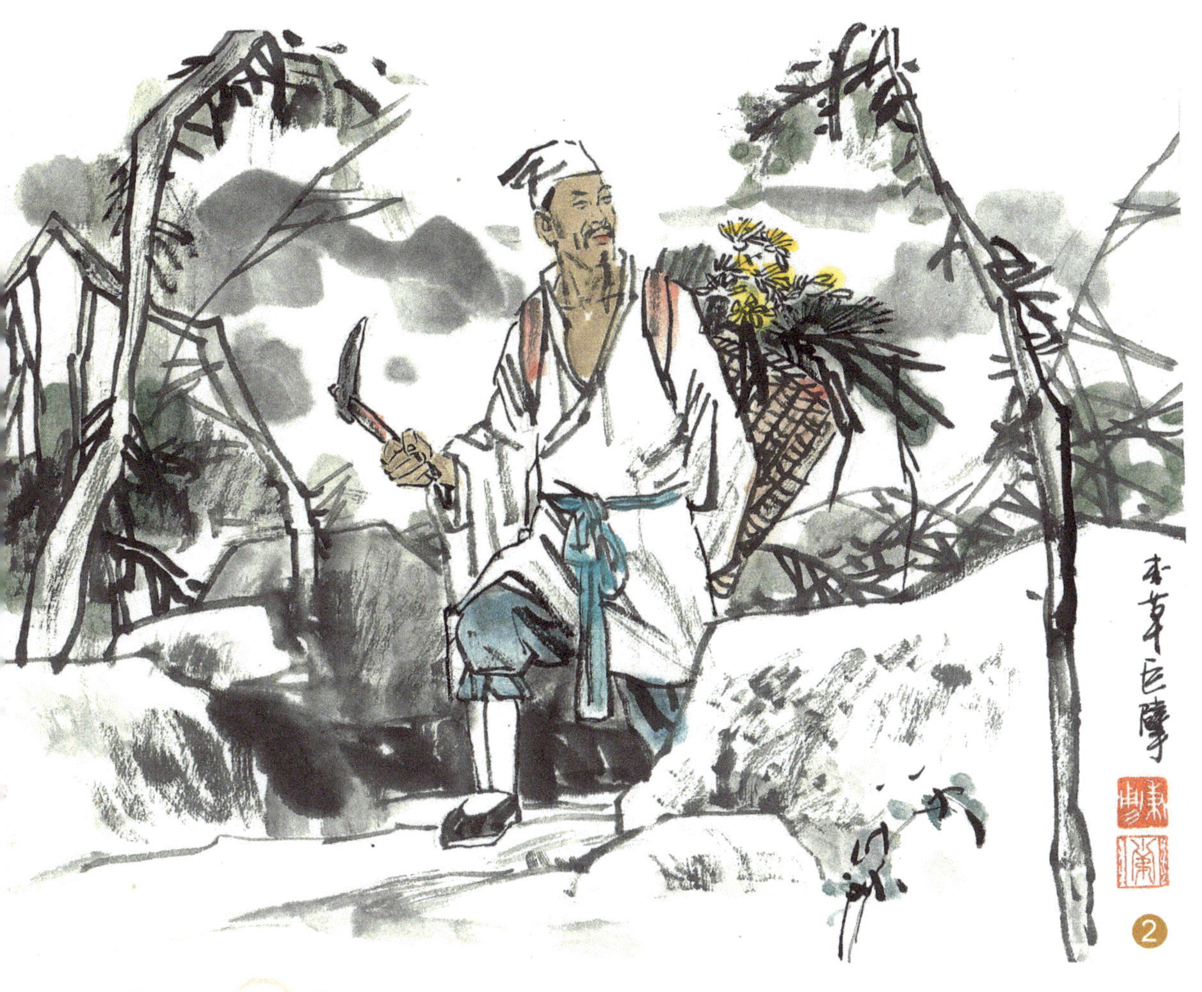

【图1】 李时珍，字东璧，蕲州人，爱好读医学书。　　【图2】 李时珍走遍祖国大好河山，到各地收集药物标本和处方。

后，准备进献给朝廷，李时珍却突然去世。不久，神宗皇帝下诏修国史，重赏征求各地书籍。李时珍儿子建中拿他父亲的遗表和这部书献给朝廷，皇帝十分赞赏这部书，下令刊行天下，从此士大夫家里都有这部书。

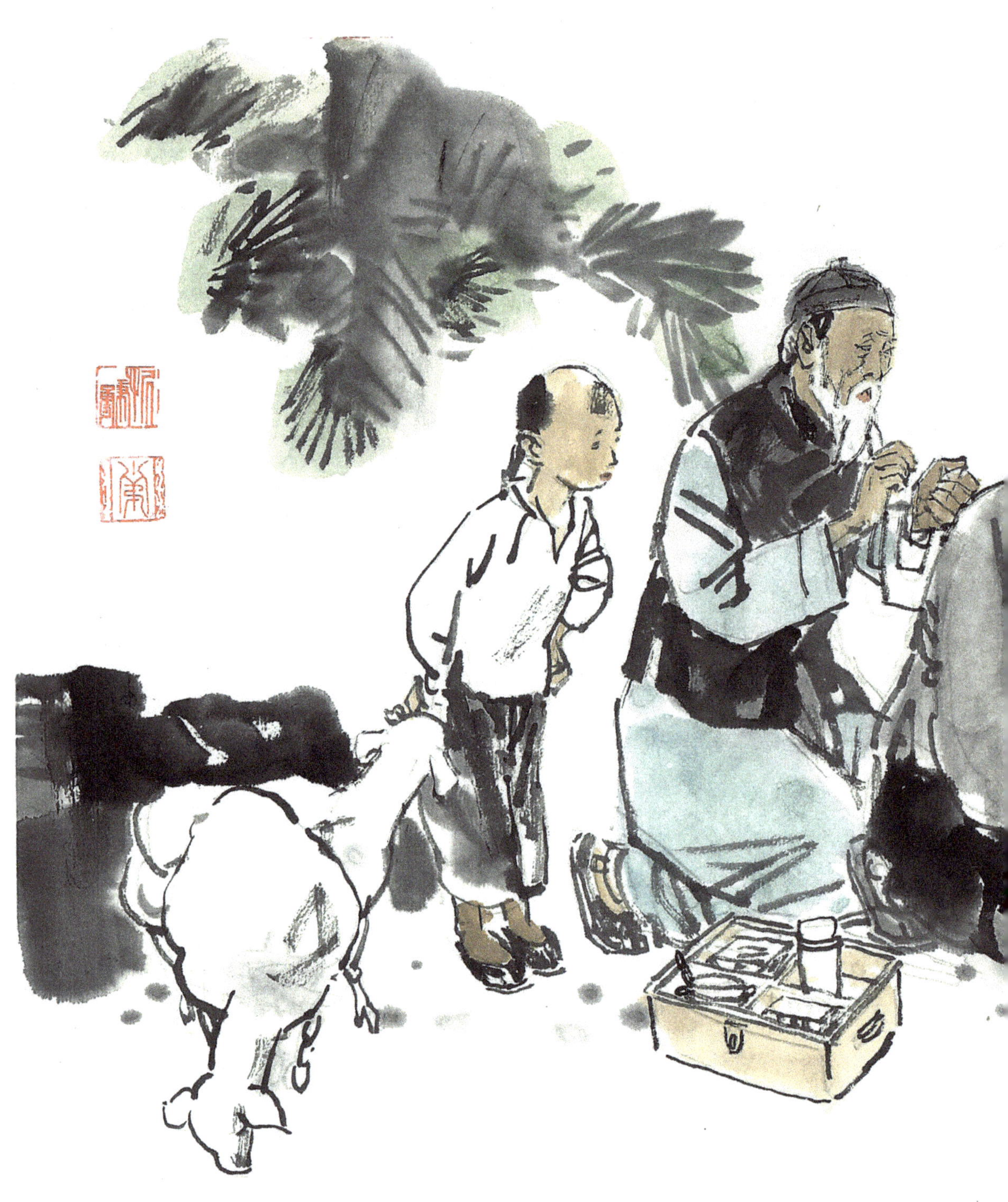

【图1】 李杲，字明之，河北正定人。李杲从小喜欢医药，当时易州人张元素医术高超，享誉乡里，李杲交给他千金跟其学医。

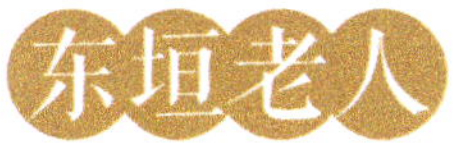

东垣老人

【出处】〔清末民初〕柯劭忞《新元史·方技篇》。

【典故释义】 李杲，字明之，河北正定人，世代家财万贯，在乡里都是数一数二的。李杲从小喜欢医药，当时易州人张元素医术高超，享誉乡里，李杲交给他千金跟其学医，没几年时间，李杲就尽得张元素真传。李杲尤其擅长伤寒、痈疽、眼目病等。

【按】 李杲晚年自号东垣老人，提出"内伤脾胃，百病由生"的观点，形成了独具一格的脾胃内伤学说，是我国医学史上著名的金元四大家之一，是中医"脾胃学说"的创始人。他十分强调脾胃在人身体内的重要作用，因为在五行当中，脾胃属于中央土，因此他的学派也被称作"补土派"。

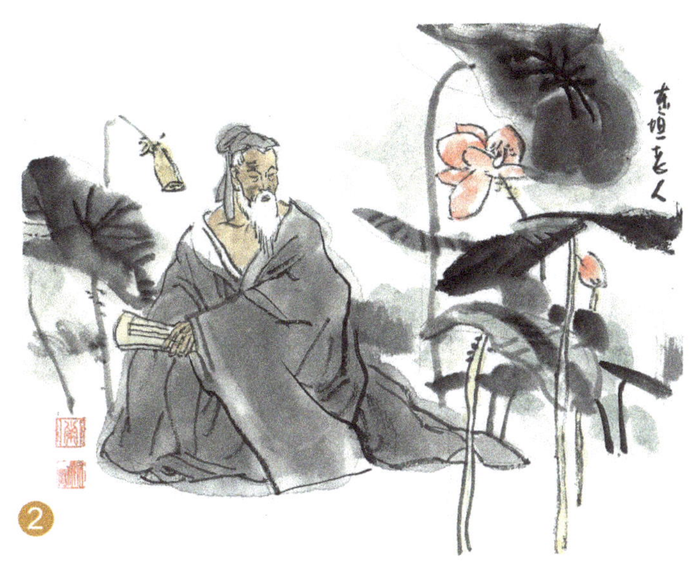

【图2】 李杲晚年自号东垣老人，提出"内伤脾胃，百病由生"的观点，形成了独具一格的脾胃内伤学说。

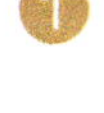

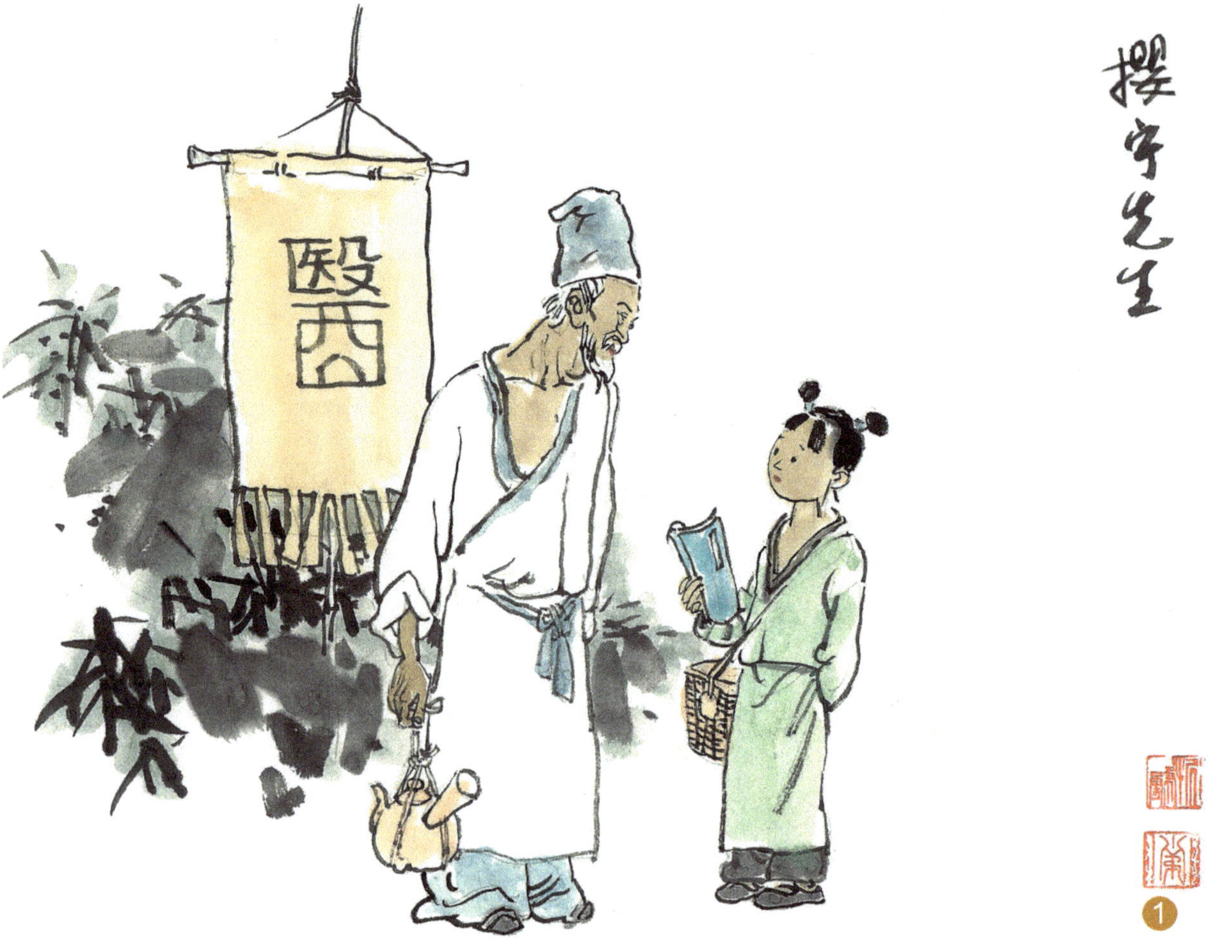

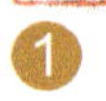

①

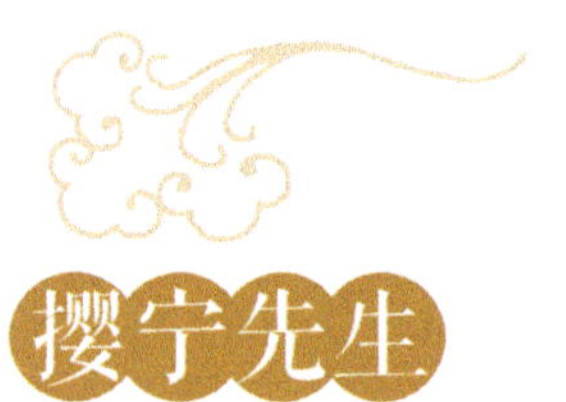

撄宁先生

【出处】〔清〕张廷玉等《明史·方伎》。

【典故释义】 滑寿，字伯仁，其祖先是襄城人，后迁居仪真，又迁到浙江余姚。滑寿自幼机智好学，能写诗。京口的王居中是位名医，滑寿跟他学习《素问》《难经》。学成后又请教师傅："《素问》讲得倒是详细，可惜有颠倒错乱的地方，我准备将此书分为藏象、经度等十类，分类抄写阅读。《难经》又本于《素问》《灵枢》，书中对荣卫藏府与经络腧穴，分析得很详细，但遗漏错误也多。我想根据原书的义旨加以注释，行吗？"王居中欣然称好。从此以后，滑寿的医术日有长进。他又将张仲景、刘守真、李明之三家医学融会贯通，治病没有不愈的。滑寿向东平人高洞阳学习了针灸之后，说："人身六脉都有归属，只有任、督二脉包于腹背，有专门的穴位。其他经脉气血满而溢者，可流注于任、督二脉，应与十二经并论。"于是他摘取《素问·骨

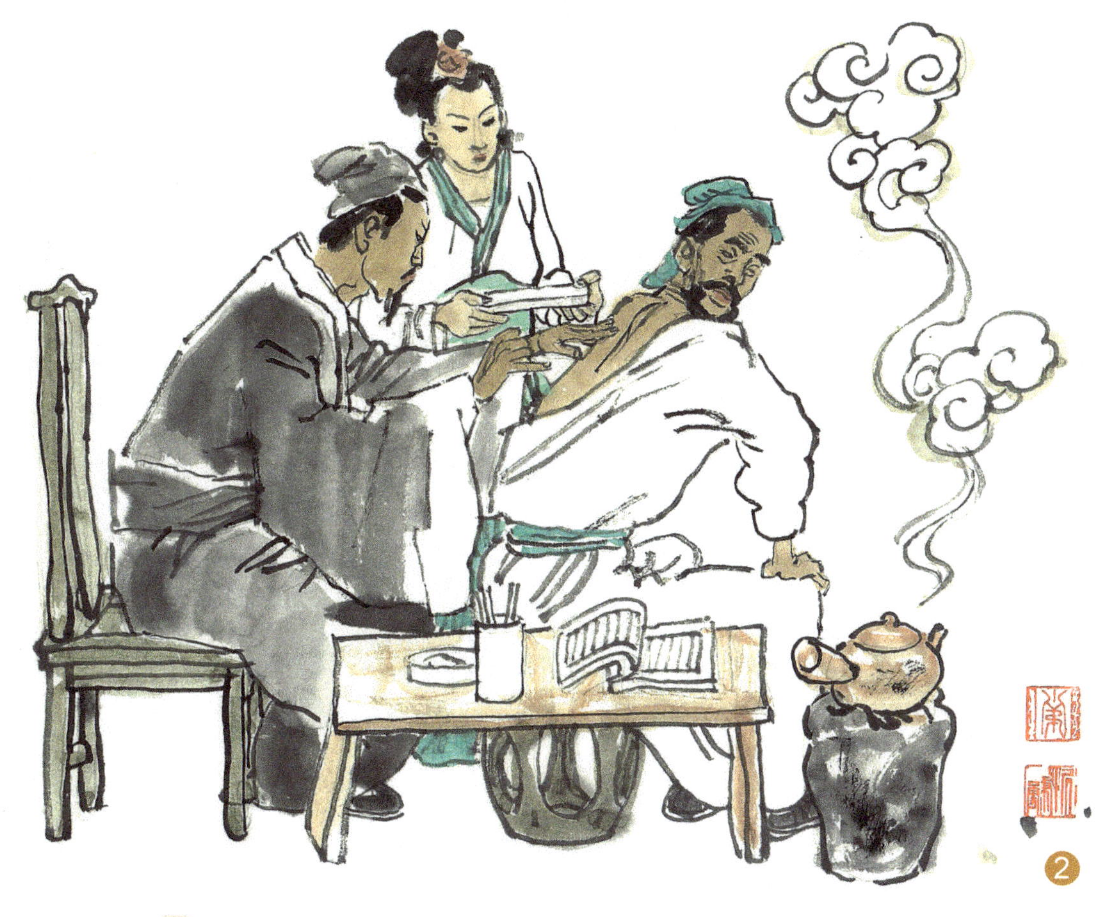

【图1】 滑寿，字伯仁，自幼机智好学，能写诗。京口的王居中是位名医，滑寿跟他学习《素问》《难经》。

【图2】 滑寿向东平人高洞阳学习了针灸之后，对针灸穴位有独特的认识，并运用于临床。

空论》及《灵枢》中有关经络的理论，著《十四经发挥》三卷，全面考证六百四十七个穴位。滑寿其他的著作有《读伤寒论抄》《诊家枢要》《痔瘘篇》等，又摘取《神农本草经》理论著为《滑氏医韵》，这些医著都有功于世。滑寿晚年自号"樱宁生"，江浙一带无人不知"樱宁生"。七十多岁时，他的容颜面色就如同孩童一样红润，步行矫健，饮酒无数。天台的朱右将滑寿治病有神效的数十个事例编写成传，所以滑寿的著述更为世人所称赞。

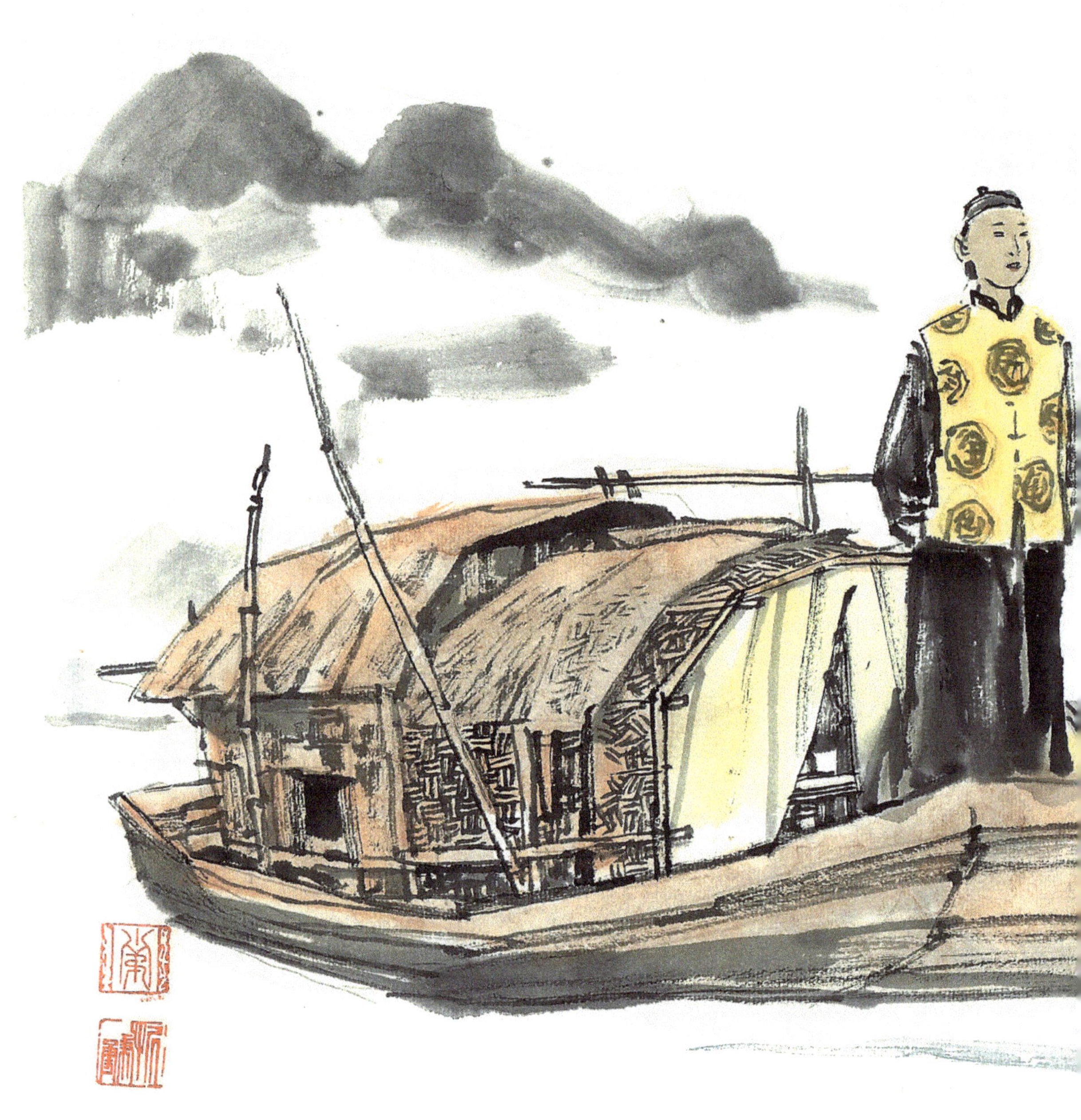

【图 1】 喻昌，字嘉言。少年时就能写得一手好文章，为人爽朗，
清朝顺治年间游历江南，喻昌以副榜贡生的身份进入京城。

西昌老人

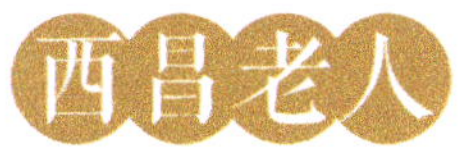

【出处】〔民国〕赵尔巽《清史稿·艺术一》。

【典故释义】　喻昌，字嘉言，江西新建人。少年时就能写得一手好文章，为人爽朗，与陈际泰交好。明崇祯年间，喻昌以副榜贡生的身份进入京城，他向皇帝上书言论国事，希望有所作为，却没被采纳，于是他离开京城，往来于南昌、靖安等地。曾皈依佛门为僧，后又重新留起头发，游历江南。顺治年间，喻昌住在常熟，因医术而出名，治疗多奇效。他才学渊博，在当时无人能比。著有《伤寒尚论篇》，指出林亿、成无己过于尊崇王叔和，只有方有执写的《伤寒论条辨》，删减掉了王叔和的序例，推崇伤寒原意；喻昌又认为《伤寒论条辨》中还有一些未能全部表述，于是他重新进行编订《伤寒尚论篇》，他的书虽然本于方有执的理论，但主要还是抒发自己的看法。喻昌精通禅理，他的医学理论多出于他奇妙的顿悟。《尚论后篇》及《医门法律》，在他七十岁之后才完成。喻昌后来久居江南，跟随其学习的人众多。

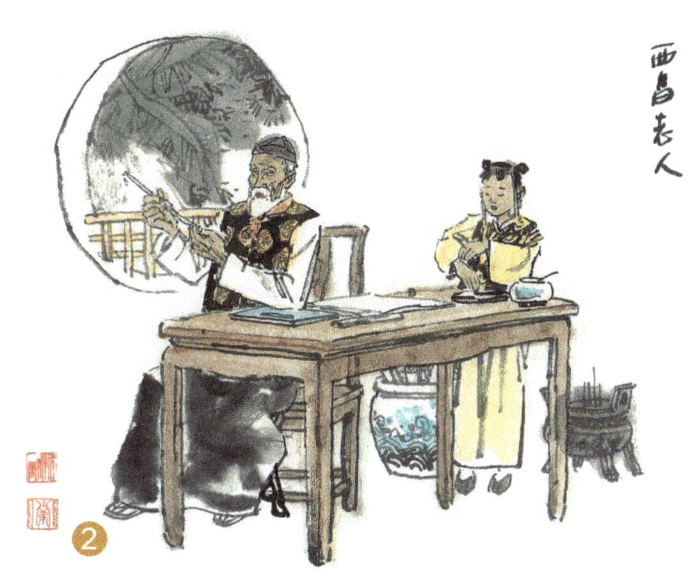

【图2】　喻昌精通禅理，他的医学理论多出于他奇妙的顿悟。《尚论后篇》及《医门法律》，在他七十岁之后才完成。

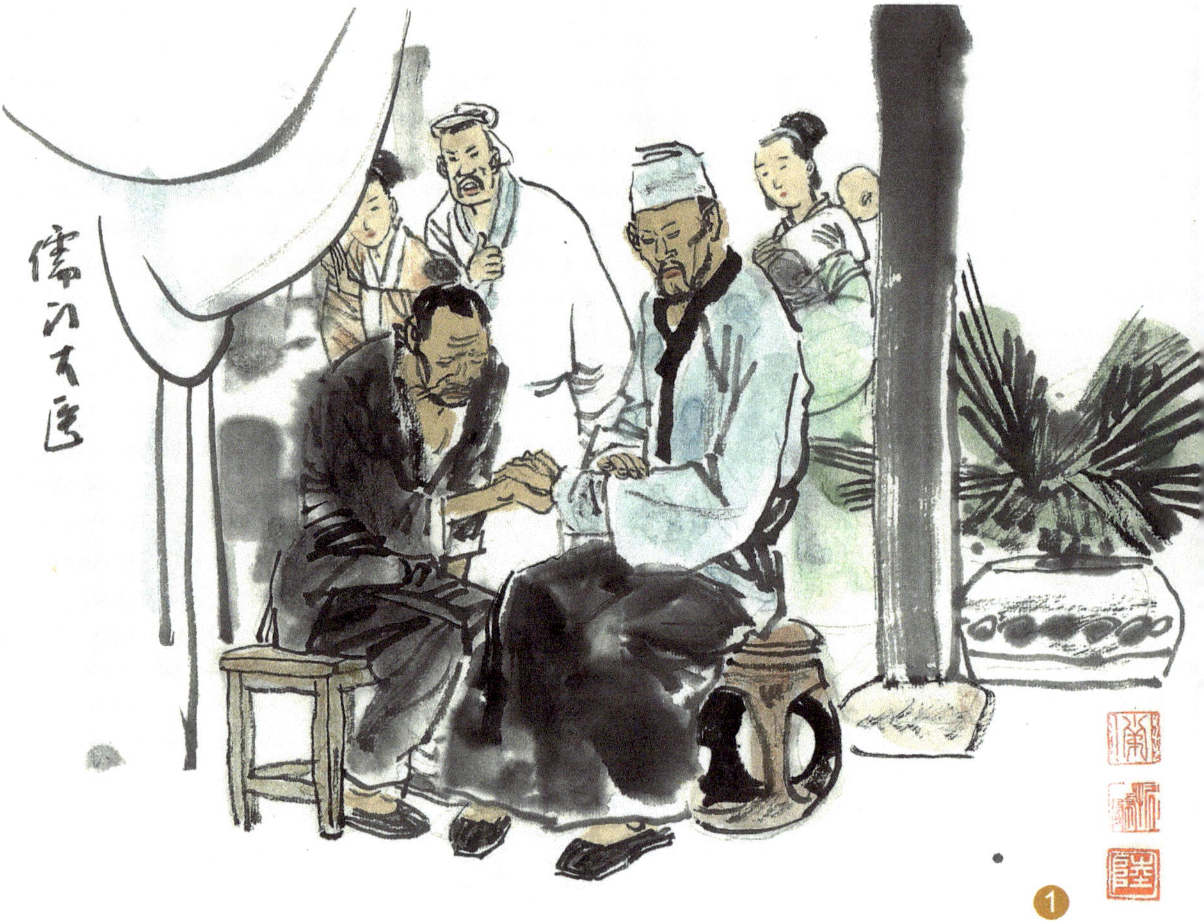

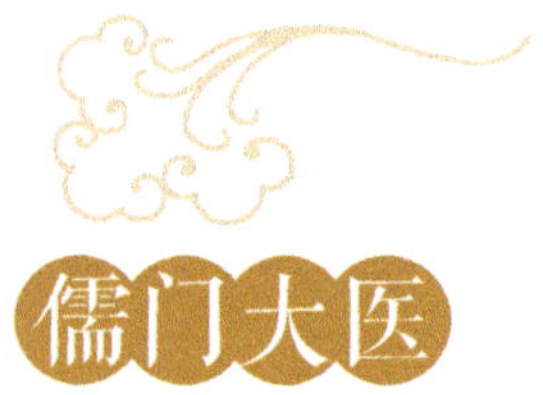

儒门大医

【出处】〔元〕脱脱等《金史·张从正传》。

【典故释义】 张从正，字子和，睢州考城人。他的医术精湛，继承了《难经》《素问》等典籍的理论与观点，他推崇刘完素的治疗方法，多用寒凉之药，然而在治病救人中往往能见效。古代有医书名叫《汗下吐法》，其中也有关于不该用而用汗法会致死，不该用而用泻法会致死，不该用而用吐法会致死的说法，各自都有相关的经络和脉象理论，传说这书是黄帝和岐伯所著。张从正将汗、吐、下三法使用得最为精妙，被世人称为"张子和汗下吐法"。那些庸医只知沿用张子和的方剂，不明白要细细诊查患者的脉象，探究病因病机的根源，常常给病人带来性命之忧，这就是庸医没有真正掌握汗、下、吐法造成的。张从正的著作中有六门二法等刊行于世。

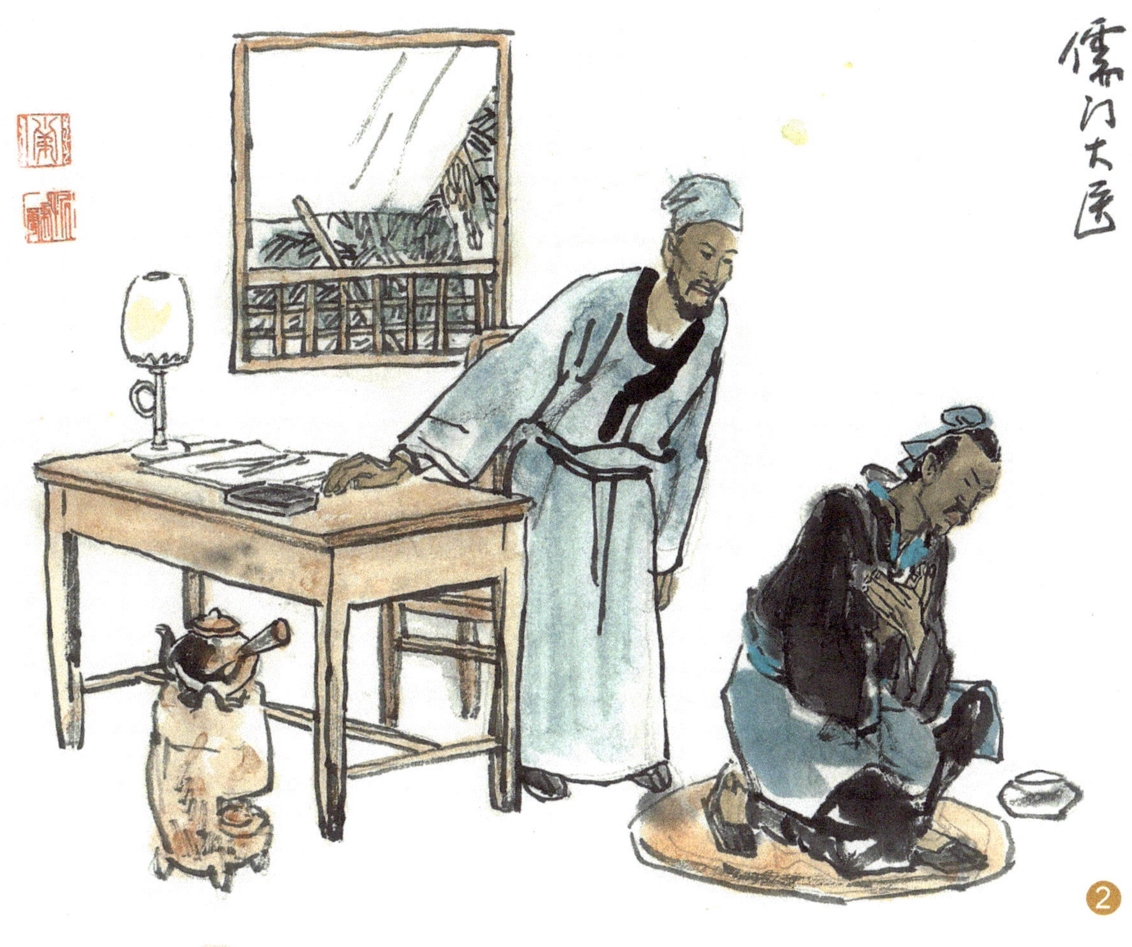

【图1】 张从正，字子和，睢州考城人。他的医术精湛，在治病救人中往往能见效。

【图2】 张从正将汗、吐、下三法使用得最为精妙，被世人称为"张子和汗下吐法"。

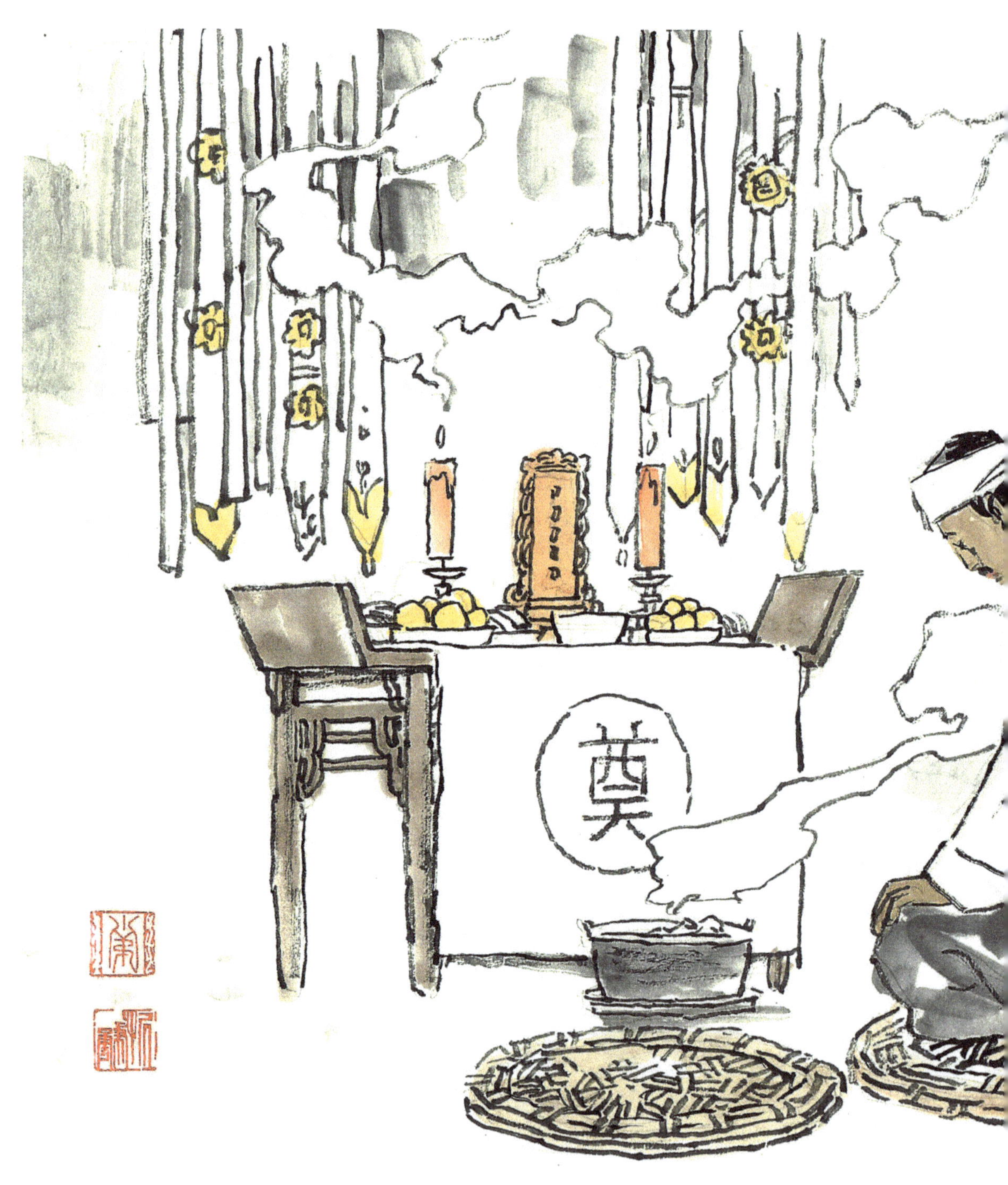

【图1】 高斗魁，字旦中，又自号鼓峰，浙江鄞县人。他为人侠义，曾倾出家产救济明王朝遗民，获罪之后妻子也被勒令自尽。

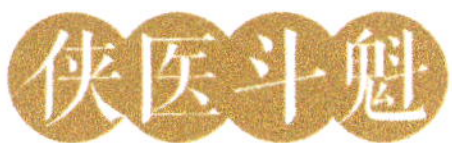

侠医斗魁

【出处】〔民国〕赵尔巽《清史稿·艺术一》。

【典故释义】 高斗魁，字旦中，又自号鼓峰，浙江鄞县人，为明朝诸生，其兄高斗枢在明末死于国难。高斗魁为人侠义，曾倾出家产救济明王朝遗民，获罪之后妻子也被勒令自尽。高斗魁精通医术，游历杭州期间，见有人抬着棺材走在路上，棺材中有血滴在地上，他说："这个人还没死！"于是开棺灌药使之苏醒。民间一直流传这件事，所以找他看病的人就没有停止过。高斗魁著有《医学心法》，其中记录了自己的医案。他的学术思想与张介宾相近。

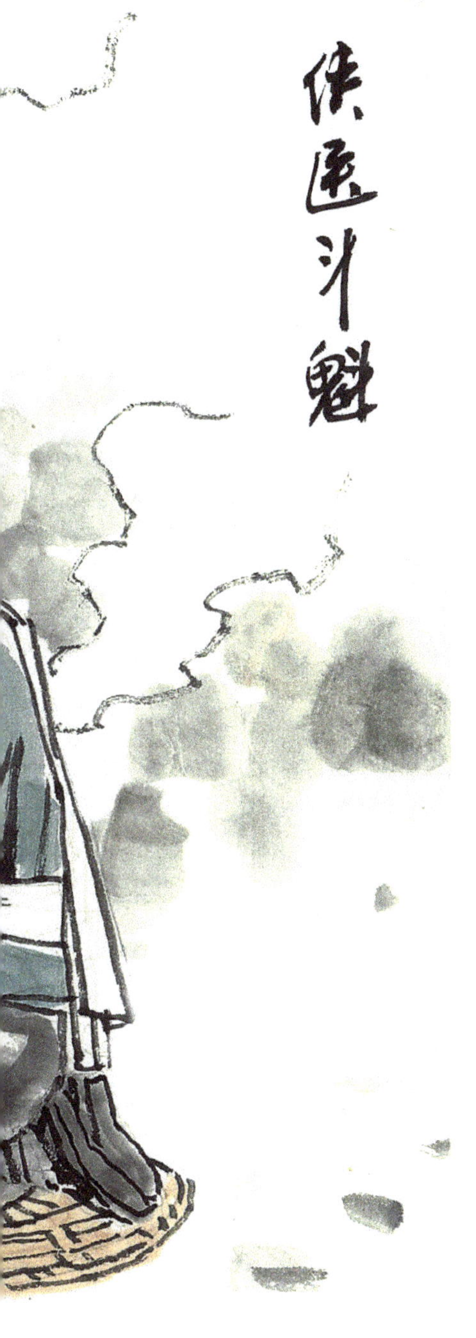

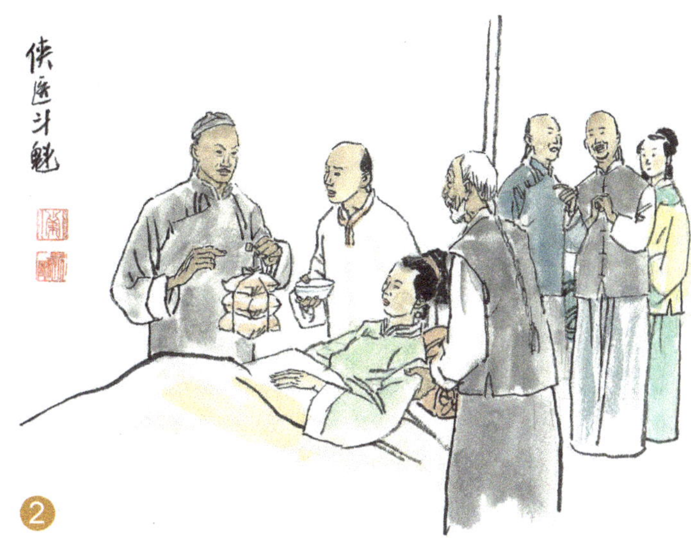

【图2】 高斗魁精通医术，游历杭州期间，见有人抬着棺材走在路上，棺材中有血滴在地上，他说："这个人还没死！"于是开棺灌药使之苏醒。

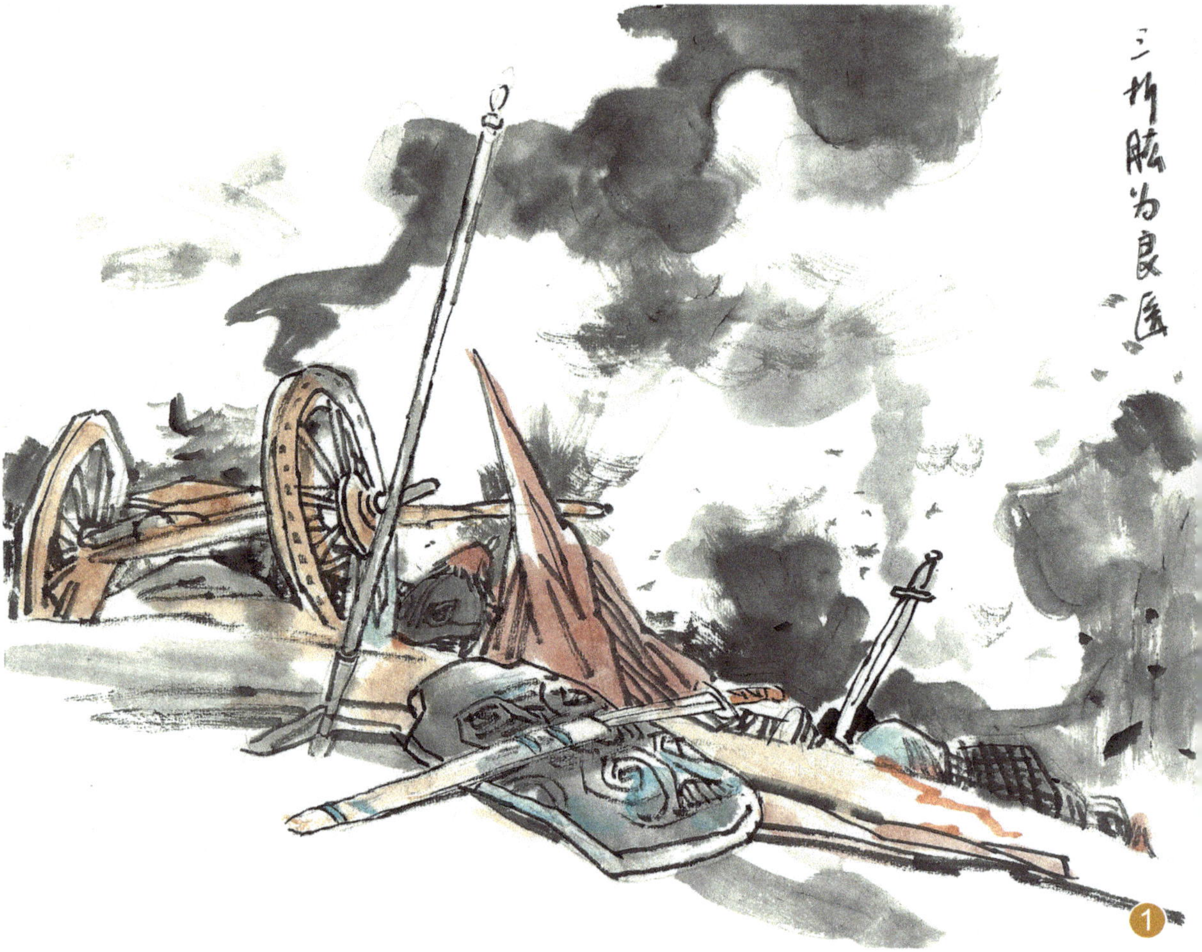

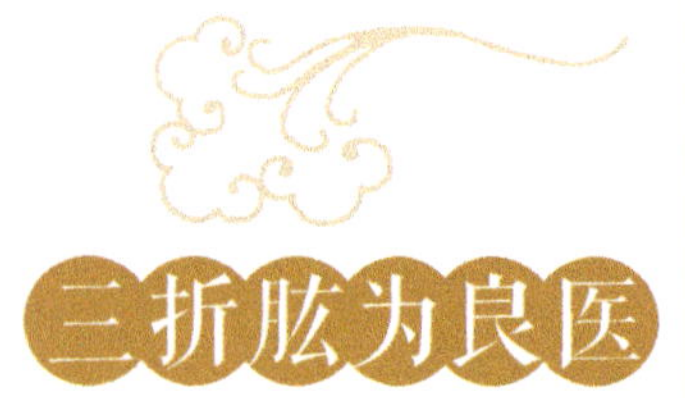

三折肱为良医

【出处】〔春秋〕左丘明《左传·定公十三年》。

【典故释义】 冬季，十一月，荀跞、韩不信、魏曼多奉晋定公之命攻打范氏、中行氏，没有攻下。之后，有范氏和中行氏两个集团的人准备进攻晋定公。齐国的高强说："一个经过三次折伤手臂的人非常了解折臂的原因、治疗的经过与方法，可以说是一个良医了。晋定公自己曾经伐君失败，落得流居异国的田地，可以说是经历过失败的过来人。（晋定公是国君）唯有攻打国君是不行的，百姓是不会支持的……"

【按】 现多用"三折肱"来比喻良医。

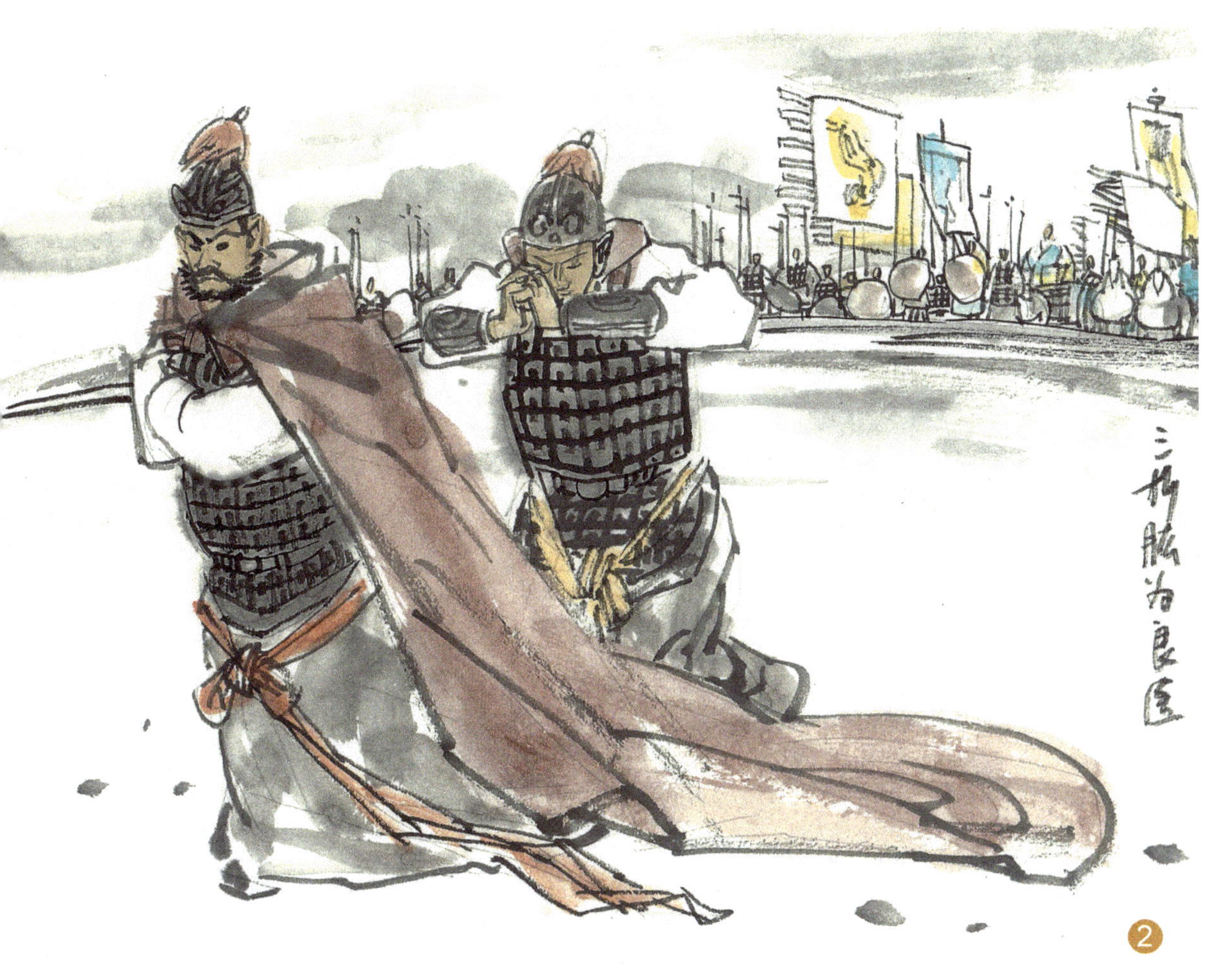

【图1】 冬季，十一月，荀跞、韩不信、魏曼多奉晋定公之命攻打范氏、中行氏，没有攻下。范氏和中行氏两个集团的人准备进攻晋定公。

【图2】 齐国的高强说："一个经过三次折伤手臂的人非常了解折臂的原因、治疗的经过与方法，可以说是一个良医了。晋定公自己曾经伐君失败，是经历过失败的过来人。现在攻打国君（晋定公）老百姓是不会支持的。"二人不听，于是战败。

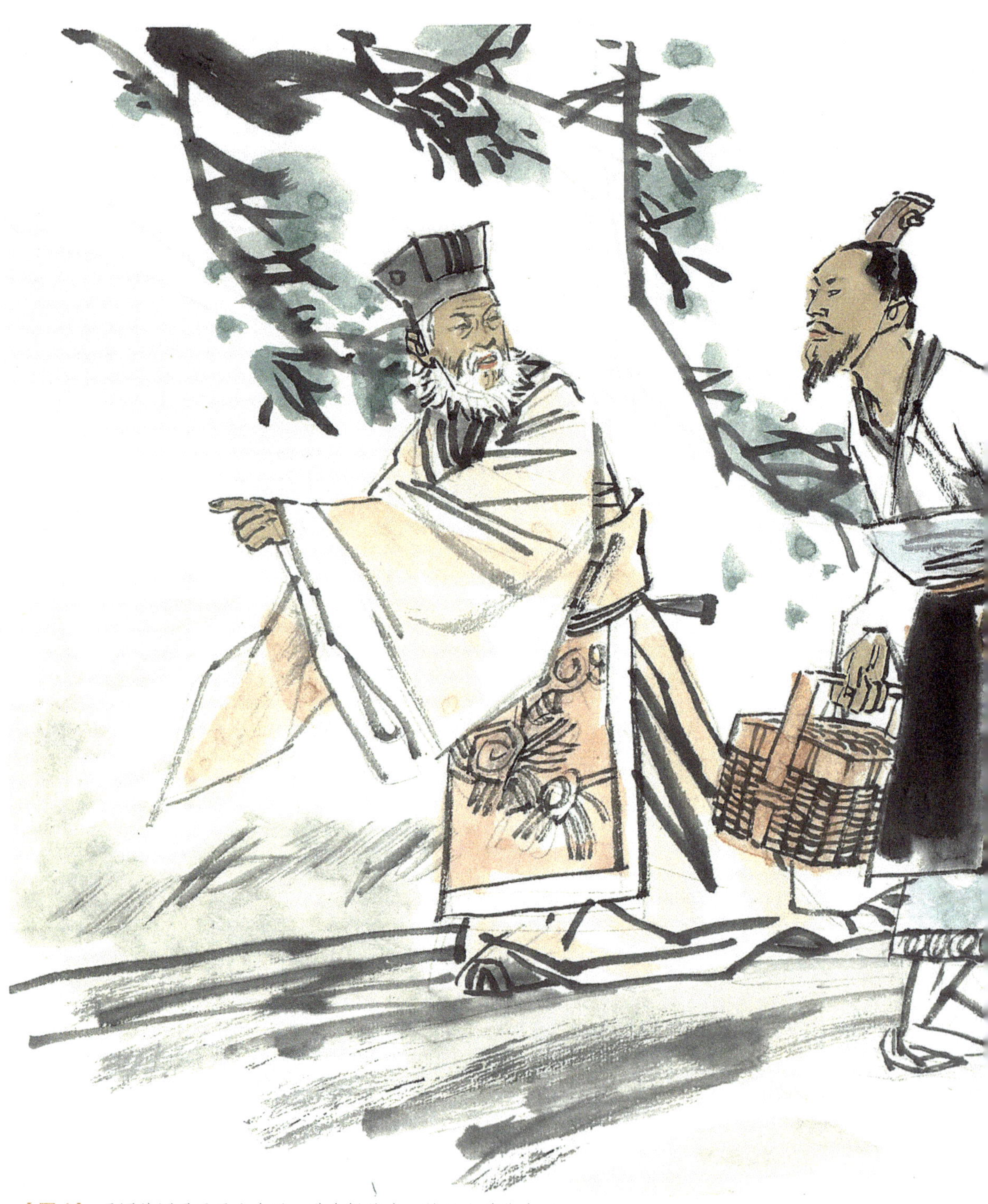

【图1】 晋国的国君晋平公生了一种奇怪的病，就派人前往秦国向秦景公求助，请名医和务必到晋国来给他诊治一次。秦景公同意了，立即派和随晋国使者一起来到晋国。

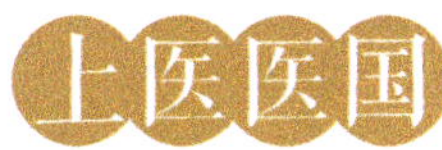

上医医国

【出处】《国语·晋语》。

【典故释义】 晋国的国君晋平公生了一种奇怪的病，就派人前往秦国向秦景公求助，请名医和务必到晋国来给他诊治一次。秦景公同意了，立即派和随晋国使者一起来到晋国。和给晋平公作了诊疗后，出宫时说："你们国君的病因，既不是鬼神作祟，也不是饮食不调，而是他迷恋酒色，疏远了辅助他的贤臣，年深日久，就丧失志向，乱了本性，成为一种痼疾。一个国家丧失了贤臣，老天爷就不会保佑他了。依我看来，你们国君纵然不死，晋国也必然会失去盟主的地位。"赵文子听了，责问说："我和晋国的其他大臣一起辅佐大王，使他当上了各诸侯国的盟主，到现在已有八年。现在我国国泰民安，各国诸侯中也没有反叛者，你怎么说国君没有贤臣，皇天不佑呢？"和说："有谚语说，高大的树木不生长在危崖之上，常青的松柏不生长在低湿之地。你们身居高官，不能用直言去规劝国君，听任他沉湎于酒色之中。你们贪恋爵禄，不推荐比你们年轻而有才干的人来继任你们的职位，致使你们国君闭耳塞听，一步步滑向无可救药的地步。晋国能够连续八年当上盟主，这已经够幸运的了，哪里还能够一直继续下去呢？"赵文子听了，越发生气，说："你只是个医生，只能给人治病，难道还能治好一个国家的弊病吗？"和正色地说："上医医国，次一等的为人治病，这本来就是我们医官的职责。"

【按】 后来，"上医医国"这一典故，用来称誉良医及其高明的医术，有时也用来借指治理政治弊病的贤臣。

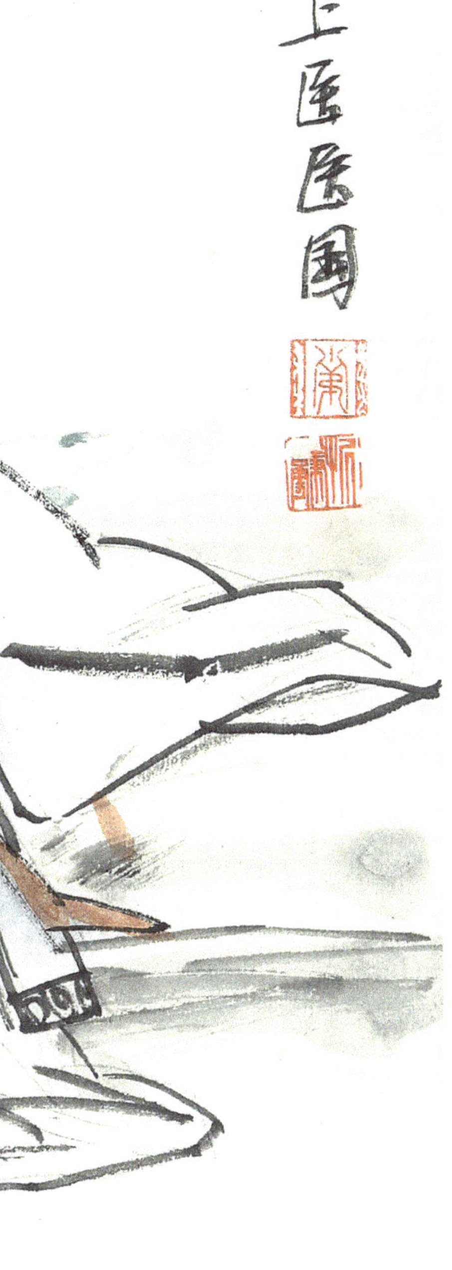

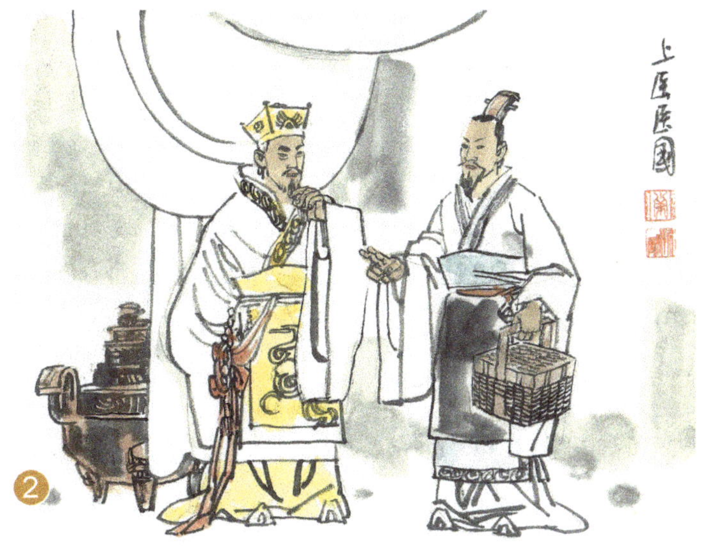

【图2】 和诊疗后，说晋平公纵然不死，晋国也必失去盟主地位。赵文子听了，越发生气，说："你只是个医生，只能给人治病，难道还能治好一个国家的弊病吗？"和正色地说："上医医国，次一等的为人治病，这本来就是我们医官的职责。"

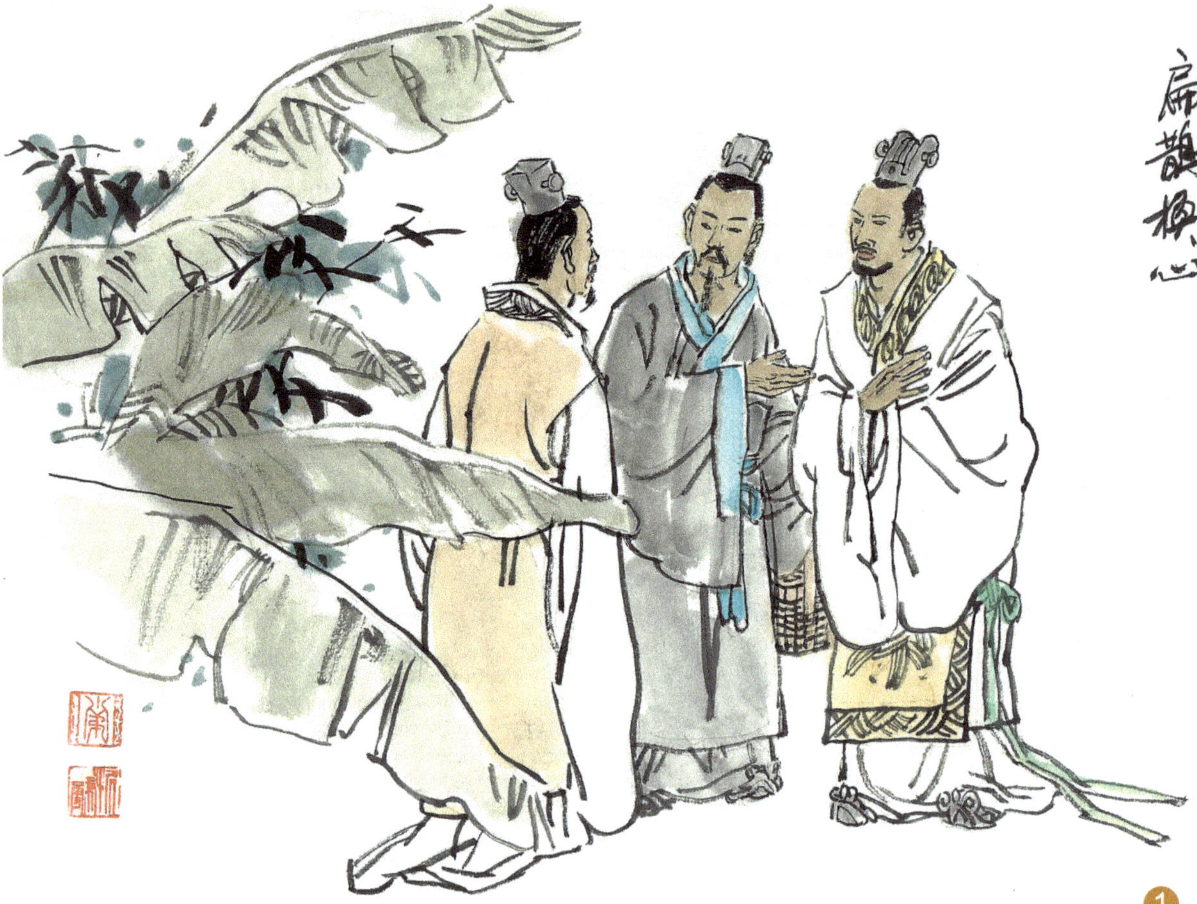

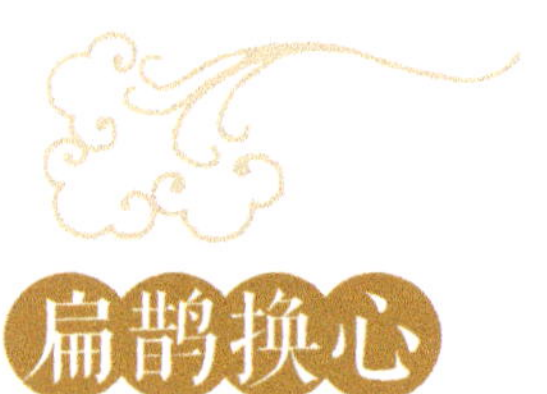

扁鹊换心

【出处】〔战国〕列御寇《列子·汤问》。

【典故释义】　鲁公扈、赵齐婴二人有病，就一起请扁鹊治病。扁鹊对公扈说："你的志气强身体却很弱，故而谋虑虽多却缺乏果断，齐婴你的志气弱身体却很好，故而缺乏谋虑却过于专断。如果把你们的心脏互换，就能平衡，病也就好了。"扁鹊让二人喝了药酒，他们昏死了三天，扁鹊剖开他们的前胸找到了心脏，将它们互换放置好，然后给他们吃了神药，随即便醒了，就像从前一样健康，后来二人就向扁鹊告辞回家了。

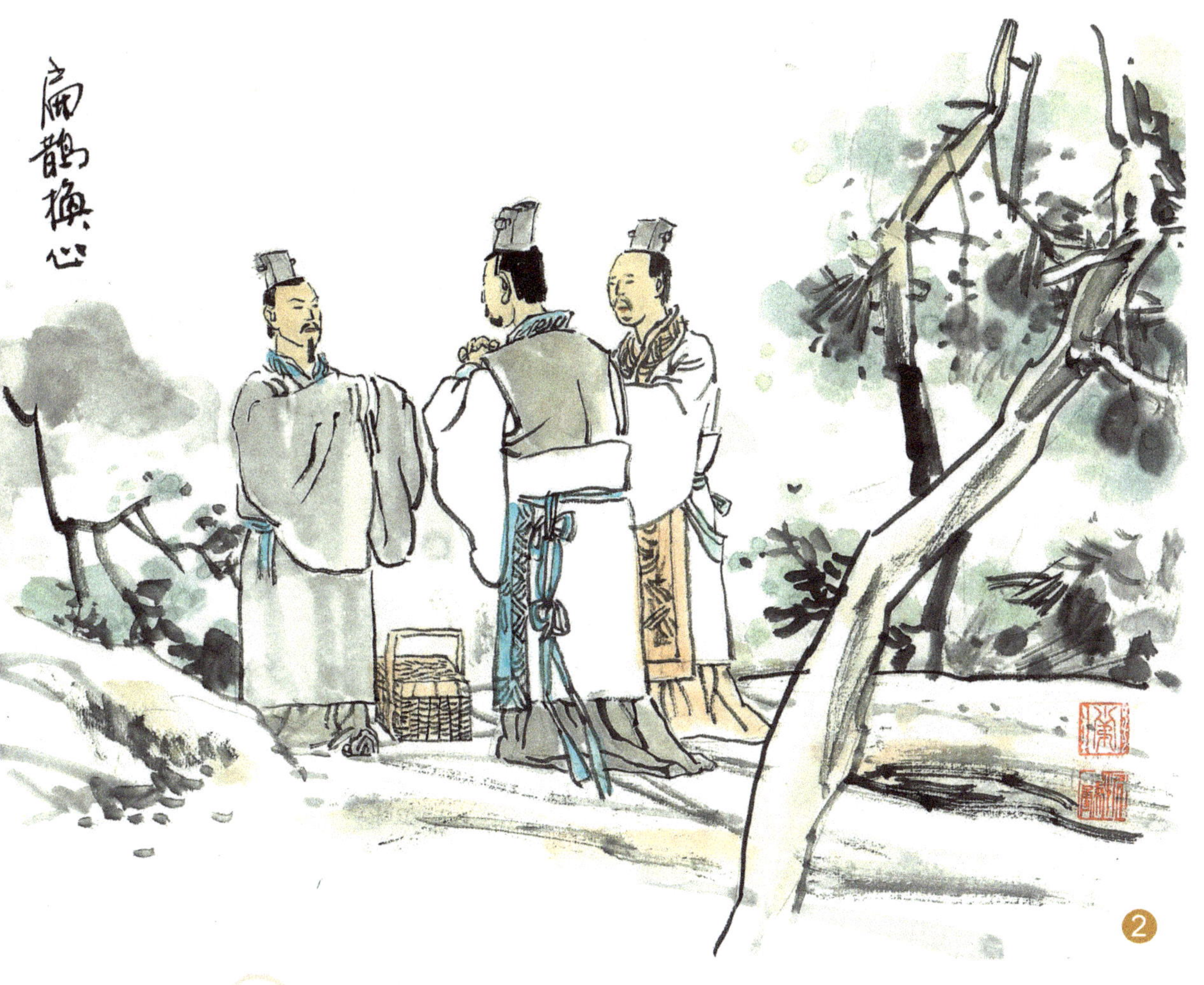

【图1】 鲁公扈、赵齐婴二人有病，就一起请扁鹊治病。

【图2】 扁鹊让二人喝了药酒，他们昏死了三天，剖开他们前胸找到了心脏，将它们互换放置好，然后给他们吃了神药，随即便醒了，就像刚开始一样的健康，后来二人就向扁鹊告辞回家了。

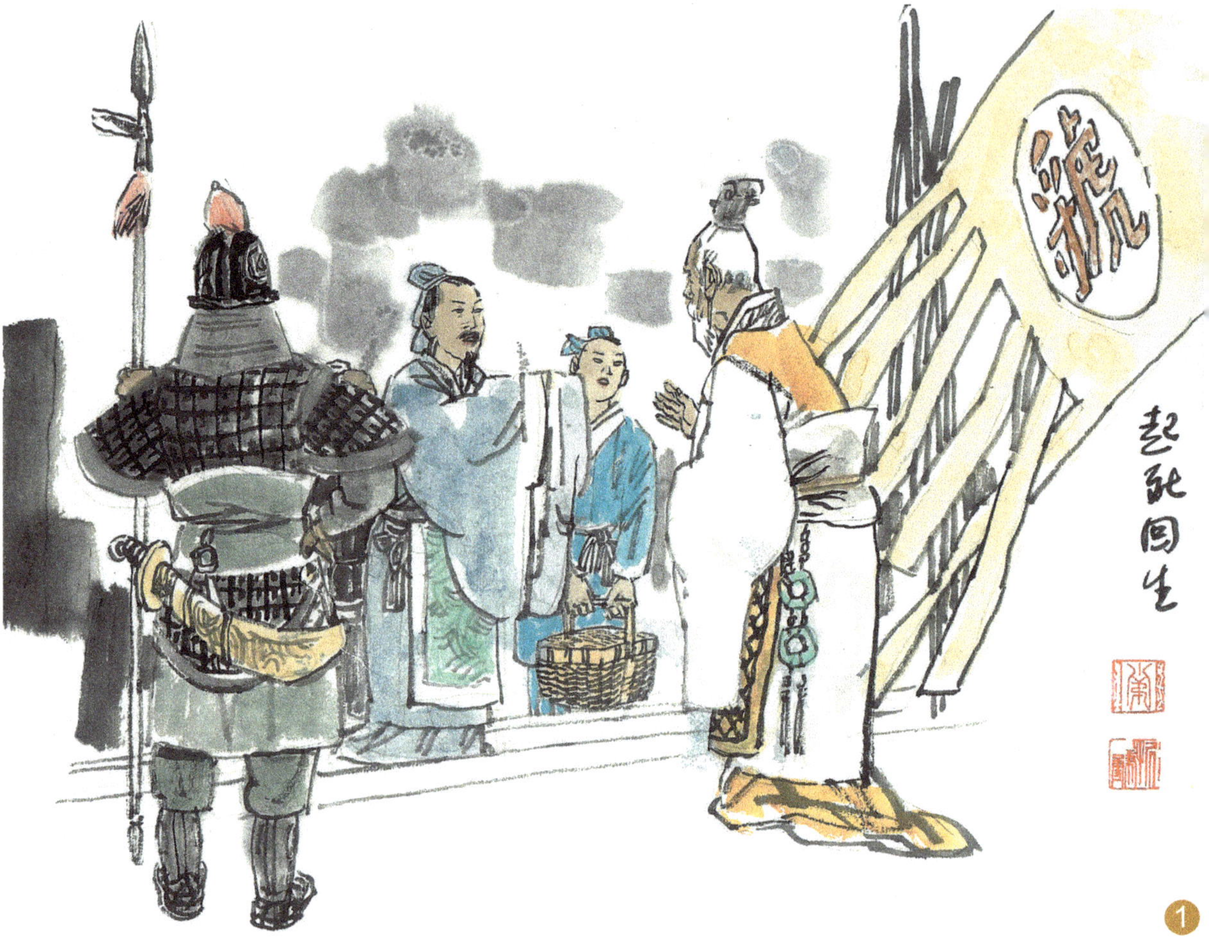

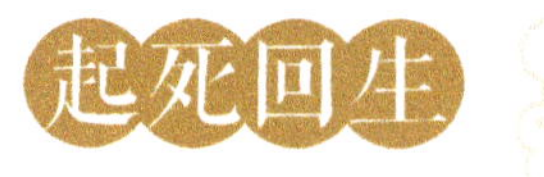

【图1】 扁鹊路经虢国，正碰上虢太子死去的事情，扁鹊认为能使太子复活，于是来到虢国王宫门前。

起死回生

【出处】〔西汉〕司马迁《史记·扁鹊仓公列传》。

【典故释义】 扁鹊路经虢国，正碰上虢太子去世。扁鹊来到虢国王宫门前，问一位喜欢方术的中庶子说："太子有什么病，为什么全国举行除邪去病的祭祀超过了其他许多事？"中庶子说："太子的病是血气运行失常，阴阳交错而不能疏泄，突然暴发在体表，就造成内脏受伤害。人体的正气不能制约邪气，邪气蓄积而不能疏泄，因此阳脉弛缓阴脉急迫，所以突然昏倒而死。"扁鹊问："他什么时候死的？"中庶子回答："从鸡鸣到现在。"又问："收殓了吗？"回答说："还没有，他死还不到半天呢。""请禀告虢君说，我是渤海郡的秦越人，家在郑地，未能仰望君王的神采，希望拜见侍奉在他的面前。听说太子死了，我能使他复活。"中庶子说："先生该不是胡说吧？怎么说太子可以复活呢！我听说上古的时候，有个叫俞跗的医生，治病不用汤剂、药酒、镵针、砭石、导引、按摩、药熨等办法，一解开衣服诊视就知道疾病的所在，顺着五脏的腧穴，然后割开皮肤剖开肌肉，疏通经脉，结扎筋腱，按治脑髓，触动膏肓，疏理横膈膜，清洗肠胃，洗涤五脏，修炼精气，改变神情气色。先生的医术能如此，那么太子就能再生了；不能做到如此，却想要使他再生，简直不能用这样的话欺骗刚会笑的婴儿。"过了好久，扁鹊才仰望天空叹息说："您说的那些治疗方法，就像从竹管中看天，从缝隙中看花纹一样。我用的治疗方法，不需给病人切脉、察看脸色、听声音、观察病人的体态神情，就能说出病因在什么地方。知道疾病外在的表现就能推知内有的原因，知道疾病内在的原因就能推知外在的表现。人体内有病会从体表反映出来，据此就可诊断千里之外的病人，我决断的方法很多，不能只停留在一个角度看问题。你如果认为我说的不真实可信，你试着进去诊视太子，应会听到他耳有鸣响、看到鼻翼煽动，顺着两腿摸到阴部，那里应该还是温热的。"

中庶子听完扁鹊的话，满眼迷惑不知眨动，舌头举起都不知道放下了，后来才进去把扁鹊的话告诉虢君。虢君听后十分惊讶，走出内廷在宫廷的中门接见扁鹊，说："我久闻您的品德，却未曾有机会拜见。这次先生您路经我们小国，有幸得到您的救治，我们真是太幸运了。有先生在就能救活我的儿子，没有先生在他就会被抛尸野外而填塞沟壑，永远死去而不能复活。"话没说完，他就悲伤抽噎气郁胸中，精神散乱恍惚，长时间地流下眼泪，泪珠滚落沾在睫毛上，悲哀不能自我克制，容貌神情发生了变化。扁鹊说："太子得的病，就是人们所说的'尸蹶'。那是因为阳气陷入阴脉，脉气缠绕冲动了胃，经脉受损伤，脉络被阻塞，分别下注入下焦、膀胱，因此阳脉下坠，阴气上升，阴阳两气会聚，互相闭塞，不能通畅。阴气逆而上行，阳气只好向内运行，阳气徒然在下在内鼓动却不能上升，在上在外被阻隔不能被阴气遣使，在上有隔绝了阳气的脉络，在下有破坏了阴气的筋纽，这样阴气破坏、阳气隔绝，使人的面色衰败血脉混乱，所以人会身体安静得像死去的样子。太子实际没有死。因为阳入袭阴而阻绝脏气的能治愈，阴入袭阳而阻绝脏气的必死。这些情况，都会在五脏厥逆时突然发作。高明的医生能治愈这种病，拙劣的医生会因困惑使病人危险。"

扁鹊就叫他的学生子阳磨砺针石，取穴百会下针。过了一会儿，太子苏醒了。又让学生子豹准备能入体五分的药熨，再加上八减方的药剂混合煎煮，交替在两胁下熨敷。太子能够坐起来了。进一步调和阴阳，仅仅吃了汤剂二十天就恢复健康和从前一样了。因此天下的人都认为扁鹊能使死人复活。扁鹊却说："我不是能使死人复活啊，这是他应该活下去，我能做的只是促使他恢复健康罢了。"

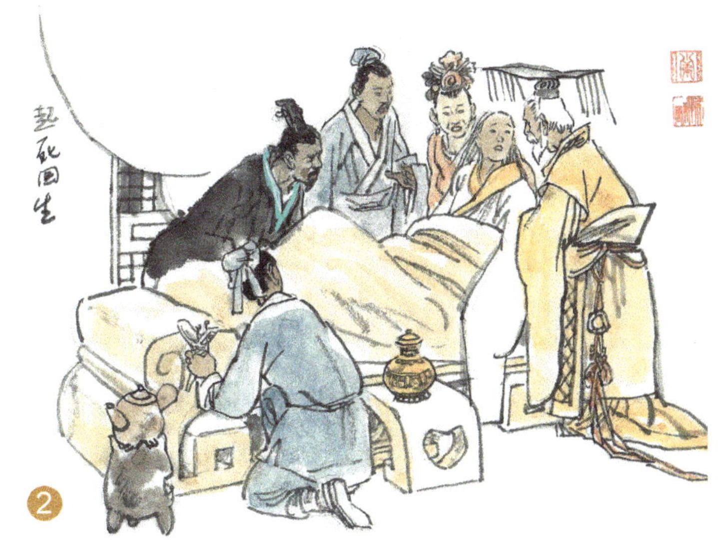

【图2】 扁鹊就叫他的学生子阳磨砺针石，取穴百会下针。过了一会儿，太子苏醒了，又让学生子豹用药熨交替在两胁下熨敷，不久太子能够坐起来了。

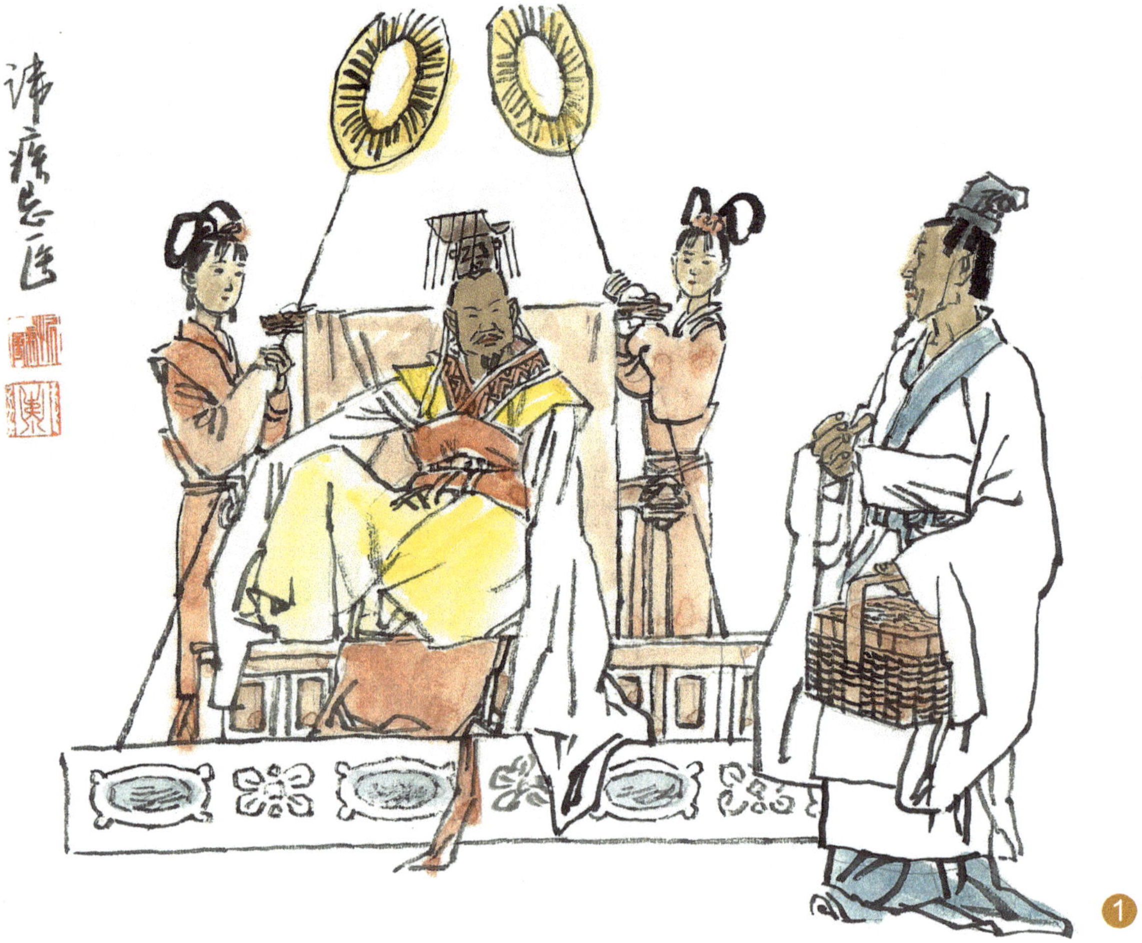

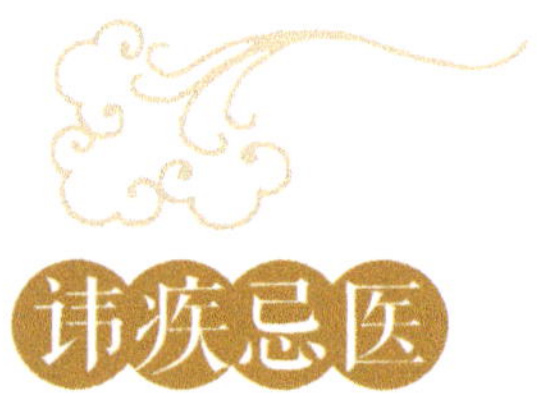

讳疾忌医

【出处】〔汉〕司马迁《史记·扁鹊仓公列传》。

【典故释义】 扁鹊到了齐国，齐桓侯把他当客人招待。他到朝廷拜见桓侯，说："您有小病在皮肤和肌肉之间，不治将会深入体内。"桓侯说："我没有病。"扁鹊走出宫门后，桓侯对身边的人说："这医生贪图名利啊，妄想给没病的人治病作为自己的功劳。"过了五天，扁鹊再去见桓侯，说："您的病已在血脉里，不治恐怕会深入体内。"桓侯说："我没有病。"扁鹊出去后，桓侯不高兴。过了五天，扁鹊又去见桓侯，说："您的病已在肠胃间，不治即将深入。"桓侯不肯答话。扁鹊出去后，桓侯不高兴。过了五天，扁鹊又去，看见桓侯就转身跑了。桓侯派人问他跑的缘故。扁鹊说："疾病在皮肉之间，汤剂、药熨的效力就能达到治病的目的；疾病在血脉中，凭借针刺和砭石的效力就能达到治病的目的；疾病在肠胃中，药酒的效力就能达到治病的目

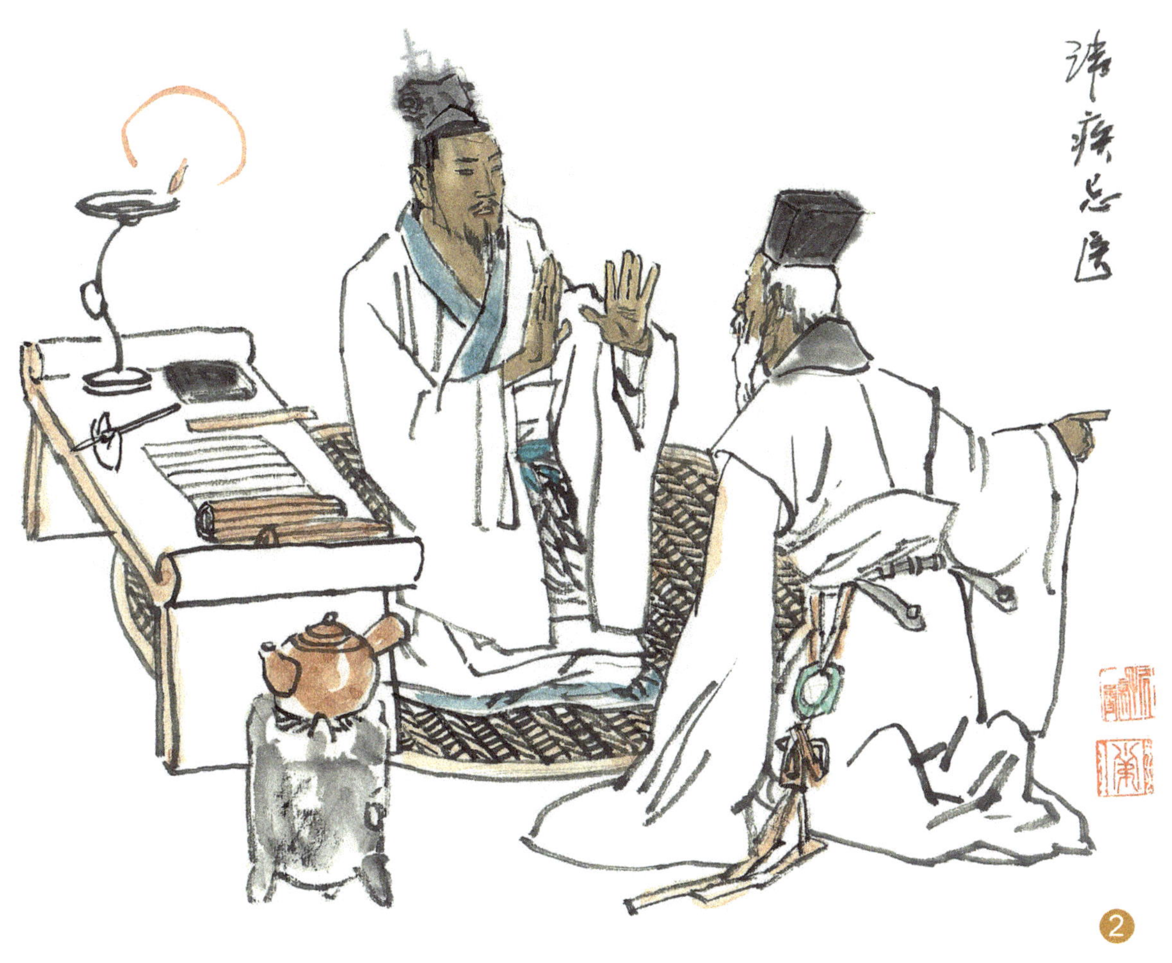

【图1】　扁鹊到了齐国，到朝廷拜见齐桓侯，说："您有小病在皮肤和肌肉之间，不治将会深入体内。"桓侯说："我没有病。"

【图2】　过了五天，扁鹊又去，看见齐桓侯就转身跑了，齐桓侯派人问他跑的缘故。扁鹊说："现在疾病已进入骨髓，我因此不再要求为他治病。"

的；疾病进入骨髓，就是掌管生命的神也无可奈何。现在疾病已进入骨髓，我因此不再要求为他治病。"过了五天后，齐桓侯身上果然患了重病，派人召请扁鹊，而扁鹊已逃离齐国。没几日，齐桓侯就病死了。

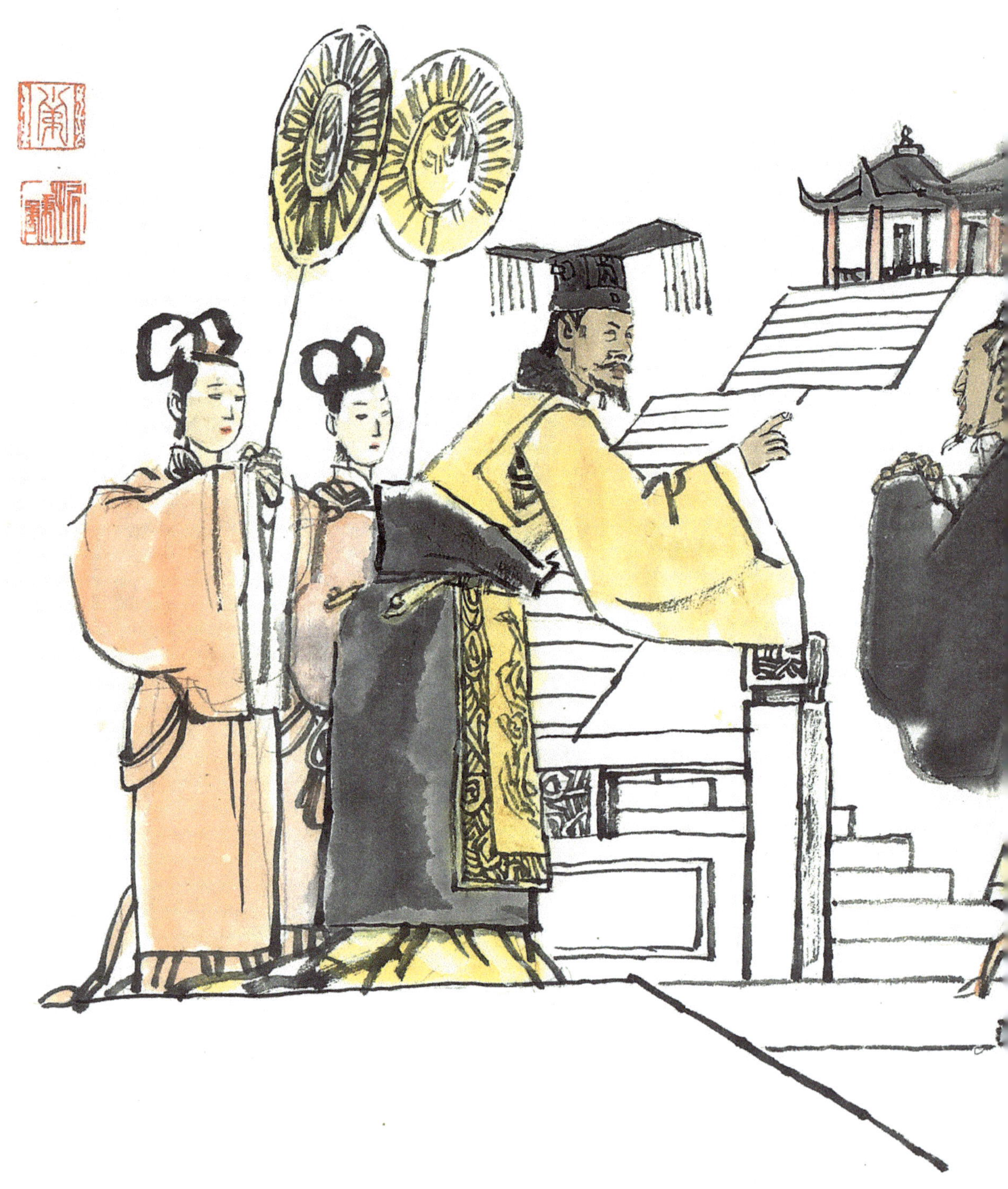

【图1】 春秋时期晋景公患了重病，秦桓公派一位叫缓的医生给晋景公治病。

病入膏肓

【出处】〔周〕左丘明《春秋左传正义》。

【典故释义】　春秋时期晋景公患了重病，秦桓公派一位叫缓的医生给晋景公治病。在缓未到之前，晋景公梦中见他的病变成了两个小孩。其中一个小孩说："那个缓是个高明的医生，如果他到来，恐怕会伤害我们，怎么才能躲避他？"另一个小孩说："我们住在肓的上面，膏的下面，他能把我们怎么样呢？"缓到了晋国，给景公诊视了一番后对他说："你的病没有办法医治了，因为你的病在肓的上面，在膏的下面，用火灸不行，用针刺，刺不到病上，用汤药去治，药力也达不到，没有办法了。"晋景公便说："你真是一位高明的医生呀！"于是赏赐了很多礼物，送他回秦国了。

　　后来，人们常用"病入膏肓"形容病情严重，难以医救。

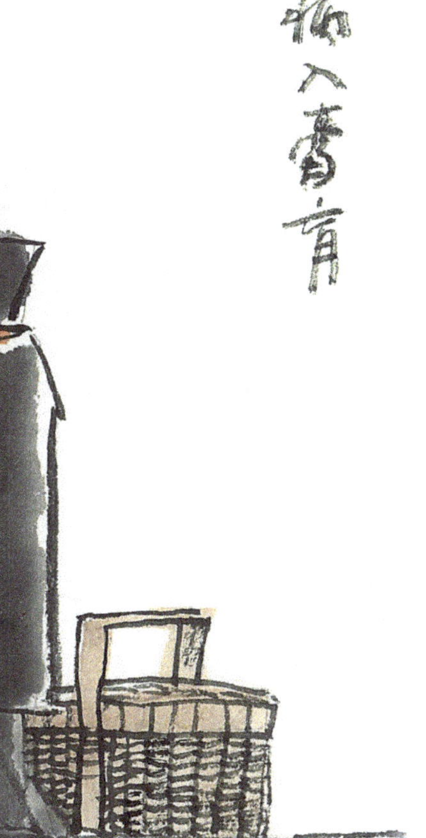

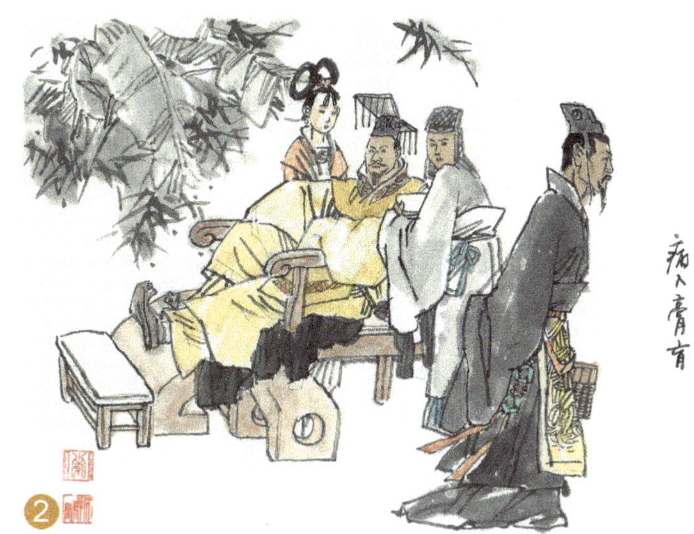

【图2】　缓到了晋国，给景公诊视了一番后，认为已经病入膏肓，无法医治。这正与晋景公所梦情景一致，于是称赞缓是位好医生，并赏赐了很多礼物，送他回秦国了。

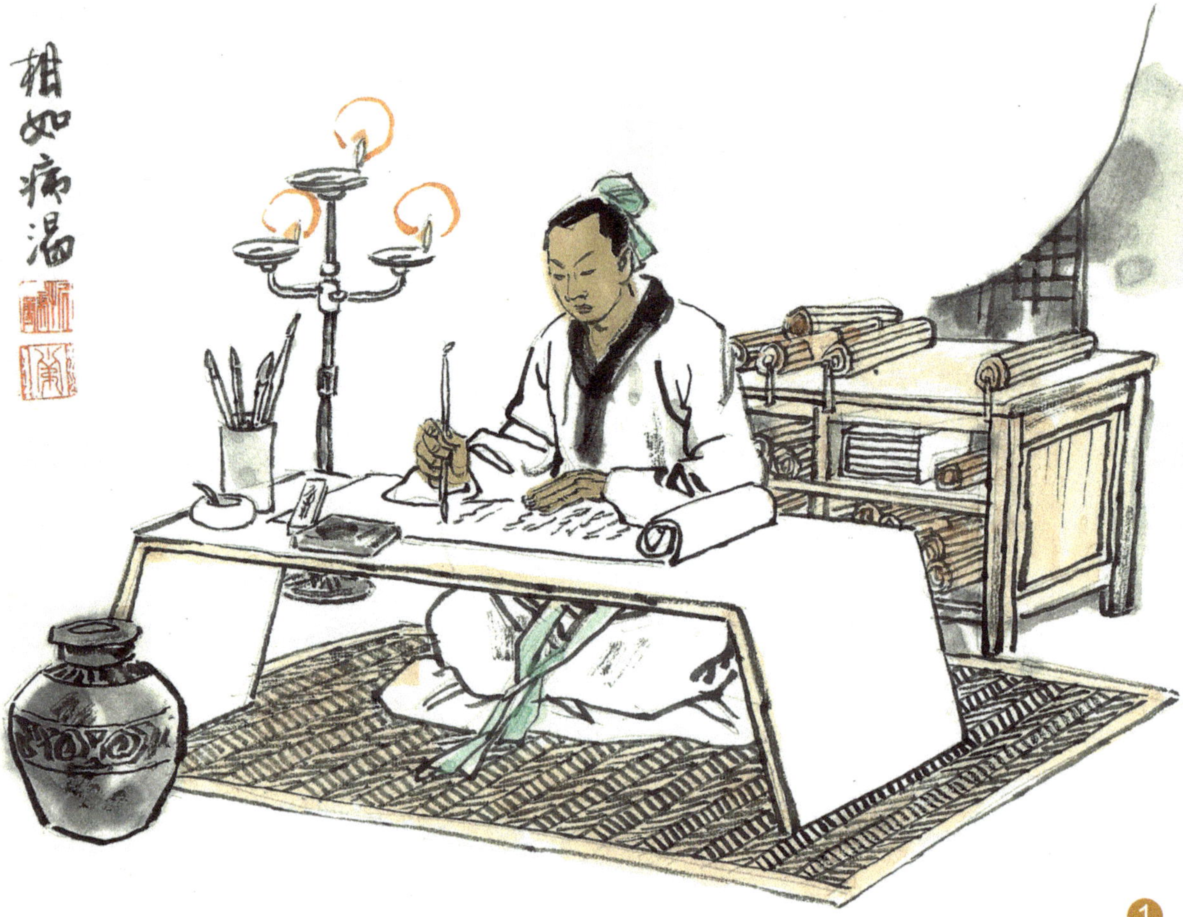

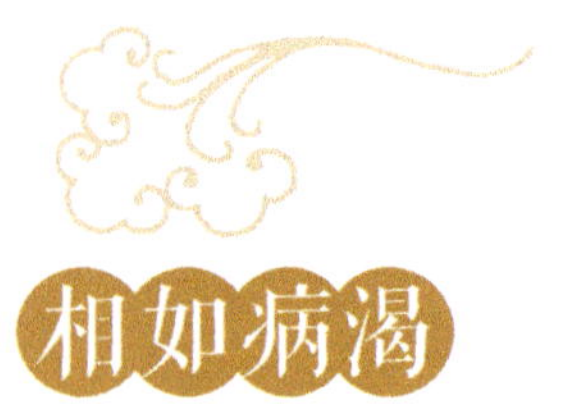

相如病渴

【出处】〔西汉〕司马迁《史记·司马相如列传》。

【典故释义】 司马相如是四川成都人，字长卿，他说话有些结巴，文章却写得很好。他与卓文君结为夫妻。卓文君乃卓王孙之女，家里殷实富足，因此婚后也过上了富足的生活。司马相如受到汉武帝的赏识，被任命为郎官，但司马相如不慕官爵，因此借口患有消渴病，从不参与国家大事，也不与其他官员来往。

【按】 "相如病渴"这一典故用来表示不慕官爵。

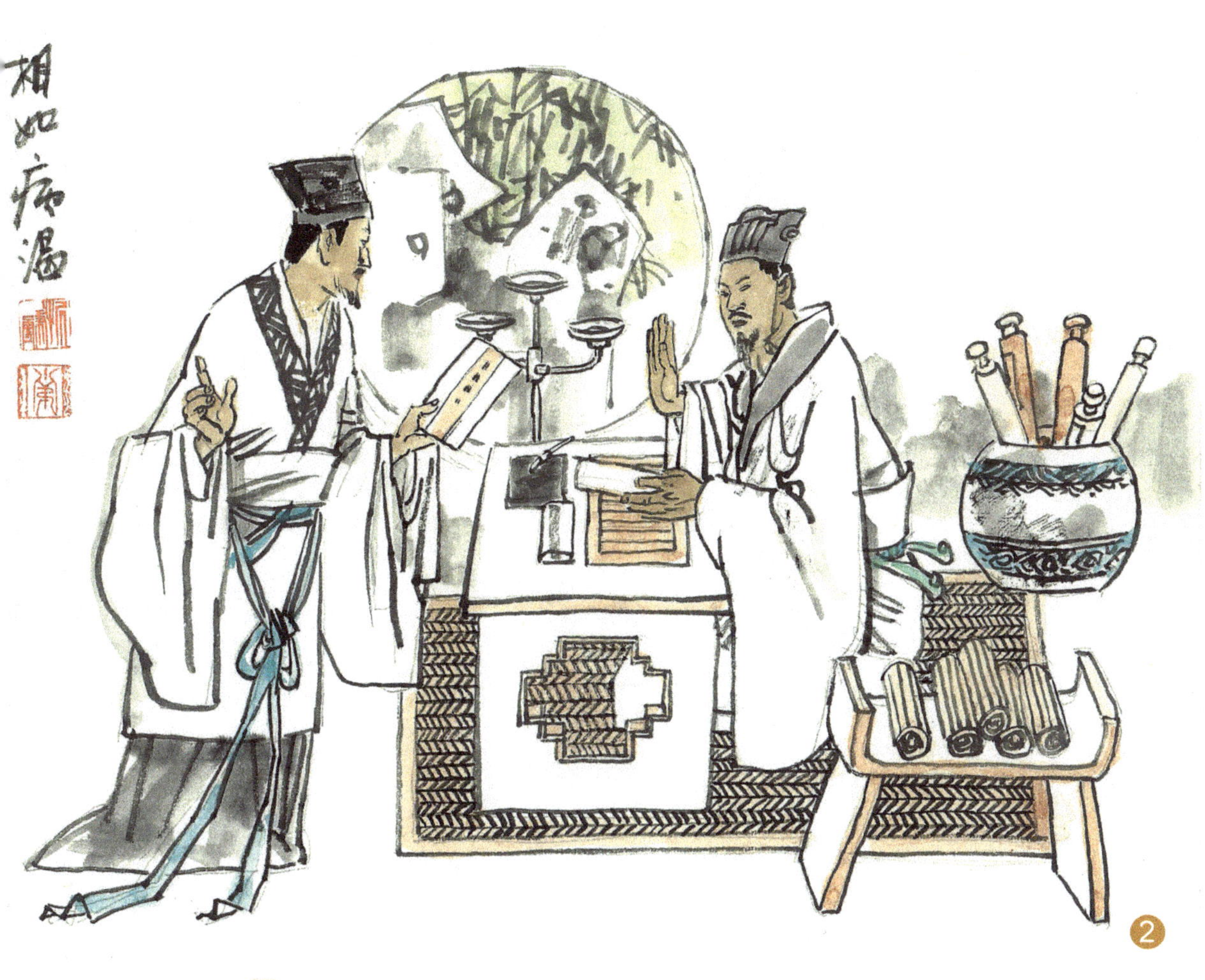

【图1】 司马相如，字长卿，四川成都人，他说话有些结巴，文章却写得很好。

【图2】 司马相如受到汉武帝的赏识，被任命为郎官，但司马相如不慕官爵，因此借口患有消渴病，从不参与国家大事，也不与其他官员来往。

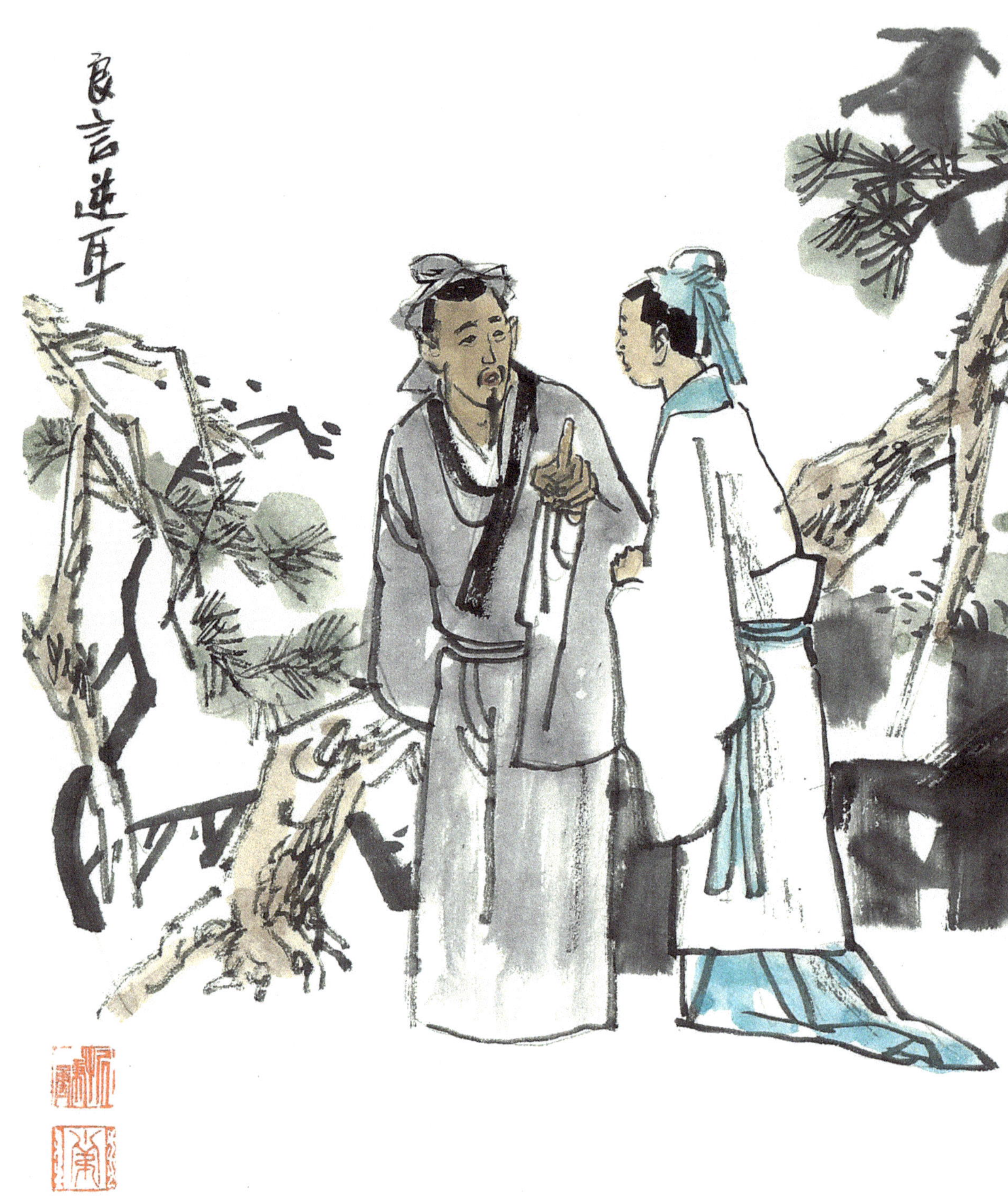

【图1】 张仲景遇见二十多岁的侍中王仲宣，判断他体内有病，并嘱咐王仲宣含服五石汤能避免疾病发生。

良言逆耳

【出处】〔西晋〕皇甫谧《针灸甲乙经·序》。

【典故释义】　张仲景遇见侍中王仲宣，当时二十多岁。对他说："你体内有病，四十岁时会掉眉毛，眉毛脱落半年后就会死去。"嘱咐王仲宣含服五石汤能避免疾病发生。王仲宣嫌张仲景的话不好听，虽然接受了药，却未服用。三天后，张仲景又见到王仲宣，便问道："服汤药了没有？"王仲宣回答说："已经服用过了。"张仲景说："从面色证候上看实在不符合服用过药物之后的观察表现，您为什么要轻视自己的性命呢？"王仲宣仍然不相信张仲景说的话。二十年以后，王仲宣的眉毛果然脱落，又过了一百八十七天后就死去了，终究还是像张仲景说的那样。

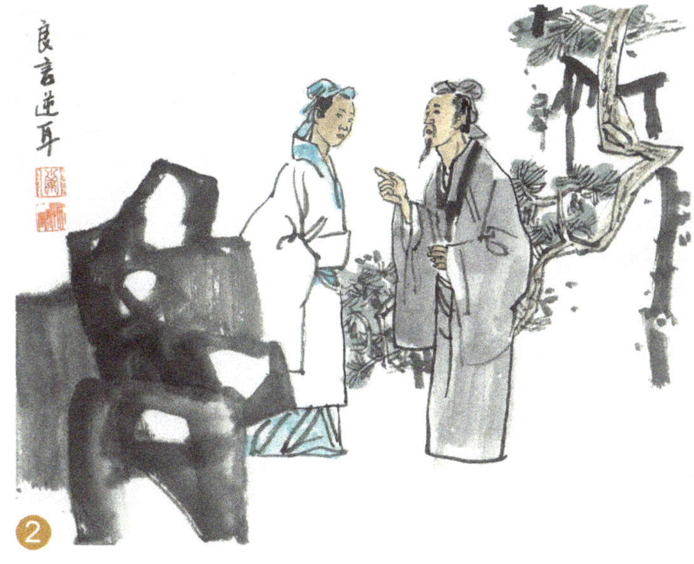

【图2】　三天后，张仲景又见到王仲宣，发现王仲宣没有服药，责怪他轻视自己的性命。

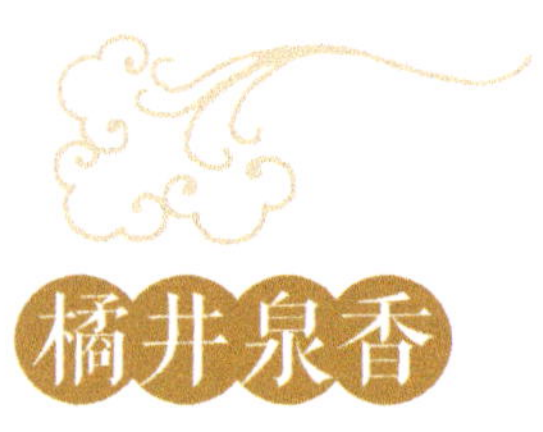

橘井泉香

【出处】〔汉〕刘向《列仙传》。

【典故释义】 有桂阳人苏耽，汉文帝时得道，人们称之为"苏仙公"。他早年丧父，乡里以仁孝闻名。一天，从云彩里降下仪仗侍卫，苏仙公对母亲说："我得道获得了仙籍，不能尽奉养的孝道了。此地明年将有大疫流行，只有咱家的井水和橘树才能治疗，若有患病之人，可给他一升井水和一片橘叶，煎汤服之即可痊愈。"次年，果如苏耽所言发生了瘟疫，求井水和橘叶的人最远来自千里之外，都即时痊愈。

【按】 千百年来，"橘井泉香"与"杏林春暖"双璧生辉，成了我国古代医药史上一个十分著名的典故，成为我国医药界的象征。

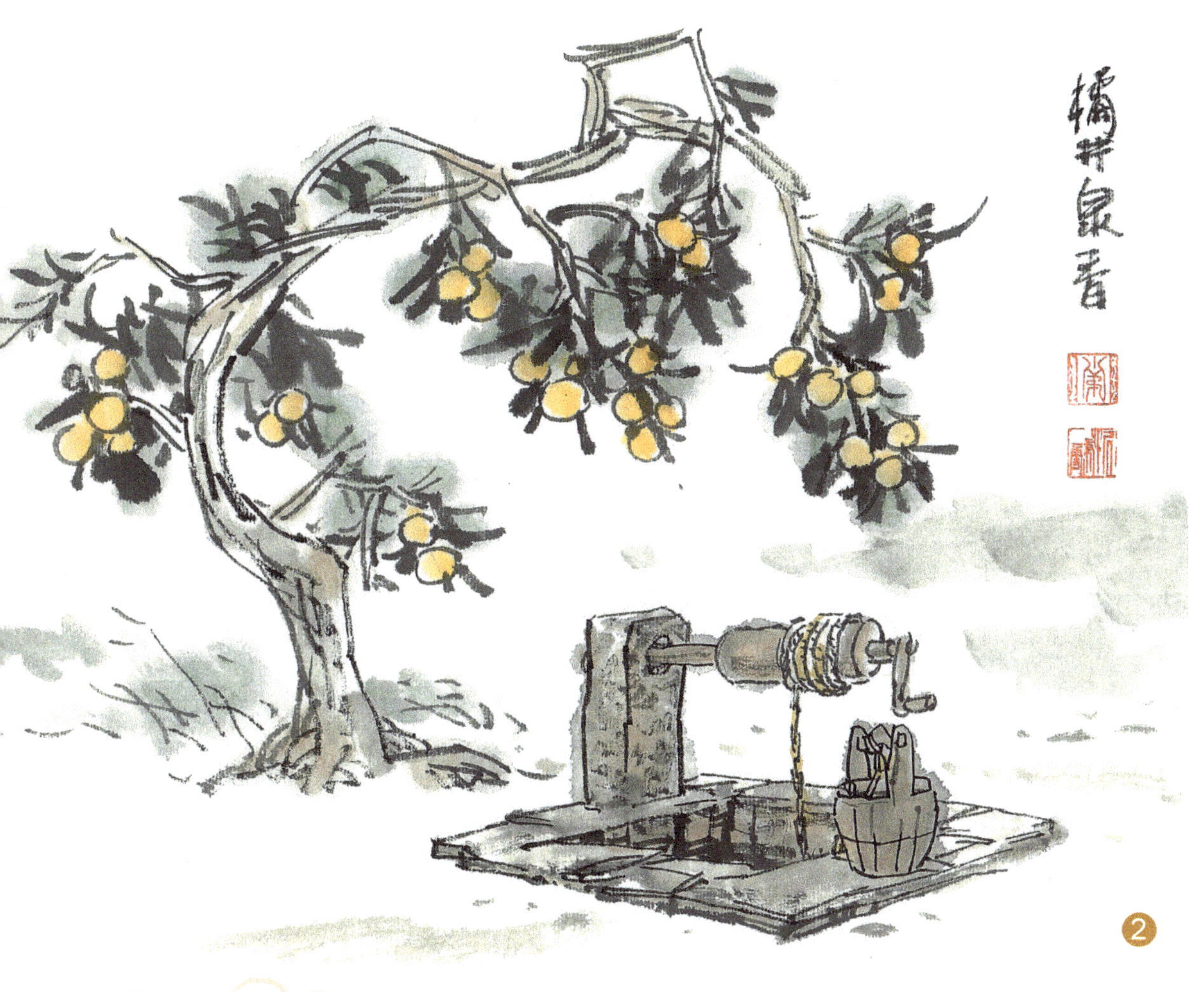

【图1】　有桂阳人苏耽，汉文帝时得道，人们称之为"苏仙公"。他早年丧父，乡里以仁孝闻名。

【图2】　苏耽升仙前预言会发生瘟疫，患者用一升井水和一片橘叶，煎汤服之即可痊愈。

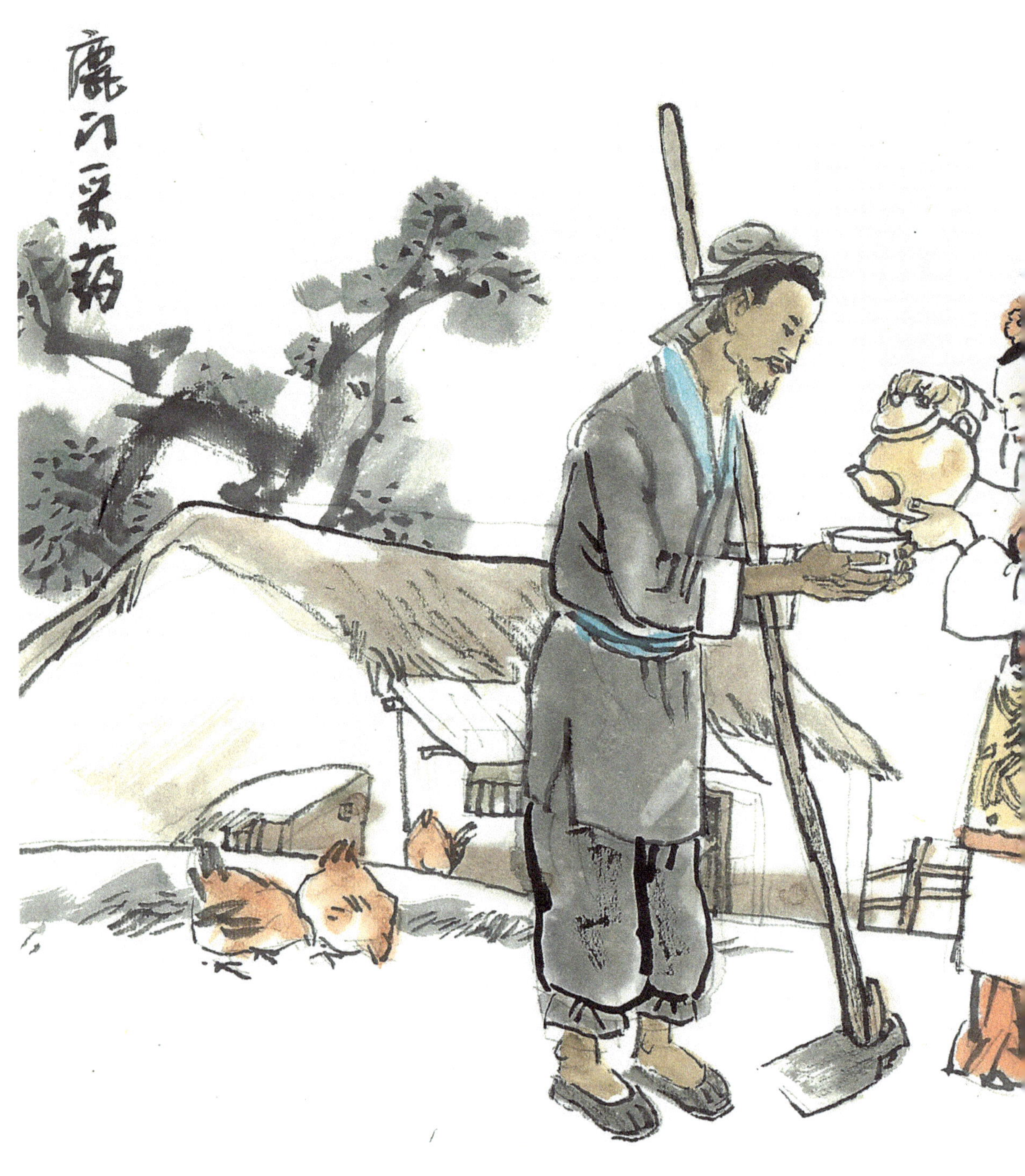

【图1】 庞公是南郡襄阳人。住在岘山向阳的一面，从不去城中，
夫妻之间相敬如宾。

鹿门采药

【出处】〔南朝宋〕《后汉书·庞公传》。

【典故释义】 庞公是南郡襄阳人。住在岘山向阳的一面，从不去城中，夫妻之间相敬如宾。荆州刺史刘表数次延请不能使庞公屈就侯爵之位，说他："你保全了你一个人，为什么不保全天下呢？"庞公笑着说："鸿鹄在高林之上筑巢，晚上有栖息的地方，鼋鼍（大鳖）在深渊下面晚上也可以休息，我住的房子小舍也不过只是人的巢穴，（我们）都各得了栖宿的地方而已，天下并不是我所能保全的。因而我选择在田上耕作，妻子在前。"刘表问："先生住在田亩之中，不肯出来做官，有什么能够遗留给子孙呢？"庞公答道："世人都把危险（的钱财）留给子孙，我现在却留下平安给他们。只是遗留的东西不同，并非完全没有留下啊！"刘表叹息而去，之后庞公与妻儿一起登鹿门山采药不返。

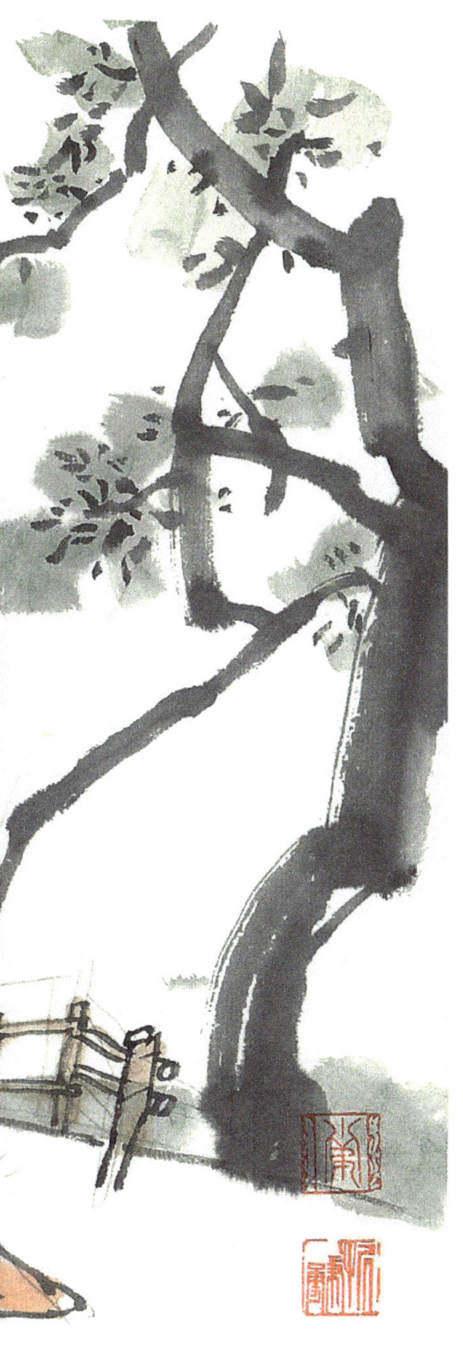

①

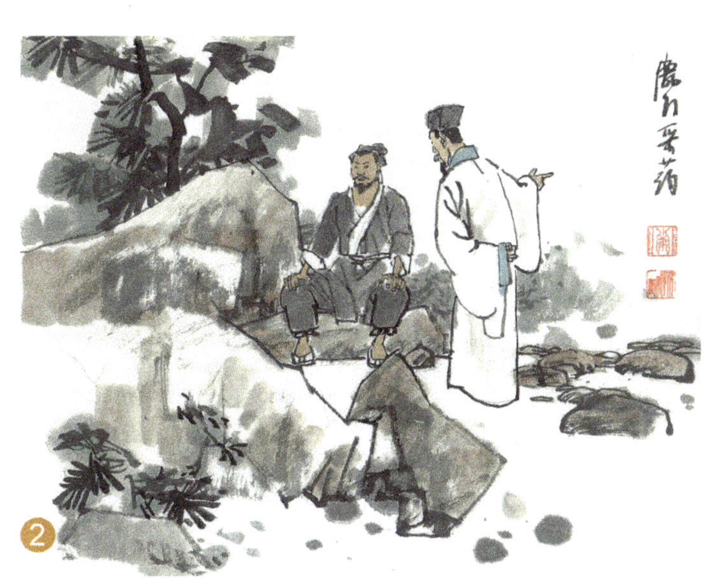

②

【图2】 荆州刺史刘表延请不能使庞公屈就侯爵之位，只能叹息而去，之后庞公与妻儿一起登鹿门山采药不返。

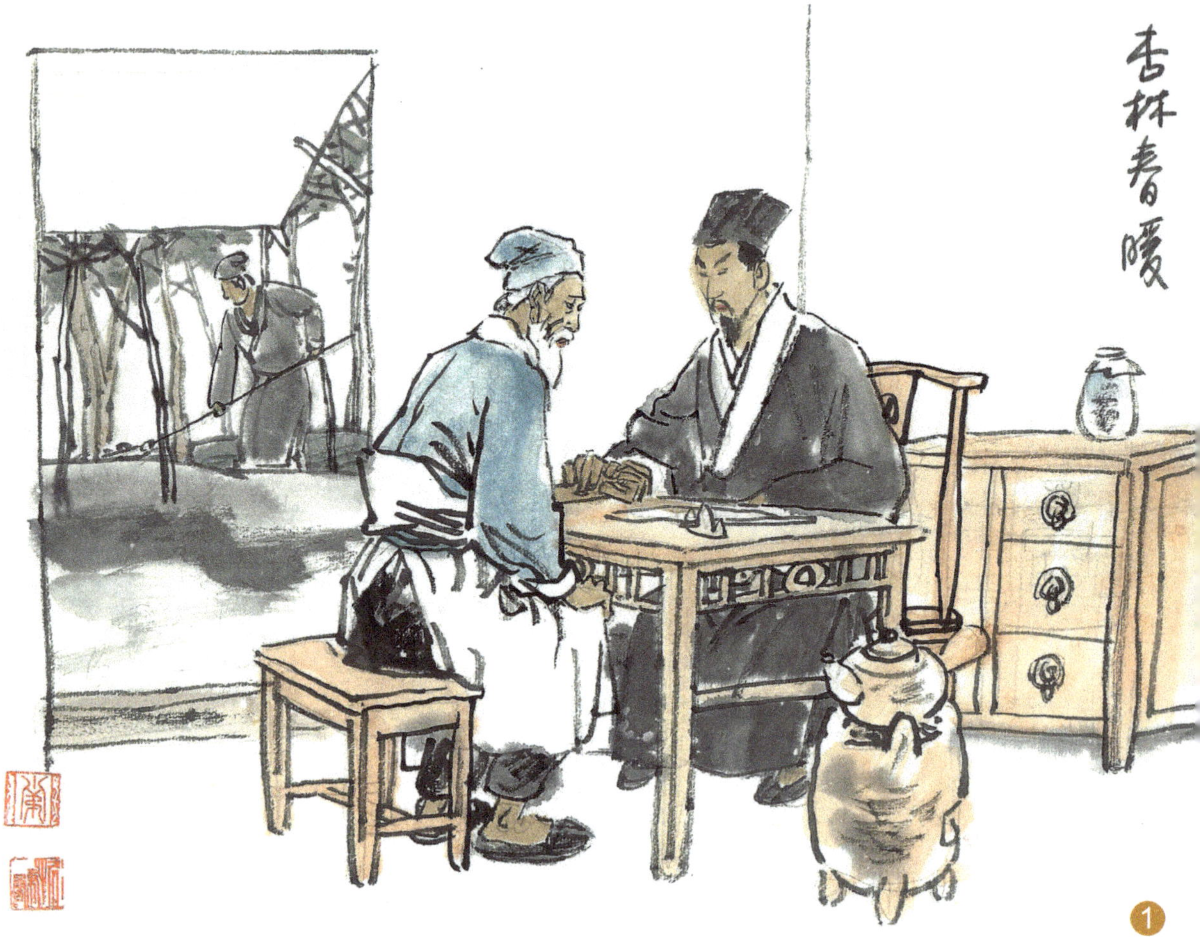

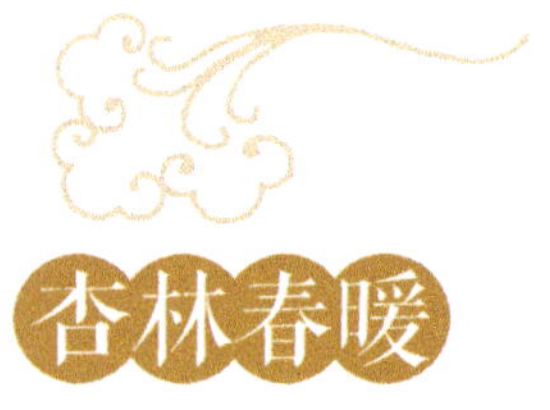

杏林春暖

【出处】〔明〕欧大任《百越先贤志》。

【典故释义】 董奉，字君异，侯官人……一年之后，董奉离开，回到庐山下，住在山间，时常为别人治病，不收取钱财。如果病重的人治愈了，他就让病人种五棵杏树，病轻的就种一棵，过了许多年，已经有了七万多棵杏树。每当杏子熟了，董奉就在树下建一个谷仓，对其他人说："要买杏子的话就在仓房里倒一罐粮食，拿走一罐杏子。"有倒了很少粮食却拿了很多杏子的人，老虎就一直追他。自从那之后，买杏子的人就再也不敢有所欺瞒了。董奉拿他所换到的粮食救济贫穷的百姓，供给过路的旅人，一年散发出去三千斛粮食，还有剩余。人们都猜测他是神仙一类的人物，以仁术来救济世人的。后人在他种植杏树的地方建立了祠堂来纪念他，直到现在。

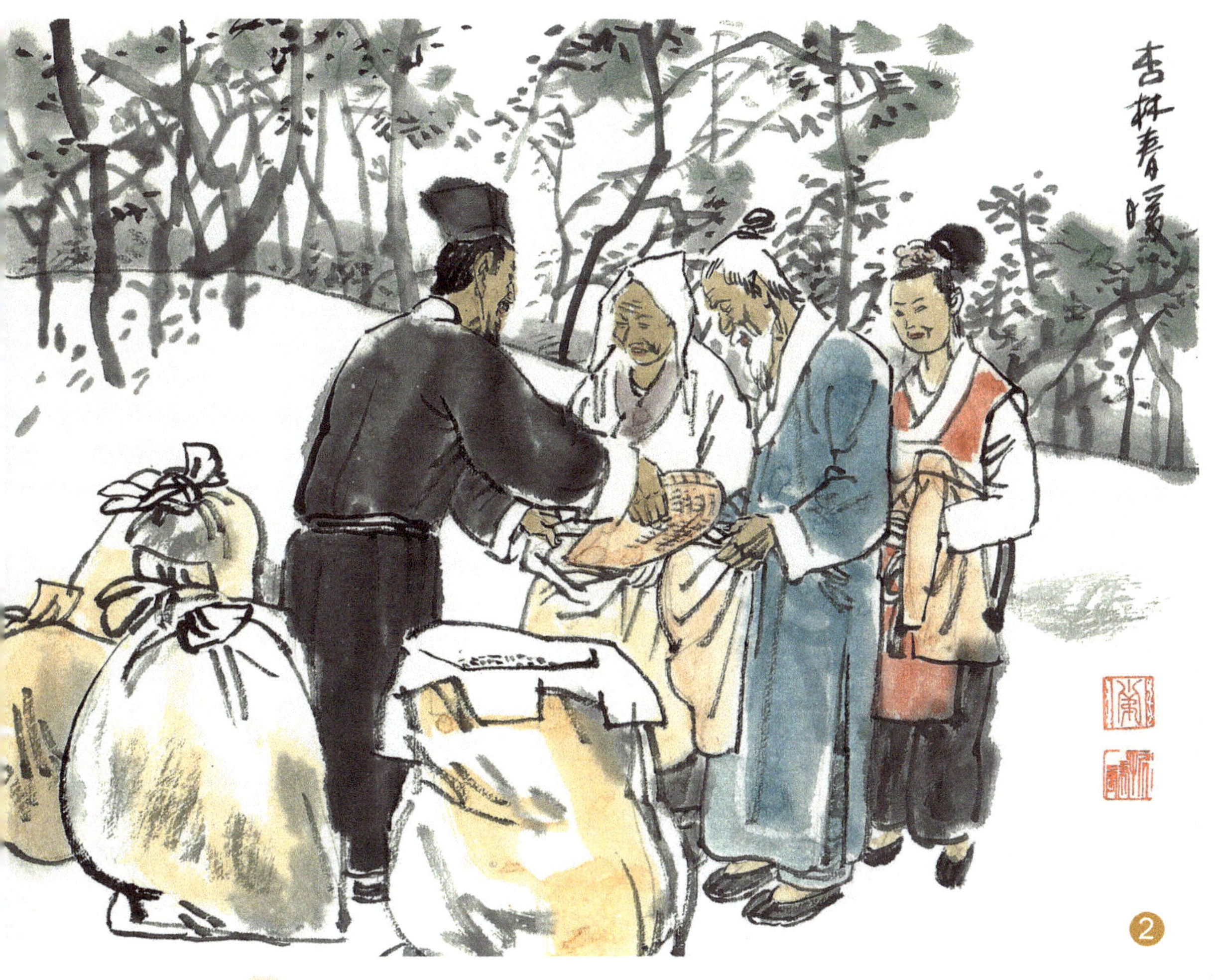

【图1】董奉，字君异，侯官人，住在山间，时常为别人治病，不收取钱财。如果病重的人治愈了，他就让病人种五棵杏树，病轻的就种一棵。

【图2】许多年后，杏树变成杏林。每当杏子熟了，董奉就让买杏子的人用粮食来换，并用换到的粮食救济贫穷的百姓，供给过路的旅人。

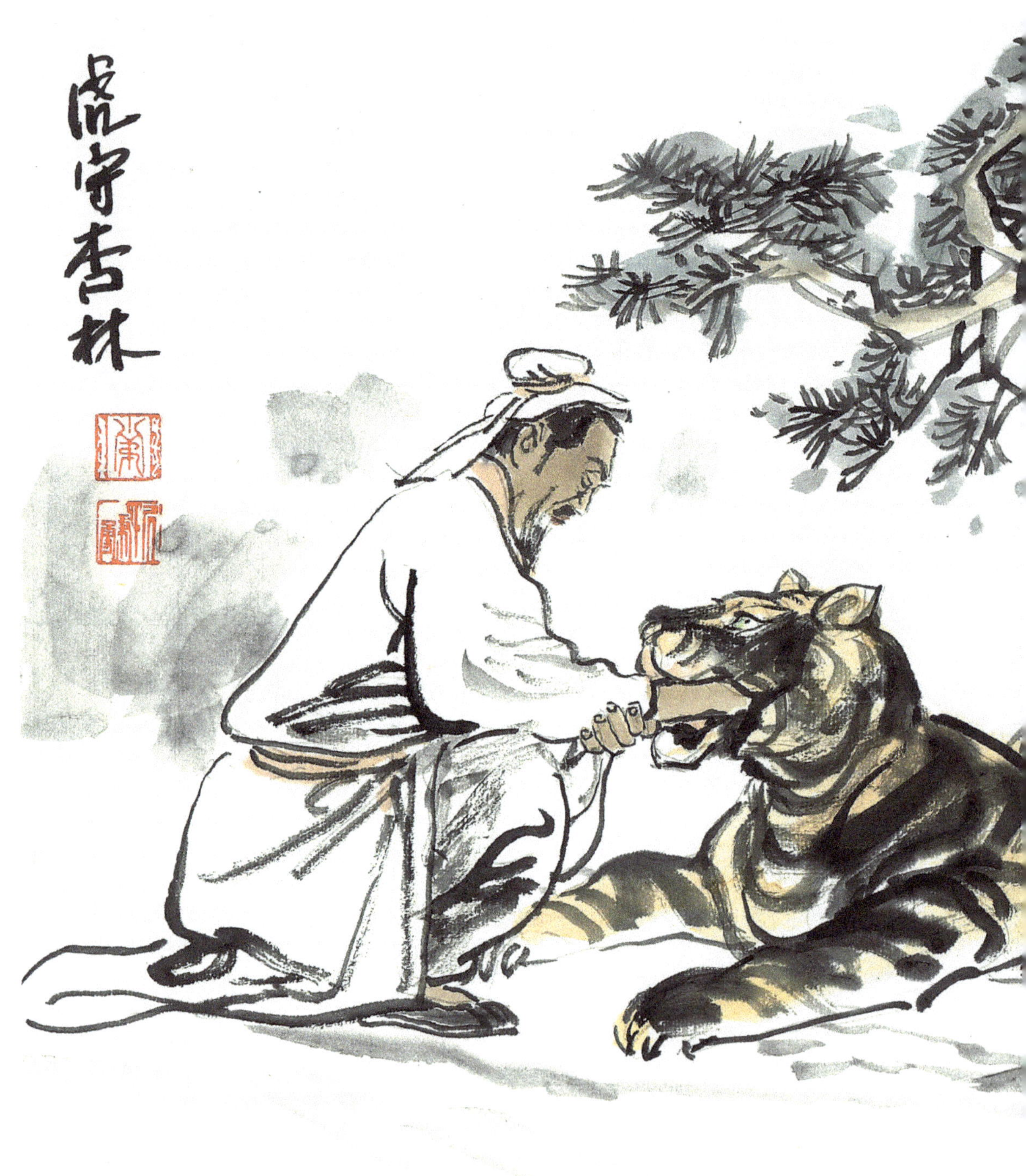

【图1】 董奉在回家途中，发现一只生病的老虎，于是叫老虎张
开口，把手伸进老虎口中把卡在老虎喉咙里的大骨头取出。

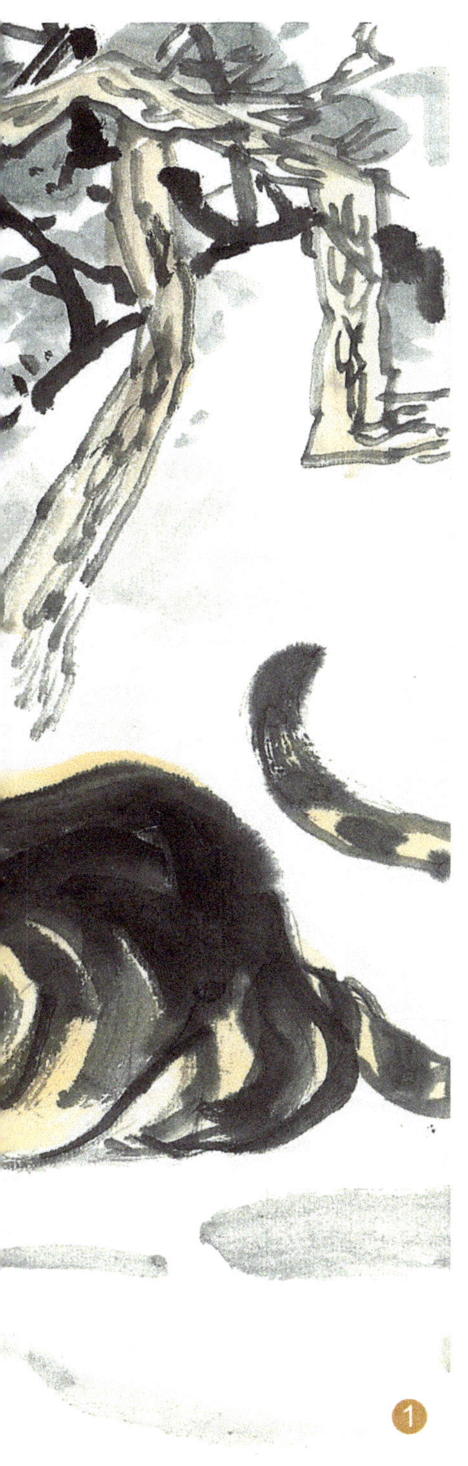

虎守杏林

【出处】〔晋〕葛洪《神仙传》。

【典故释义】　有一天，董奉在回家途中，看见路旁的茅草堆里躺着一只老虎，董奉心中害怕，但职业敏感让他觉得这只老虎像是有病，因为他发现猛虎表情痛苦。董奉问老虎："你在此等候，是不是让我给你治病？"老虎点点头。于是董奉就给老虎检查起来，他叫老虎张开口，发现喉咙里面卡着一块大骨头，于是他把手伸进老虎口中把骨头取出，老虎的病就好了。老虎为了报恩，从此就在董奉的杏林里当起了守护。

　　当杏林的杏子成熟时，董奉在杏林旁边建了个谷仓，并告诉人们，但凡有买杏子的，不用交钱，也不用和他打招呼，只要带来一些谷子，将谷子倒入谷仓，就可以拿走同等重量的杏子。由于对董奉的敬重，来买杏子的人很多，也都很自觉，并不多拿杏子，也不少交谷米。一次，有个人多拿了杏子，杏林中的老虎就冲出来对着他大吼，他拼命逃跑，杏子撒了一地，回到家一看，剩下的杏子竟然刚刚好和送去的谷子一样多。有时有偷杏子的人，老虎就追他到家，把他咬死。家里人知道后，就把偷来的杏子照数送还董奉，叩头赔礼认错，于是董奉又使其复活。用杏子换取来的谷子做什么用呢？原来董奉用这些谷子救济周围的贫苦老百姓和接济断了盘缠的路人。看到这些神奇的事，人们认定董奉是下凡的神仙，于是董奉的故事渐渐被传诵下来，"虎守杏林春日暖"成为对高尚医德的最好赞扬。

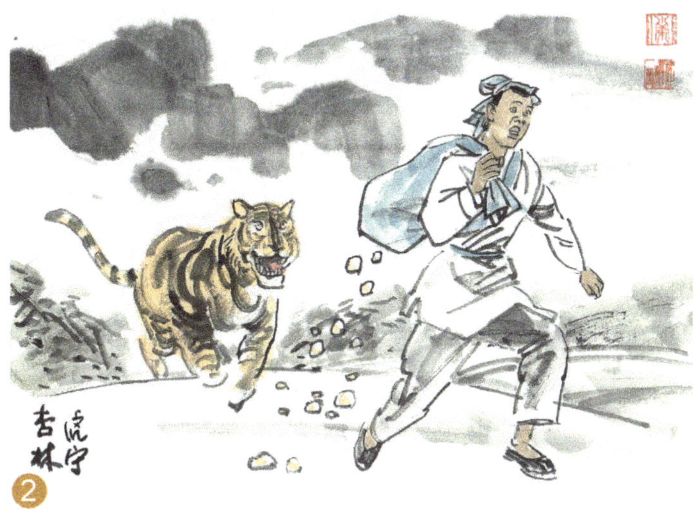

【图2】　老虎的病好了，为了报恩，它为董奉守护杏林，追赶那些多拿杏子或偷杏子的人。

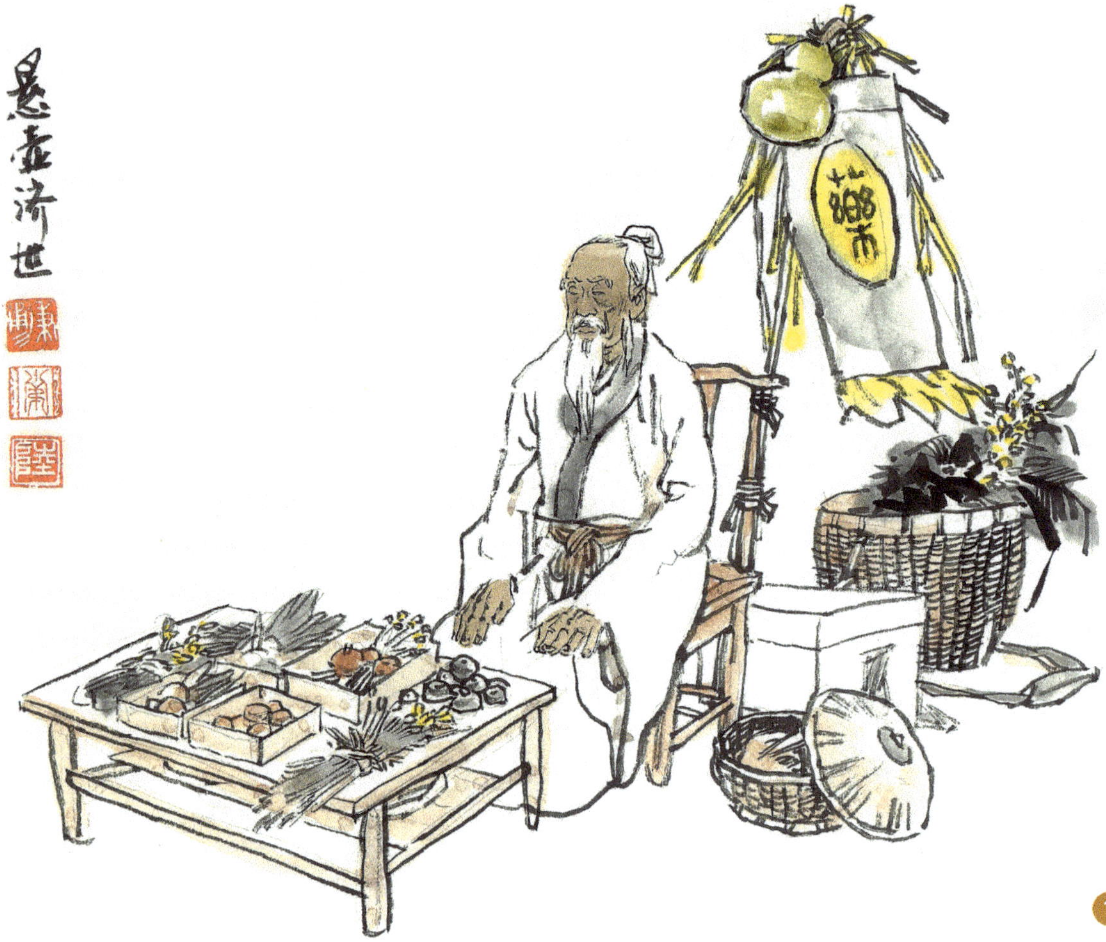

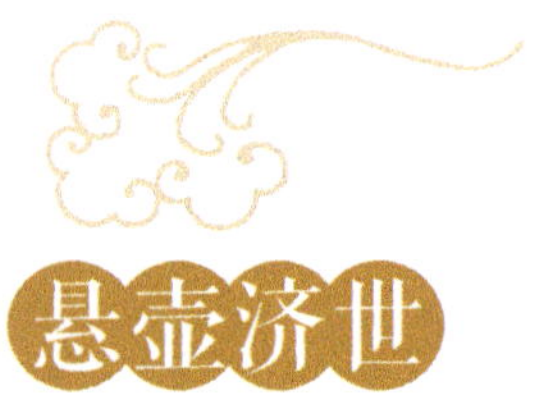

悬壶济世

【出处】〔南朝宋〕范晔《后汉书》。

【典故释义】 费长房，汝南人，曾做过集市管理官。市中有老翁卖药，挂一把壶在集市街头，等买卖做完，就跳入壶中，市人谁也没看见。只有长房在楼上看见，觉得奇怪。于是去拜见老翁，献上酒和干肉为礼。老翁知道长房的来意是因为自己的奇异，便对长房说："你明日可再来。"长房次日天明又造访老翁，老翁就带长房一起进入壶中。只见壶里白玉殿堂庄严华丽，醇酒好菜满布在内，两人一道喝完酒才出来，老翁要求他不与别人讲及此事。后来老翁到楼上等候长房并说道："我本是神仙，因为犯了过失受处分，现在事情结束应该回去了，你难道还能同我一道走吗？楼下还有一些酒，我就此和你告别。"长房想求做神仙之道，就跟老翁到了深山，老翁拍着长房的肩膀道："你值得培养啊，可以行医治疗众生百姓的疾病。"费长房从此随其学

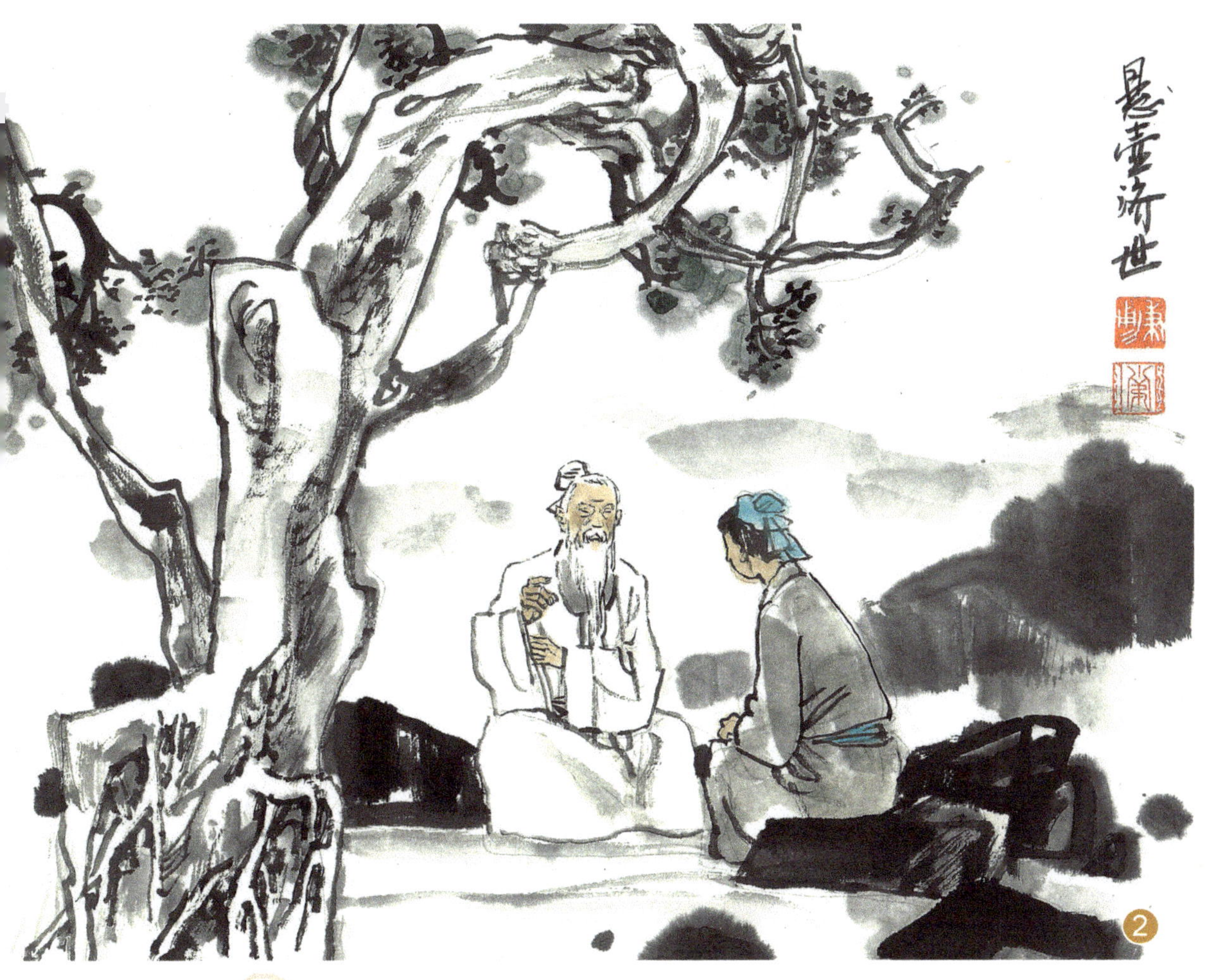

【图1】 费长房，汝南人，曾做过集市管理官。市中有老翁卖药，挂一把壶在集市街头，等买卖做完，就跳入壶中。

【图2】 长房想求做神仙之道，跟老翁至深山，老翁对长房道："你值得培养，可以行医治疗众生百姓的疾病。"费长房从此随其学道，壶翁尽授其"悬壶济世"之术。

道，壶翁尽授其"悬壶济世"之术。

【按】 壶公的事迹传之甚广，历代医家行医开业，几乎无不以"悬壶之喜"等为贺，或于诊室悬葫芦为医之标志，今仍有不少药店、制药厂等沿以为用。医家挂药葫芦还有深意：一是向世人表明其"悬壶济世"之宏愿；二是看重葫芦之实用价值。用葫芦保存药物确实比其他的容器如铁盒、陶罐、木箱等更好。因为它有很强的密封性能，潮气不易进入，容易保持药物的干燥。

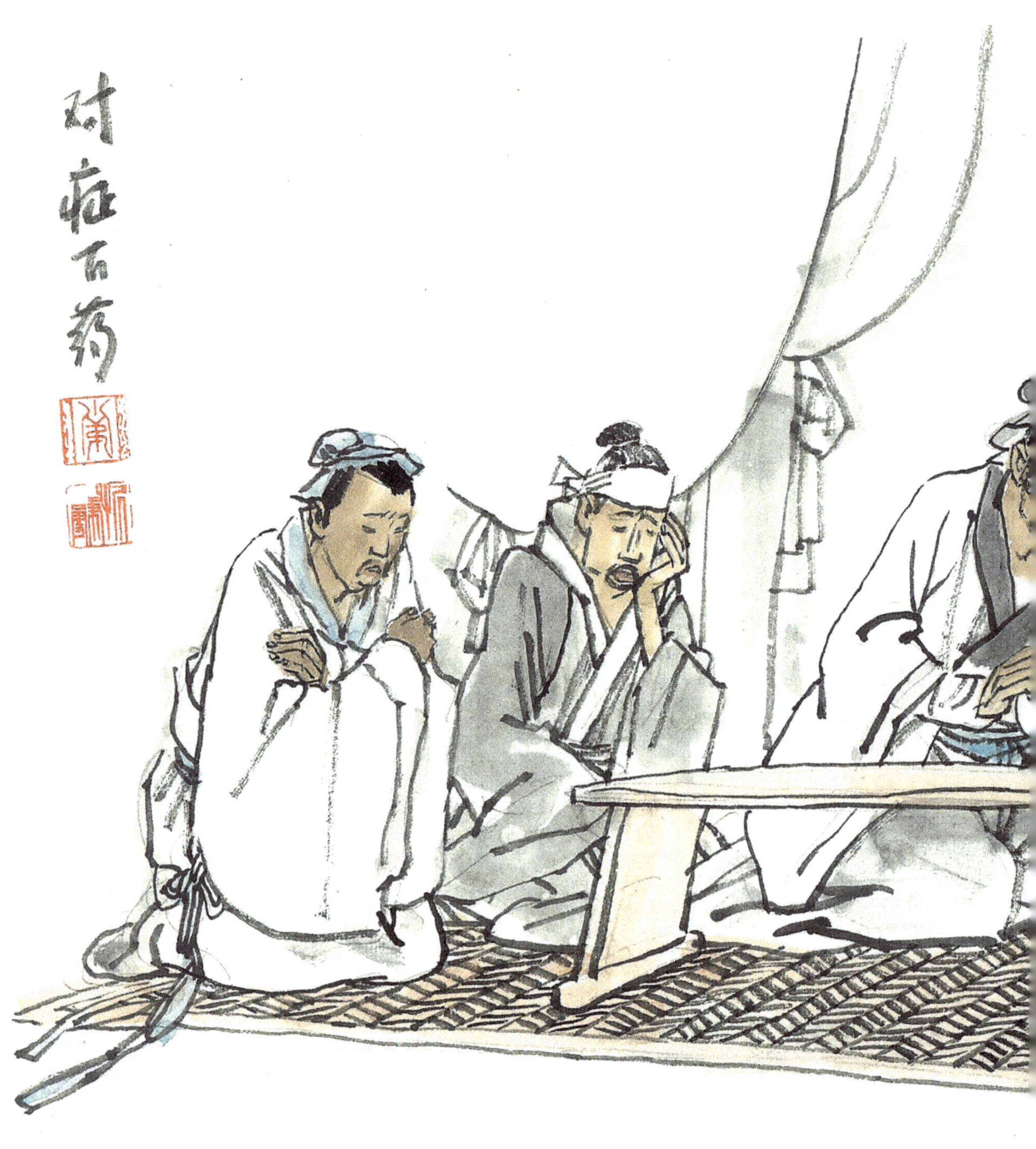

【图1】 府吏兒寻、李延一起找华佗看病，两人都是头痛，身体发热，病状相同。华佗说："兒寻应当通导，李延应当发汗。"

对症下药

【出处】〔西晋〕陈寿《三国志》。

【典故释义】　府吏兒寻、李延一起找华佗看病，两人都是头痛、身体发热，病状相同。华佗说："兒寻应当通导，李延应当发汗。"有人不解地问为什么两人症状相同，治法却不同。华佗说："兒寻是外热，李延是内热，所以治疗方法应该有所不同。"随即给两人开不同的药，第二天两人的病都好了。

【按】　中医强调辨证治疗，病证虽一，但引起疾病的原因不同，故治疗方法也不一样。后来，人们常用"对症下药"这个成语比喻针对不同情况，采取不同方法处理问题。

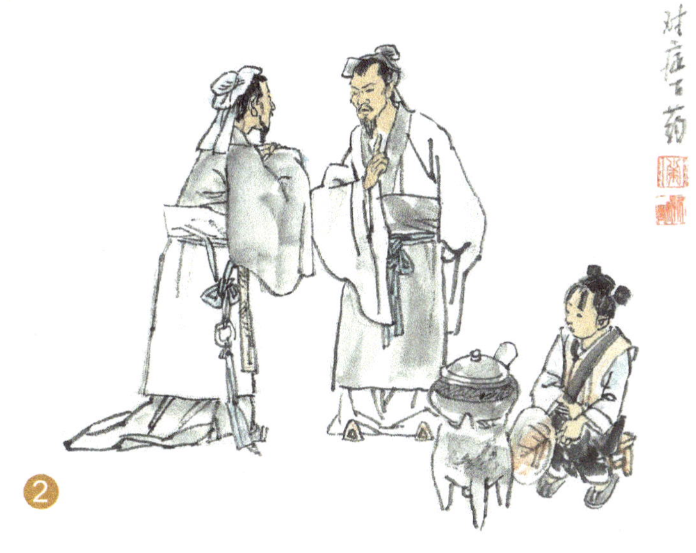

【图2】　有人不解为什么两人症状相同，治法却不同。华佗说："兒寻是外热，李延是内热，所以治疗方法应该有所不同。"

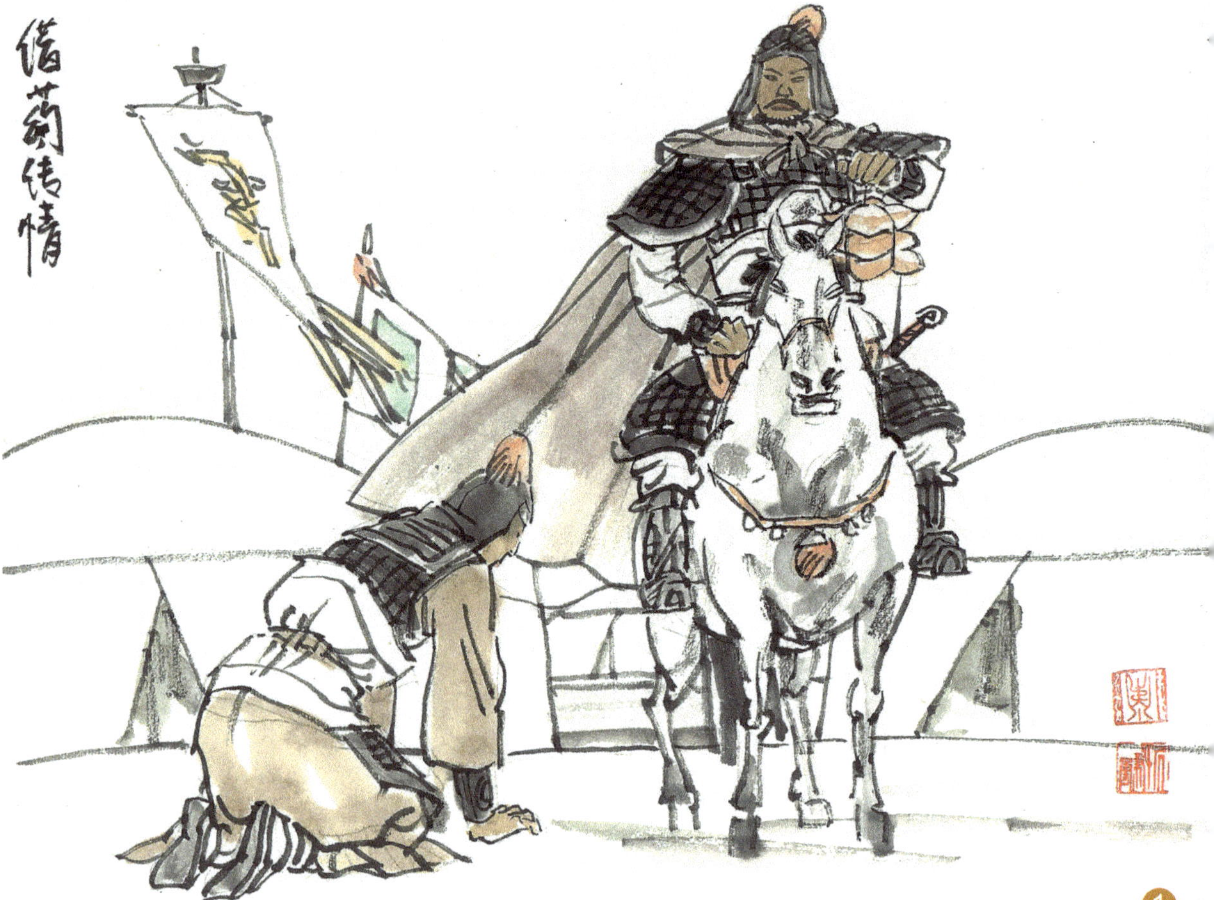

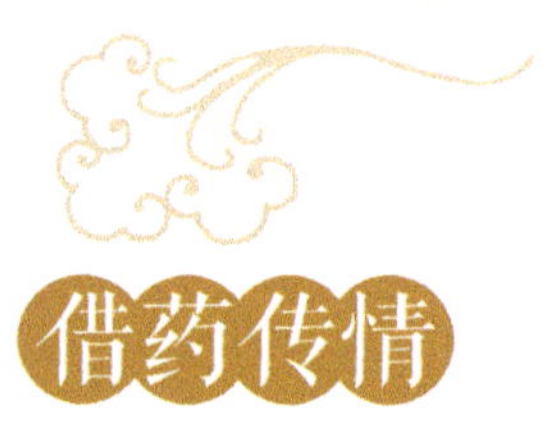

借药传情

三国时期，司马昭派遣大将钟会、邓艾进攻蜀国，蜀主刘禅昏庸无能，开门降敌。此时，姜维正苦守剑阁，欲战不能。无奈之下，他假降钟会，伺机策反，重振蜀汉。

姜维坚守剑阁时，其母亲就已被司马昭抓取留作人质。当姜母听说自己的儿子已经率兵投敌时，非常生气，便偷偷让人给姜维送去一封信，怒斥姜维不忠不孝不义。

姜维收到母亲的信后，心中忐忑不安。若他对母亲说明事情的原委，难免又泄露秘密；不对母亲说吧，又不忍心母亲为此伤心。

左思右想后，姜维终于想到一个两全其美的绝妙办法。他托人给母亲带了两包中药，一包是当归，一包是远志。姜母一看，便心领神会，知道儿子胸怀远志，打算让江山重归蜀汉。为了让儿子毫无挂念，自己撞墙自尽。

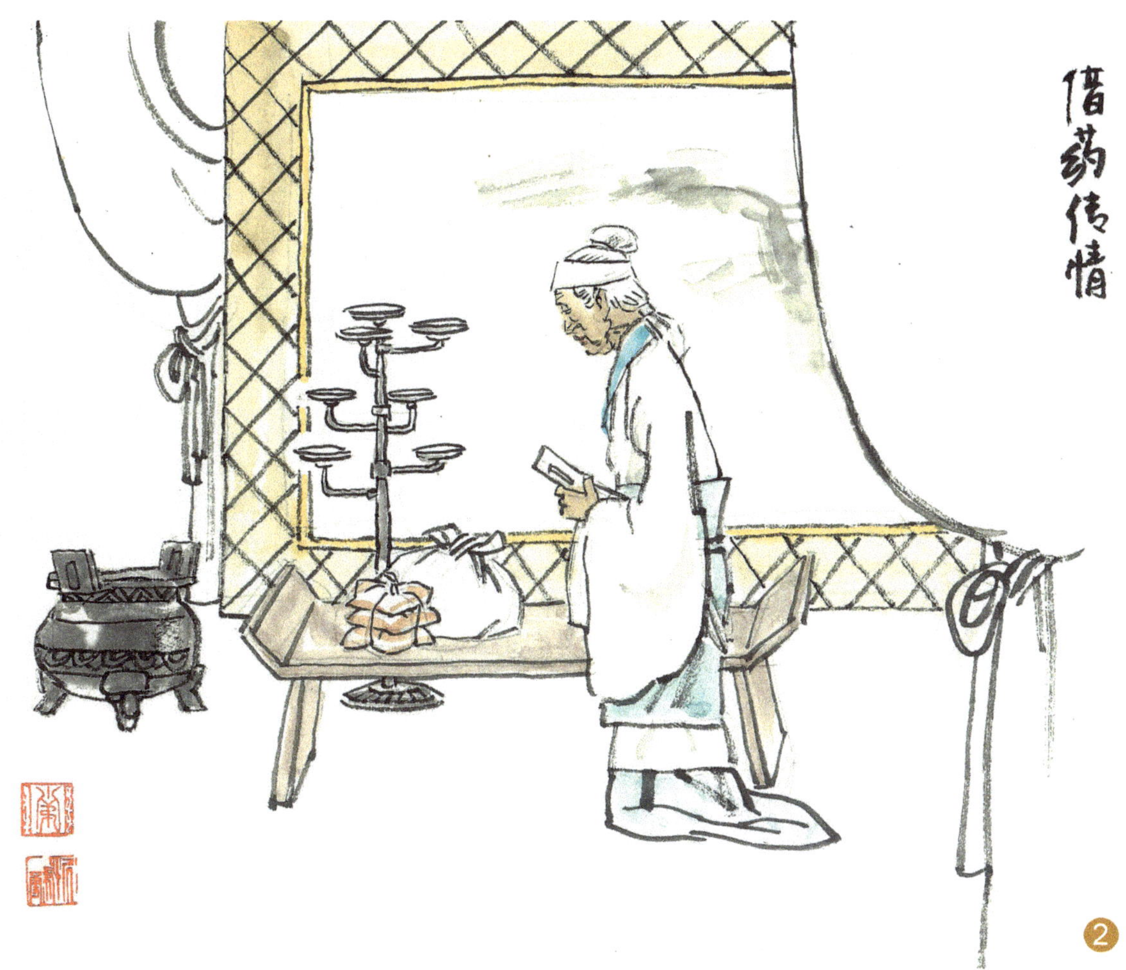

【图1】　三国时期，司马昭派遣大将钟会、邓艾进攻蜀国，蜀主刘禅昏庸无能，开门降敌。此时，姜维正苦守剑阁，欲战不能。无奈之下，他假降钟会。

【图2】　姜母听说儿子率兵投敌，写信怒斥姜维不忠不孝不义，姜维托人给母亲带了两包中药，一包是当归，一包是远志。姜母一看，便心领神会，知道儿子胸怀远志，打算重振蜀汉。

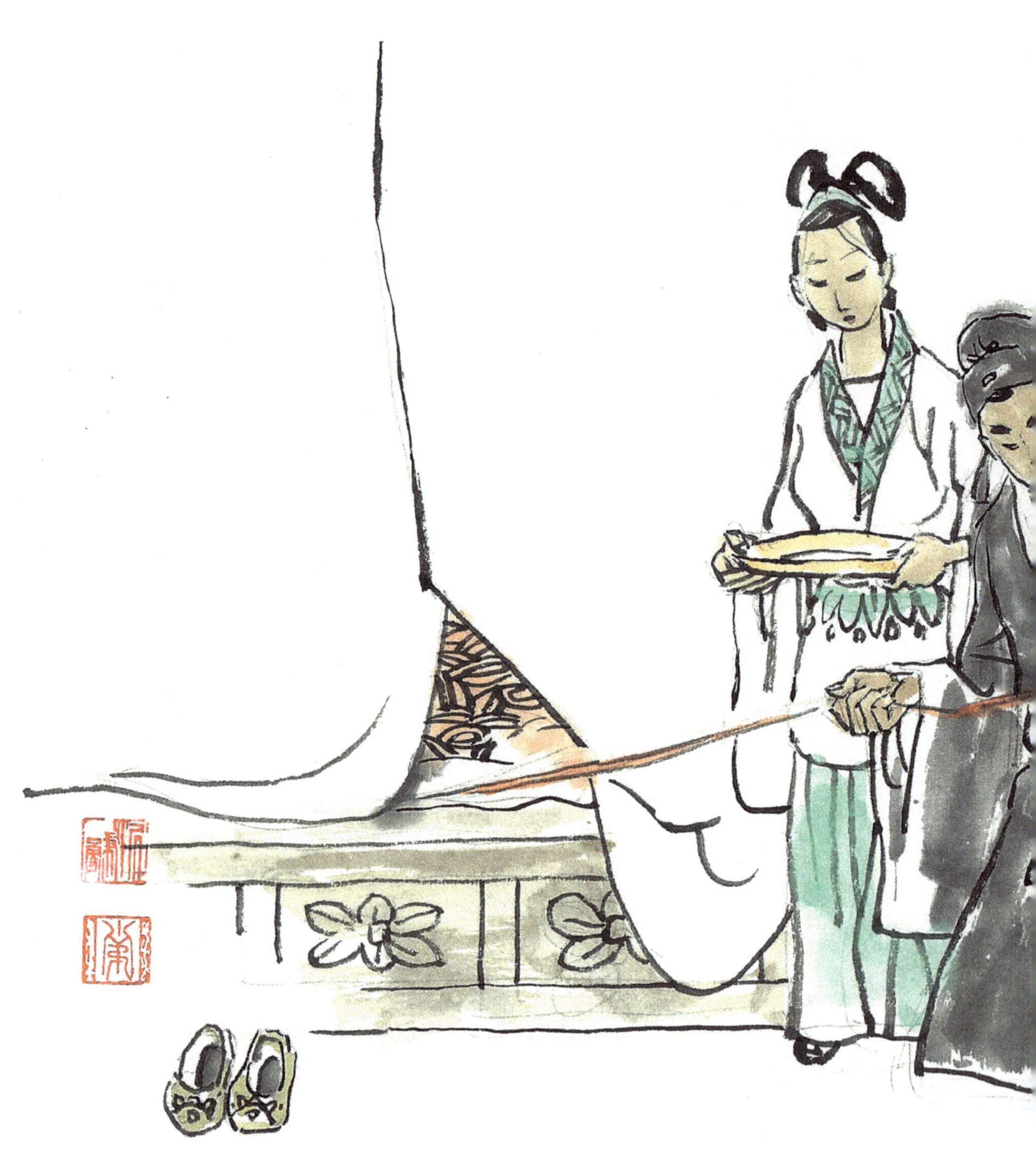

【图1】 贞观年间，长孙皇后怀胎十月患重病，太宗请孙思邈为皇后诊治。孙思邈为平民，不能接近皇后，于是将一根红绳系在皇后的手腕上，自己引线诊脉。

引线诊脉

唐贞观年间，长孙皇后怀孕已十多个月不能分娩，反而患了重病，卧床不起，群医诊之束手无策。最后，太宗请来孙思邈为皇后诊治，由于孙思邈为平民身份，不能接近皇后。于是，孙思邈就让宫女将一根红绳系在皇后的手腕上，自己则捏着线的另一端，在皇后房外上演了名震古今的"引线诊脉"。

经诊断，孙思邈认为皇后之病为胎儿不顺，说在皇后中指扎一针便能治好，群臣听罢，纷纷摇头，暗觉无稽之谈。然而，事实果然如"医圣"所料，一针之后，皇后的怪病不仅痊愈了，还顺利产下皇子。唐太宗大喜之下盛赞孙思邈医术高绝，于是拔擢高官赐以金帛，但孙思邈推辞不接受。

唐太宗深为孙思邈的高尚品德和为人处事的精神风貌所感动，最后同文武百官将他送出皇城，任他去名山大川采集药材，为黎民百姓救死扶伤，任何人不得阻拦！

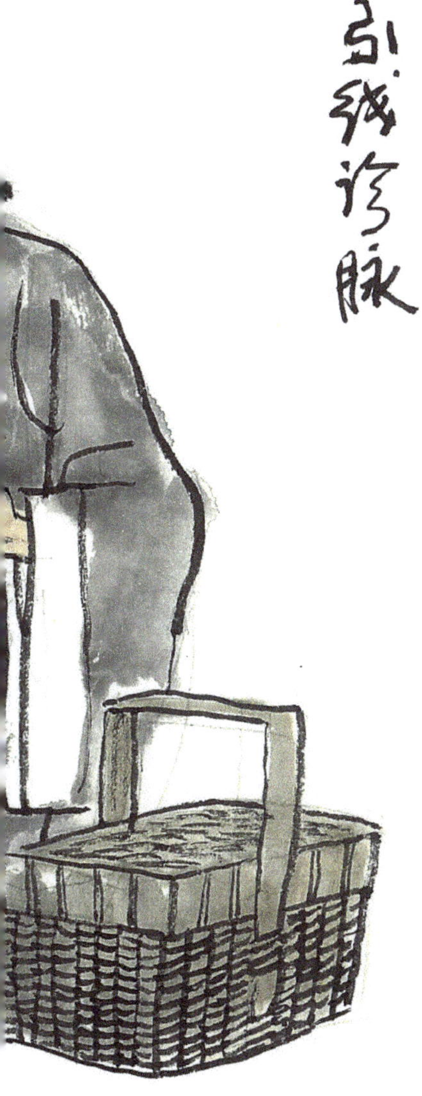

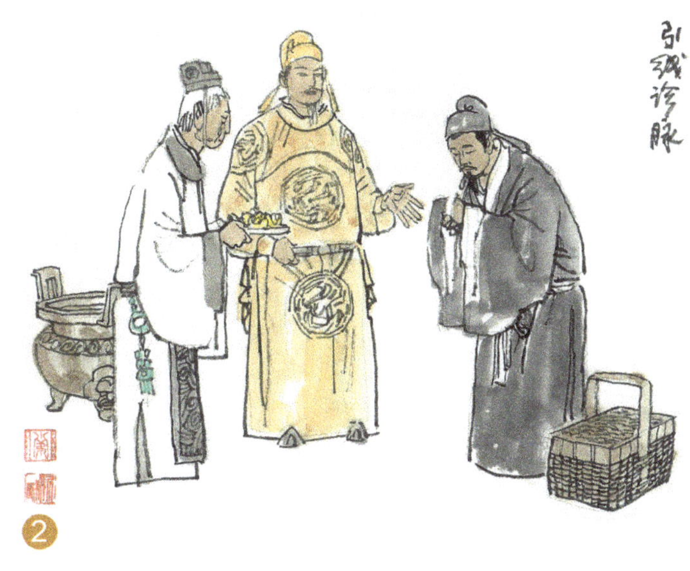

【图2】 诊断后，孙思邈一针便使皇后的怪病痊愈，还顺利产下皇子。唐太宗大喜之下盛赞孙思邈医术高绝，于是拔擢高官赐以金帛，但孙思邈推辞不肯接受。

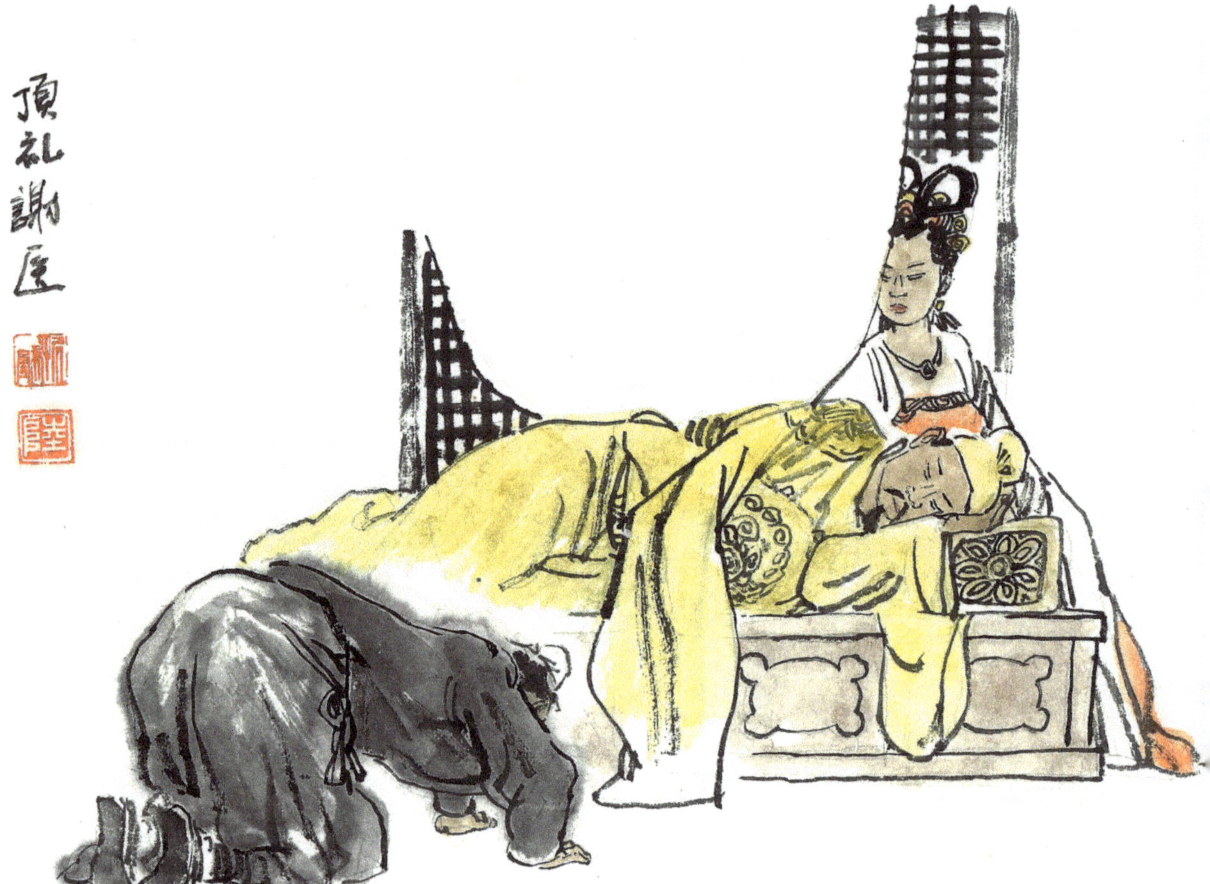

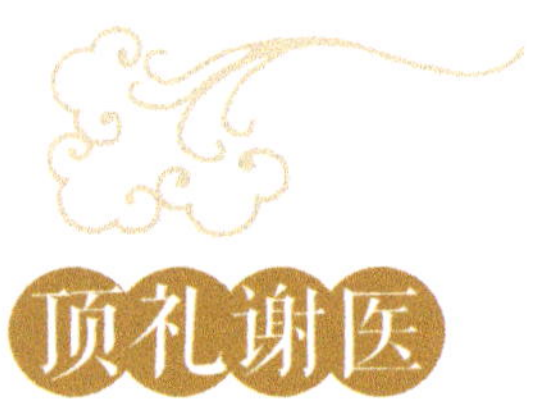

顶礼谢医

【出处】〔唐〕胡璩《谭宾录》。

【典故释义】 唐高宗得了眩晕病，双眼不能视物，召御医秦鸣鹤前来诊治，秦鸣鹤诊断后说："这是因为风毒上攻，如果用针刺头放血可以痊愈。"一直躲在帘后的武则天听说此言，大怒道："你这个太医实在是该杀！天子的头上可以放血吗？"秦鸣鹤慌张地磕头请求饶命。此时唐高宗说："医生议论病症，不应获罪。况且我感觉头脑重闷，难以忍受，放血未必不佳，朕决定让你扎针一试。"于是秦鸣鹤针刺百会穴和脑户穴，并放少量血。皇上说："朕的眼睛清亮多了。"话还没说完，皇后在帘后表示感谢说："这是上天的恩赐啊。"说完，便亲自带着丝织精品和珠宝赠送给秦太医。

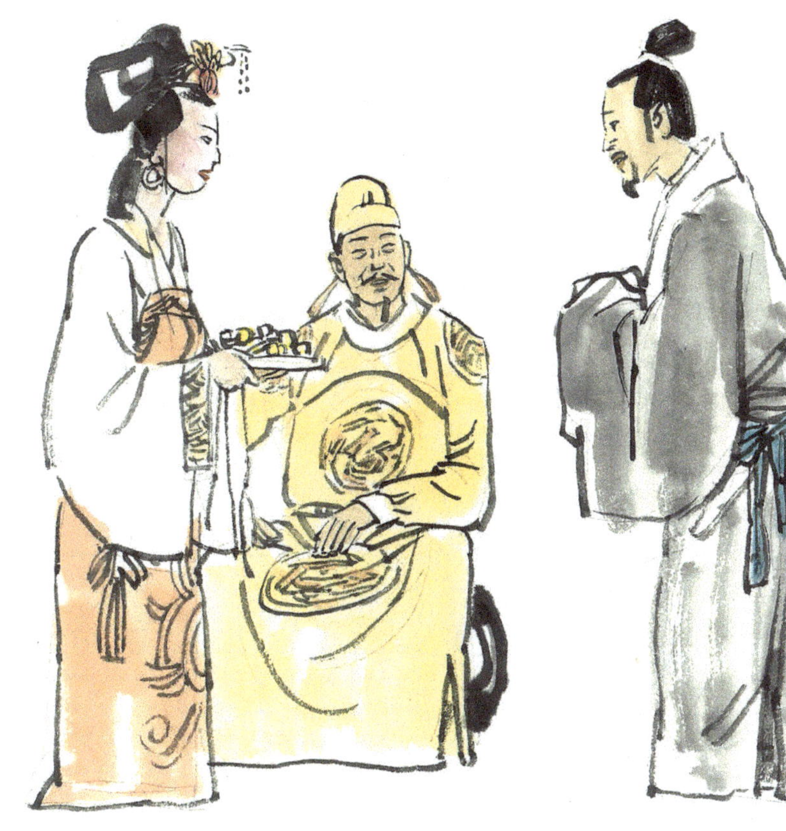

【图1】 唐高宗得了眩晕病，召御医秦鸣鹤前来诊治，秦鸣鹤诊断后认为针刺头放血可以痊愈。躲在帘后的武则天怒斥秦太医。

【图2】 在皇上的庇佑下，秦太医针刺百会穴和脑户穴，并放少量血。皇上觉得舒服了，皇后亲自带着丝织精品和珠宝赠送给秦太医。

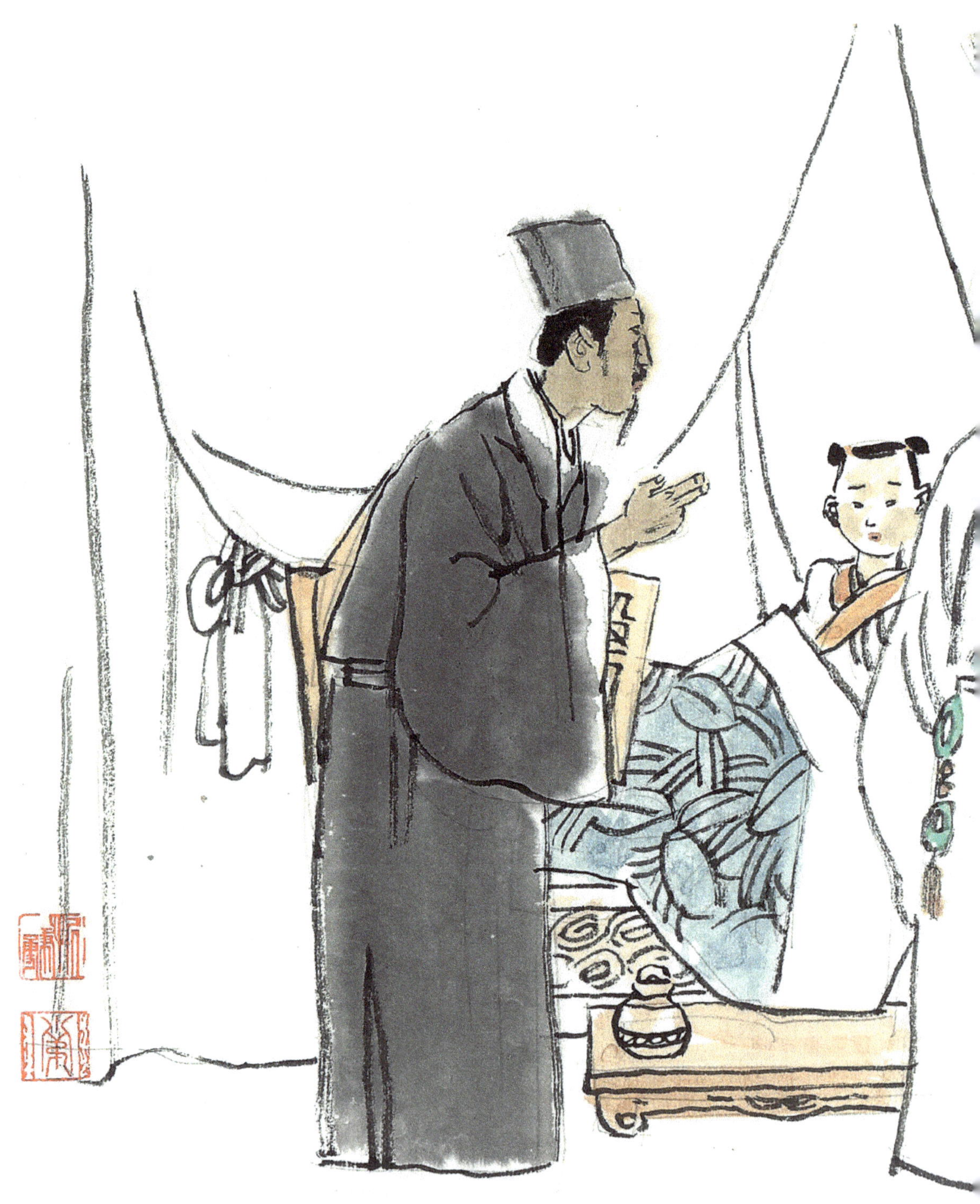

【图1】 广亲宅七太尉，才七岁，发潮热好几天才见痊愈。钱乙对他的父亲二大王说：七使潮热刚好，八使要预防惊风抽搐。

钱乙辨病

【典故释义】 广亲宅七太尉，才七岁，发潮热好几天才见痊愈。钱乙对他的父亲二大王说：七使潮热刚好，八使要预防惊风抽搐。二大王很生气地说："只要让七使痊愈就行，你不要胡说八使会生病。"钱乙说："八使只要过了第二天中午就没事了。"第二天上午，八使果然发作抽搐。二大王招来钱乙治疗，服了三天的药就痊愈了。大概钱乙先前见了八使两目直视，两腮通红，一定是心肝两脏有热，再加上坐石凳子，是贪凉的表现，说明体内热盛。他形体肥胖，脉象急促，一定会惊风抽搐的。所说的中午，从寅时至午时，都是心经和肝经经气当令时。治疗时采用泻心肝补肾气的方法，当然就会痊愈。

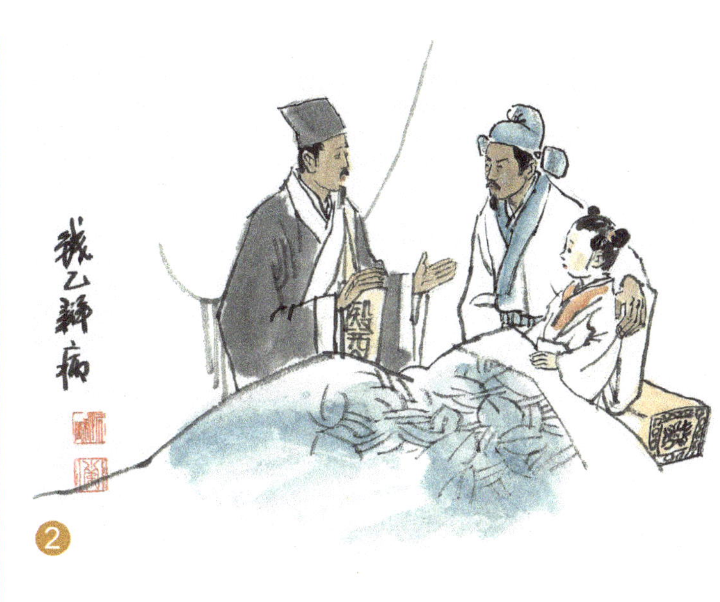

【图2】 第二天上午，八使果然发作抽搐。二大王招来钱乙治疗，服了三天的药就痊愈了。

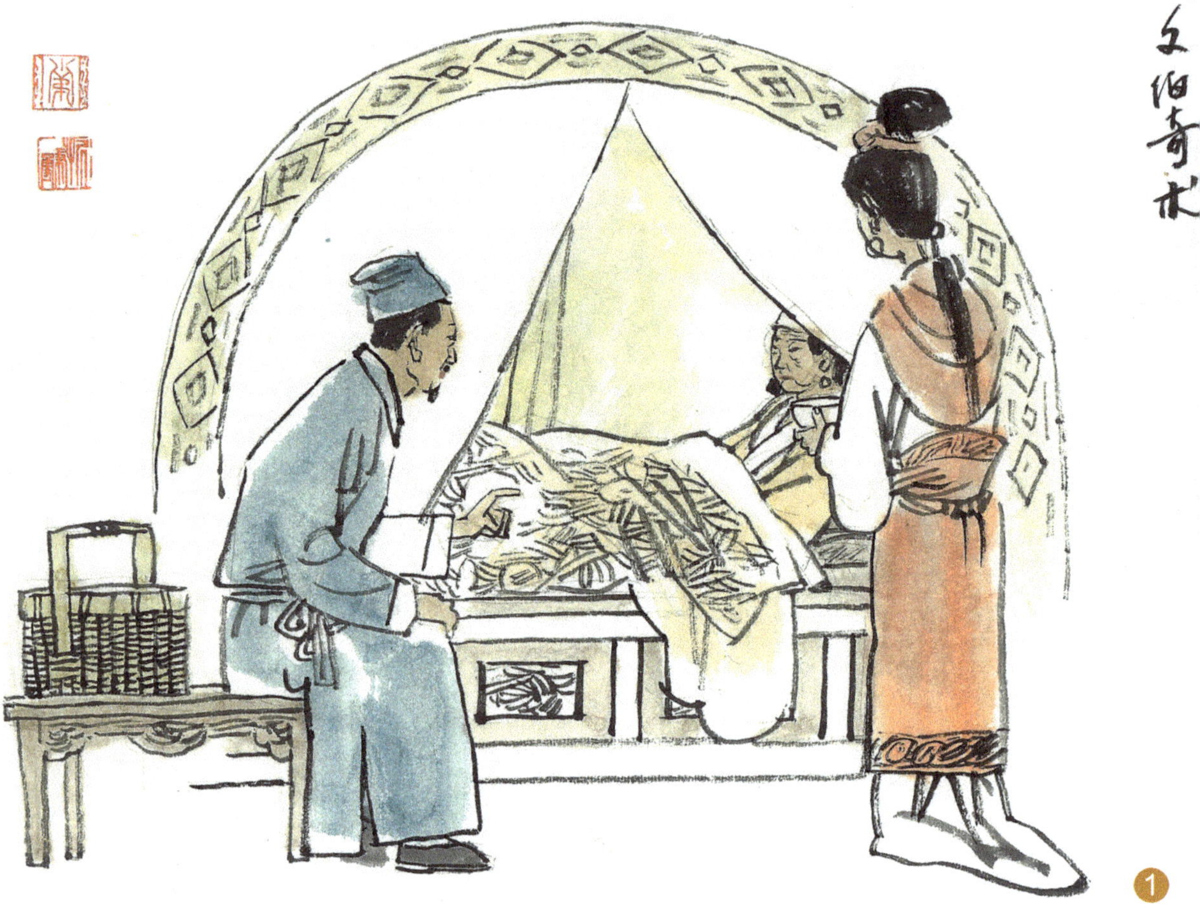

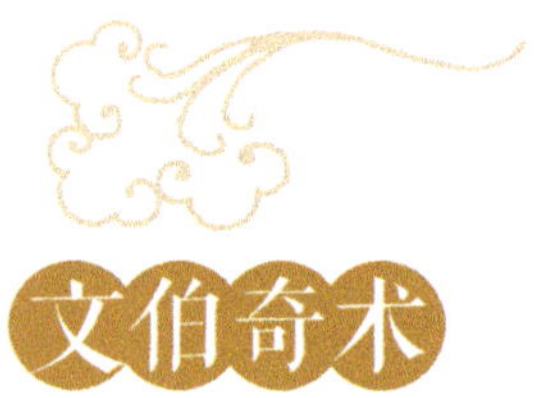

文伯奇术

【出处】〔唐〕李延寿《南史》。

【典故释义】　宋朝孝武帝的母亲路太后生病，众多医生都诊断不出是什么疾病。徐文伯诊察之后说："这是有石头附在小肠上罢了。"于是服用汤剂消石汤，太后病立即痊愈。因此朝廷任命他为鄱阳王常侍，赏赐千金，十余天一直得到隆重的恩赏。

宋后废帝出乐游苑门，遇上一妇人身怀有孕，皇上也善诊脉，诊脉后说："腹中是个女婴。"又问文伯，文伯说："腹中有两个婴儿，一儿一女，男孩在左边，皮肤青黑，身体比女孩小。"皇上性急，马上就要给妇人剖腹验证。文伯心中不忍，说："假若用刀斧剖腹恐有不测变化，请让我用针灸的方法，胎儿立即就会掉下来。"便用泻法针刺足太阴脾经穴位，用补法针刺手阳明大肠经穴位，胎儿应针而产。两个胎儿相继产出，正如文伯所说的情形。

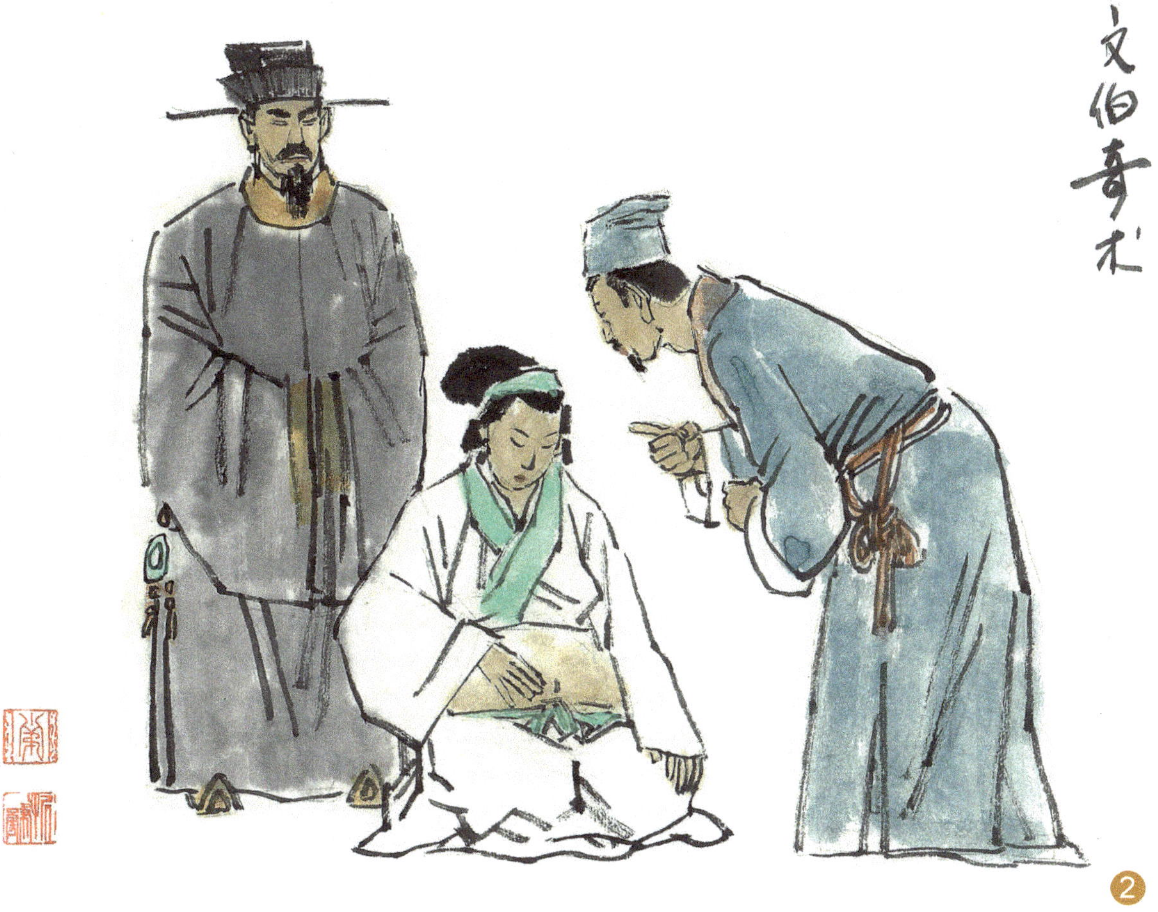

【图1】　宋朝孝武帝的母亲路太后生病，徐文伯诊察后说："这是有石头附在小肠上罢了。"于是服用汤剂消石汤，太后病立即痊愈。

【图2】　宋后废帝出乐游苑门，遇上一妇人身怀有孕，皇上也善诊脉，诊脉后说："腹中是个女婴。"又问文伯，文伯说："腹中有两个婴儿，一儿一女，男孩在左边，皮肤青黑，身体比女孩小。"

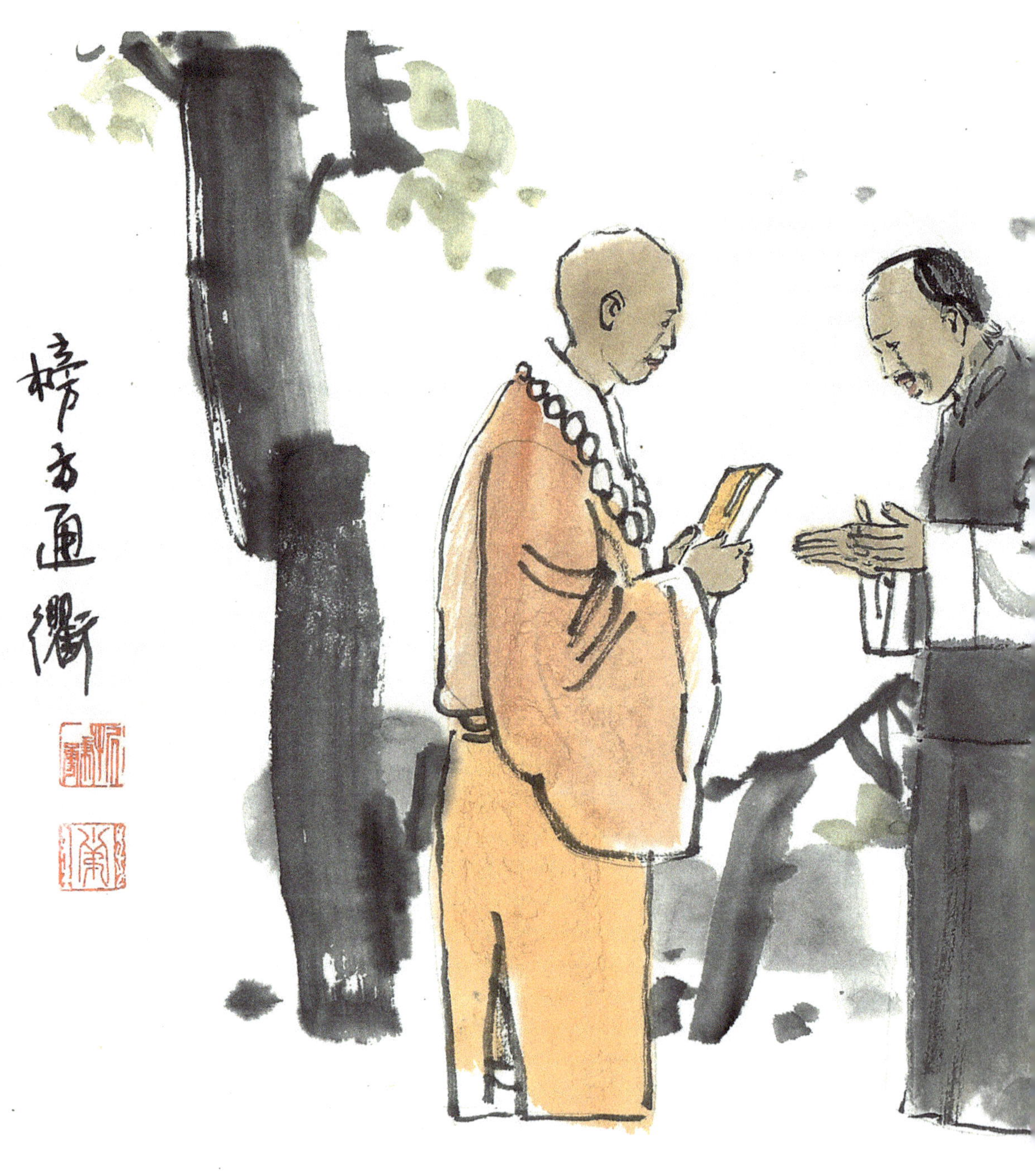

【图1】 山东莱阳县刘某，遇一和尚传给他《海上方》一书，治病有奇效，尤其是解砒毒药方，更是效验如神。

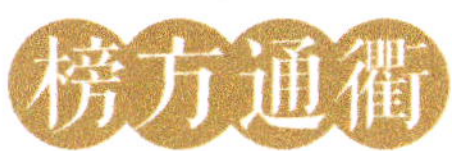

榜方通衢

【出处】〔清〕王椷《秋灯丛话》。

【典故释义】 山东莱阳县刘某，遇一和尚传给他《海上方》一书，治病有奇效，尤其是解砒毒药方，更是效验如神。当时有一戚某，曾多次向刘某索求解砒毒药方，刘某吝惜不给。戚某为了得到这一药方，就在家里办酒席邀请刘某做客。两人吃完饭，戚某关上门，对刘某说："你中了砒霜之毒，快把解砒毒药方告诉我，我好救你的命。"刘某不信，不一会儿，便觉得腹中火烧火燎，疼痛难忍，说："你怎么能拿性命开玩笑呢？快拿三钱白矾来。"戚某赶紧取来白矾，用水调和，让刘某服下，砒霜之毒立刻解除。戚某之所以对刘某采取这样的行动，是因为厌恶刘某自私，不肯把药方外传。此后，戚某便把解砒毒药方贴在四通八达的路口予以公布。

【按】 仅供参考，切勿模仿。

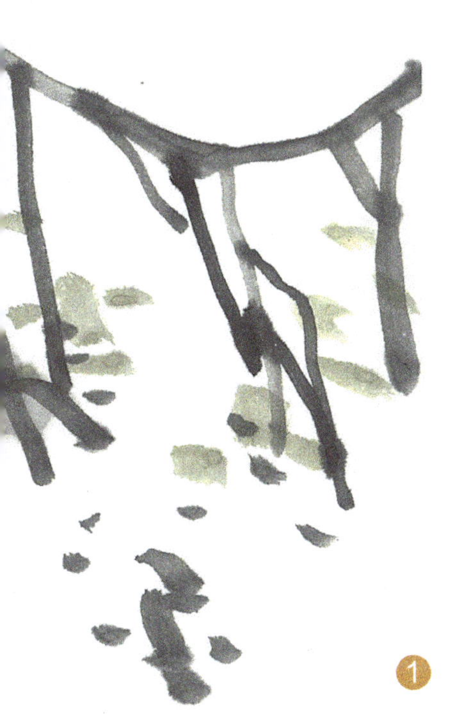

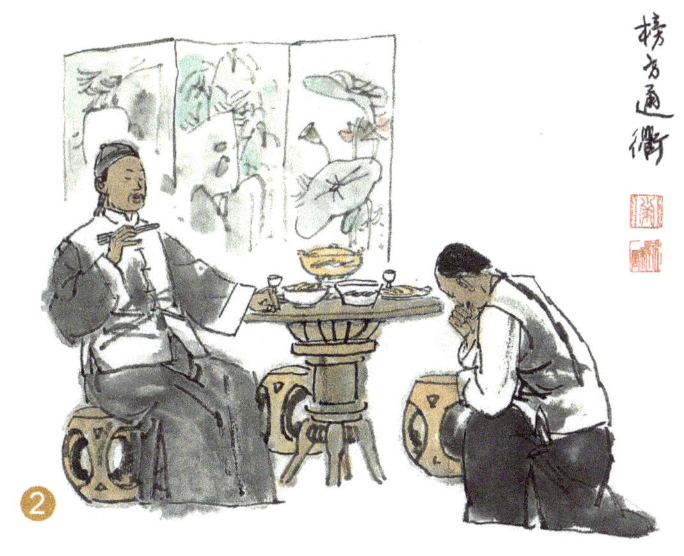

【图2】 戚某曾多次向刘某索求该药方，刘某吝惜不给。戚某厌恶刘某自私，在家里办鸿门宴邀请刘某做客，并给刘某下砒霜。为了自救，刘某献出了药方。之后，戚某把解砒毒药方贴在四通八达的路口予以公布。

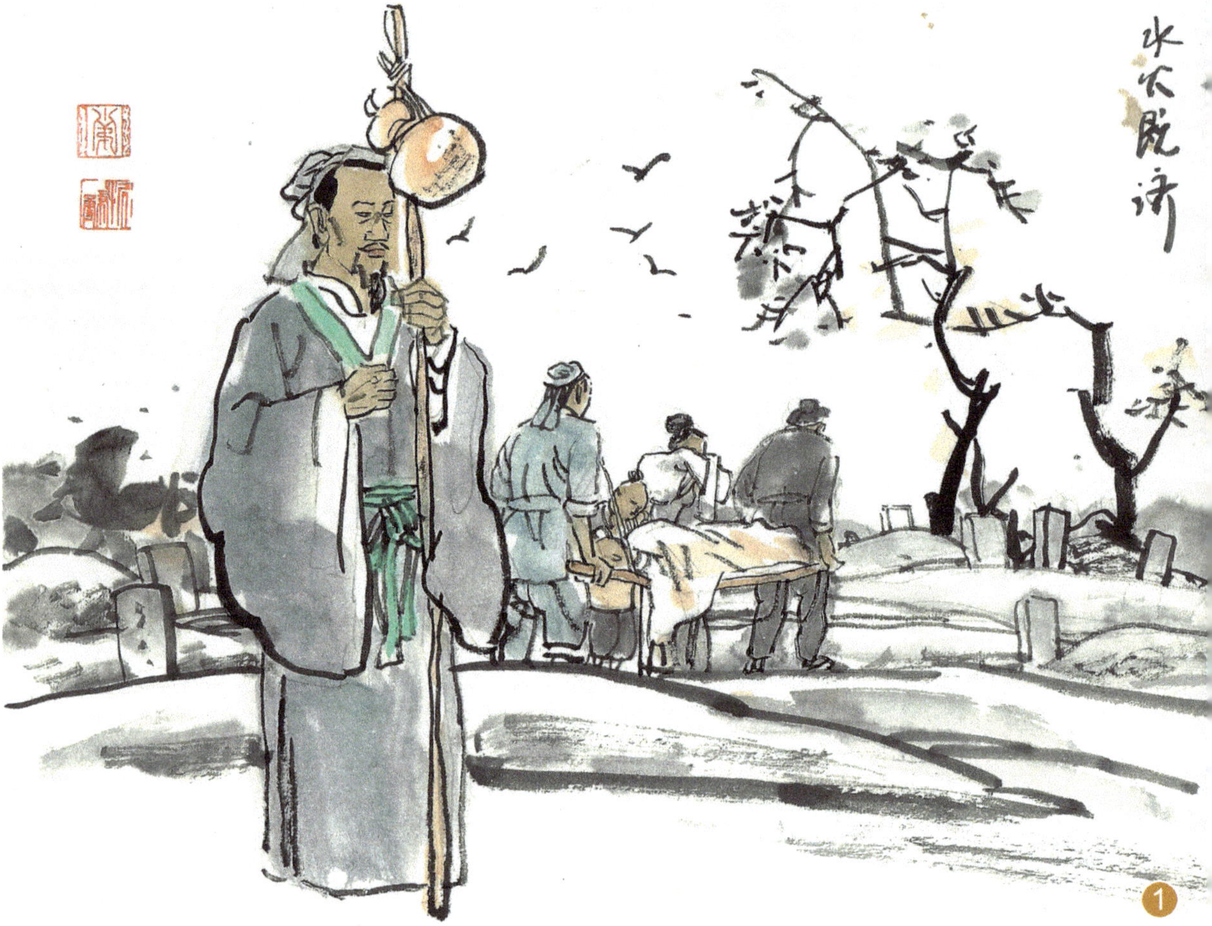

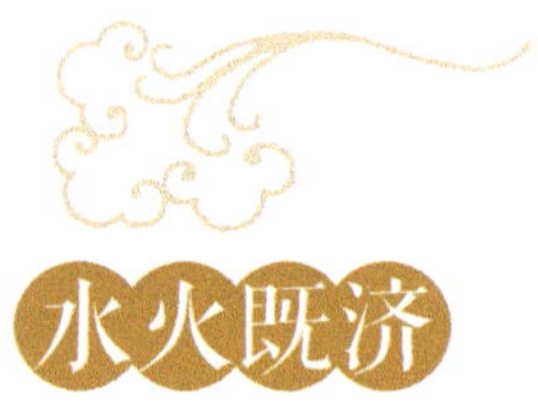

水火既济

【出处】〔明〕江瓘《名医类案·瘟疫》。

【典故释义】　成化二十一年，新野发生大规模的传染病，每天都有很多病人死亡。邻居樊滋夫妇已经卧床好多天了。我作为医生，听到他家传来了杀羊般的吼叫声，来不及脱去头巾，赶快去看，就见几个人用棉被裹紧樊氏妇人，床下还有一个火盆，想让她出汗，妇人脸红声音嘶哑，垂死边缘。我怒斥他们，叫他们快放手，不然就会弄死她的。大家还不听从我的，我就强行拽去了被子，妇人立刻坐起来，靠着墙，不能说话。我问她：要不要喝水？她点头。我给了她一碗水，她一饮而尽，才开始恢复能说话，又要水，再给她。她喝完后，出汗如同刚洗过澡一般，过两天就好了。有人问其中的原因，其实她已经发热好多天了，而且没有吃过东西喝过水，肠胃中津液已经枯竭，再用火蒸腾使其出汗，这只能加速让她死亡，怎么会让她出汗呢？如

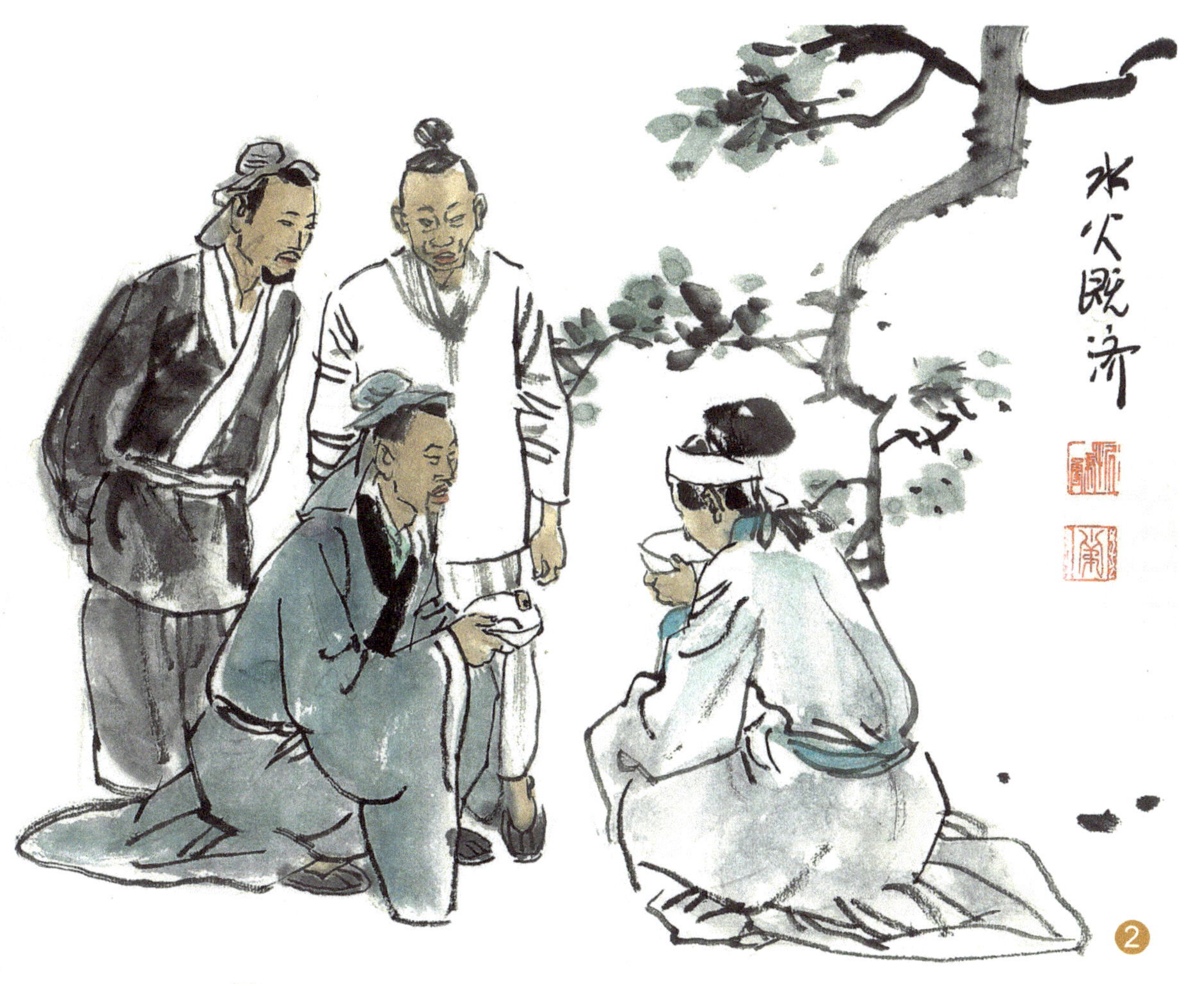

【图1】 成化二十一年，新野发生大规模的传染病，每天都有很多病人死亡。

【图2】 邻居樊滋夫妇已经卧床好多天了，我看见几个人用棉被裹紧樊氏妇人，床下放火盆，想让她出汗。于是我怒斥她们，强行拽去被子，给她倒了一碗水，妇人一饮而尽。

今因为她已经热到极致，给她水，这就是所谓的水火既济，怎么会不出汗？就像那用火烧空鼎，鼎已经烧红了，但是没有水汽蒸腾，往里面注水，水汽自然就出来了。碰到这样的情况，不能不知道这个道理。

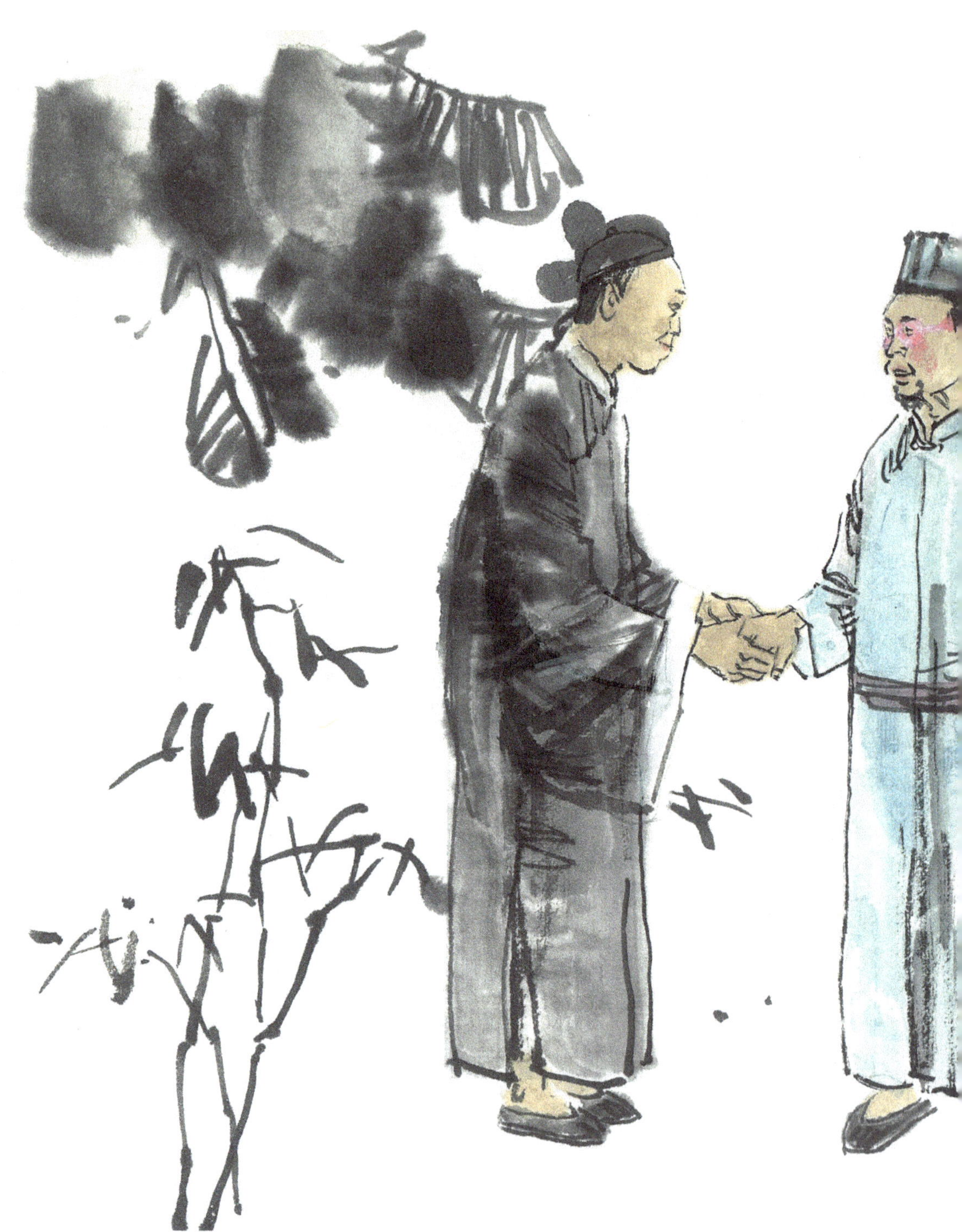

【图1】 北京的王善甫，在京兆做执掌造酒的官员。王氏病小便不利，眼睛凸出，腹胀如鼓，膝盖以上肌肉坚硬肿胀，有要炸裂的感觉，吃不下饭，服用了甘淡渗泄的药都没有效果。

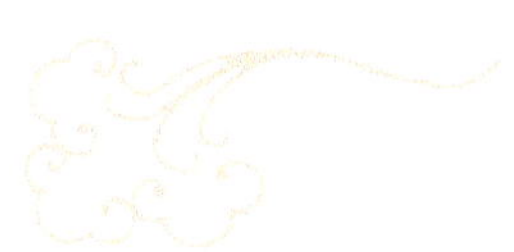

阴阳相生

【出处】〔民国〕柯劭忞《新元史》。

【典故释义】　北京的王善甫，在京兆做执掌造酒的官员。王氏病小便不利，眼睛凸出，腹胀如鼓，膝盖以上肌肉坚硬肿胀，有要炸裂的感觉，吃不下饭，服用了甘淡渗泄的药都没有效果。李杲对各位医生说："他病得很重，病位较深。《内经》提到，膀胱为津液之府，必得气化才能正常排泄。现在用渗泄之剂而病情加重，是因为膀胱不得气化。王冰说过'无阳者阴无以生，无阴者阳无以化'，甘淡渗泄药都是阳性药，没有阴性药相配伍，气化怎么能正常呢？"第二天，李杲加用了阴性药，一剂药病就好了。

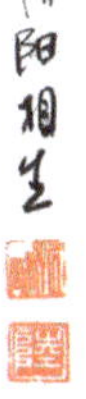

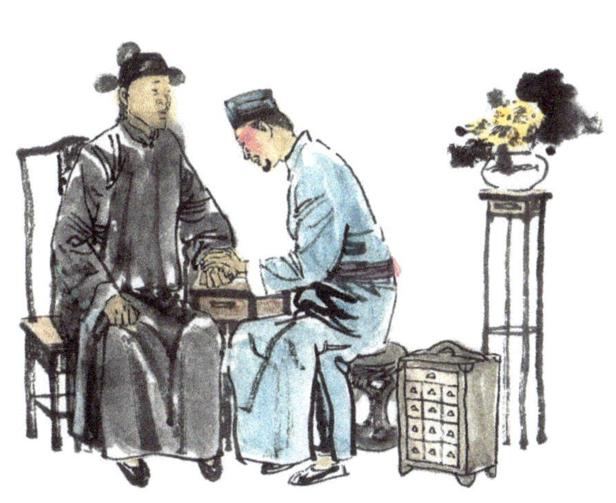

【图2】《内经》提到，膀胱为津液之府，必得气化才能正常排泄。王冰说过"无阳者阴无以生，无阴者阳无以化"，甘淡渗泄都是阳性药，没有阴性药相配伍，气化怎么能正常呢？第二天，李杲加用了阴性药，一剂药病就好了。

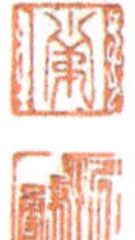

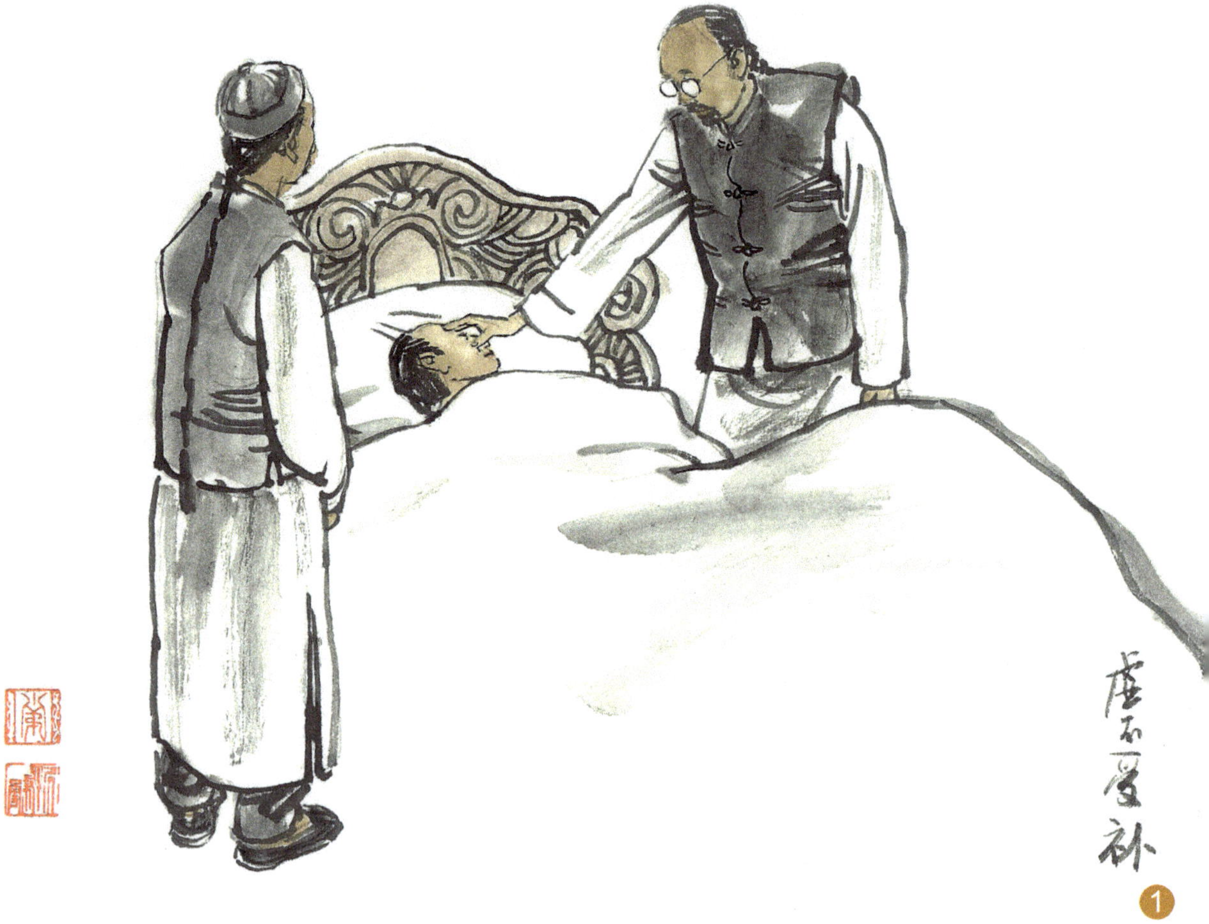

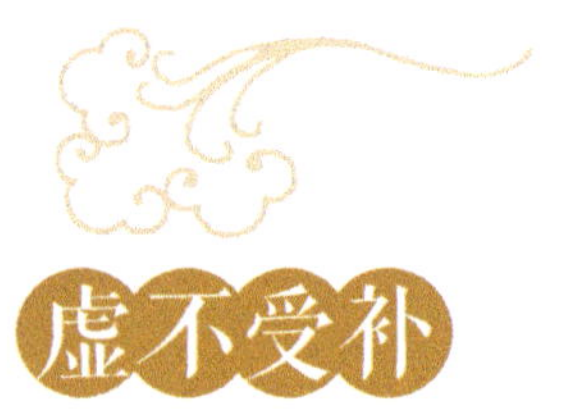

虚不受补

【出处】〔清〕王世雄《回春录》。

【典故释义】 江小香，病情危重，托人请王孟英诊治。病人脉虚弦而小数，头痛偏左，子夜时分身热烦躁，肢体厥冷，欲呕吐，口渴不欲饮水，无饥饿感，语言不利，小便色黄而频数。王孟英说："你身体本来就虚弱，这是由感受时邪，过度服用辛温发散药，损伤阴津阳气所致，后来服进补之药，病势反而加重，是因为滋腻之品妨碍中焦运化，刚烈之剂使风内动，导致解表无效，补益亦无功，最终形成无药可治之证。即便如此，不过是较难治疗罢了，还没有到放弃的程度。"给予秋石水拌制高丽参、肉苁蓉、何首乌、生白芍、牡蛎、盐水炒川楝子，以及橘红、桑葚、石斛、蒺藜、茯苓，煎汤，吞服饭丸大小的肉桂心五分，一剂即可平躁止呕，各种症状均可减轻，连服几剂，饮食渐渐恢复；遂去何首乌、川楝子，加砂仁末拌炒熟地、菊花、枸杞，半月即痊愈。

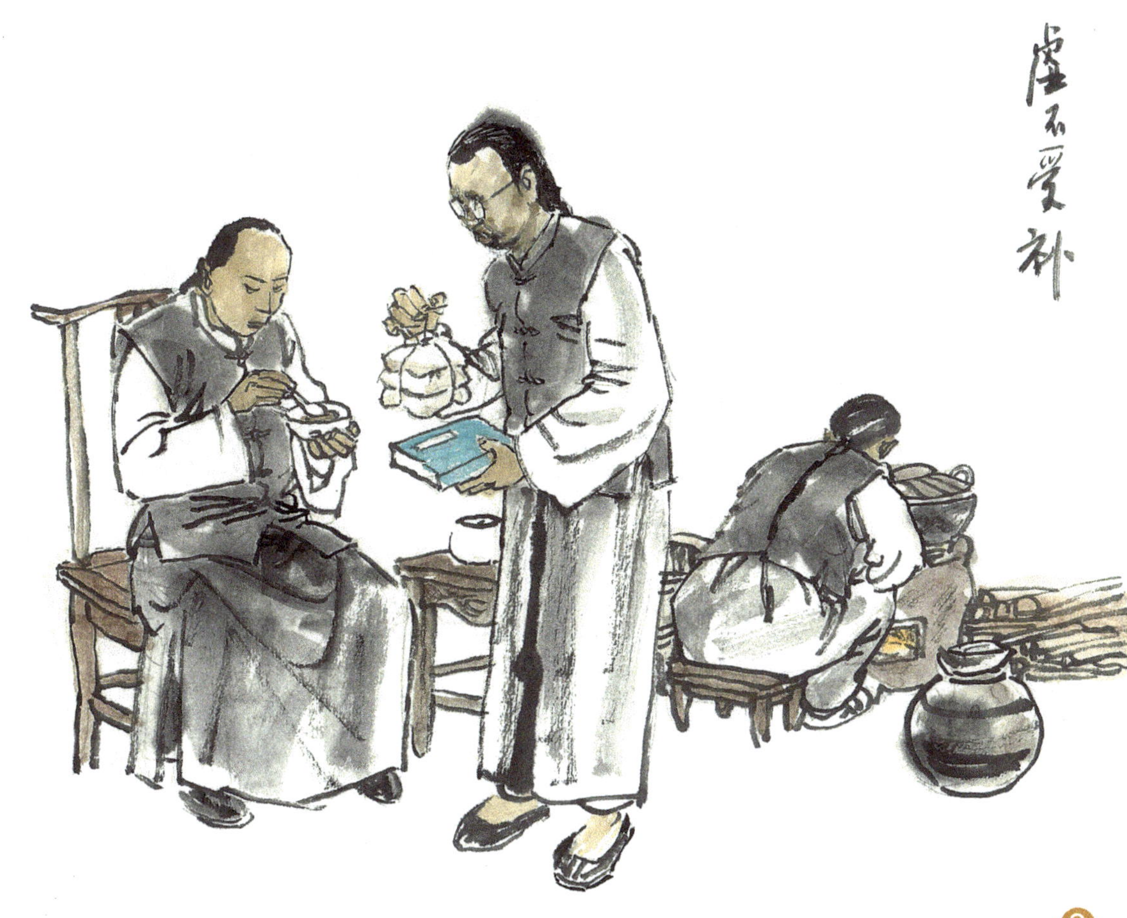

【图1】 江小香，病情危重，托人请王孟英诊治。

【图2】 王孟英给予秋石水拌制高丽参、肉苁蓉、何首乌、生白芍、牡蛎、盐水炒川楝子，以及橘红、桑葚、石斛、蒺藜、茯苓，煎汤，吞服饭丸大小的肉桂心五分，一剂即可平躁止呕，各种症状均可减轻。

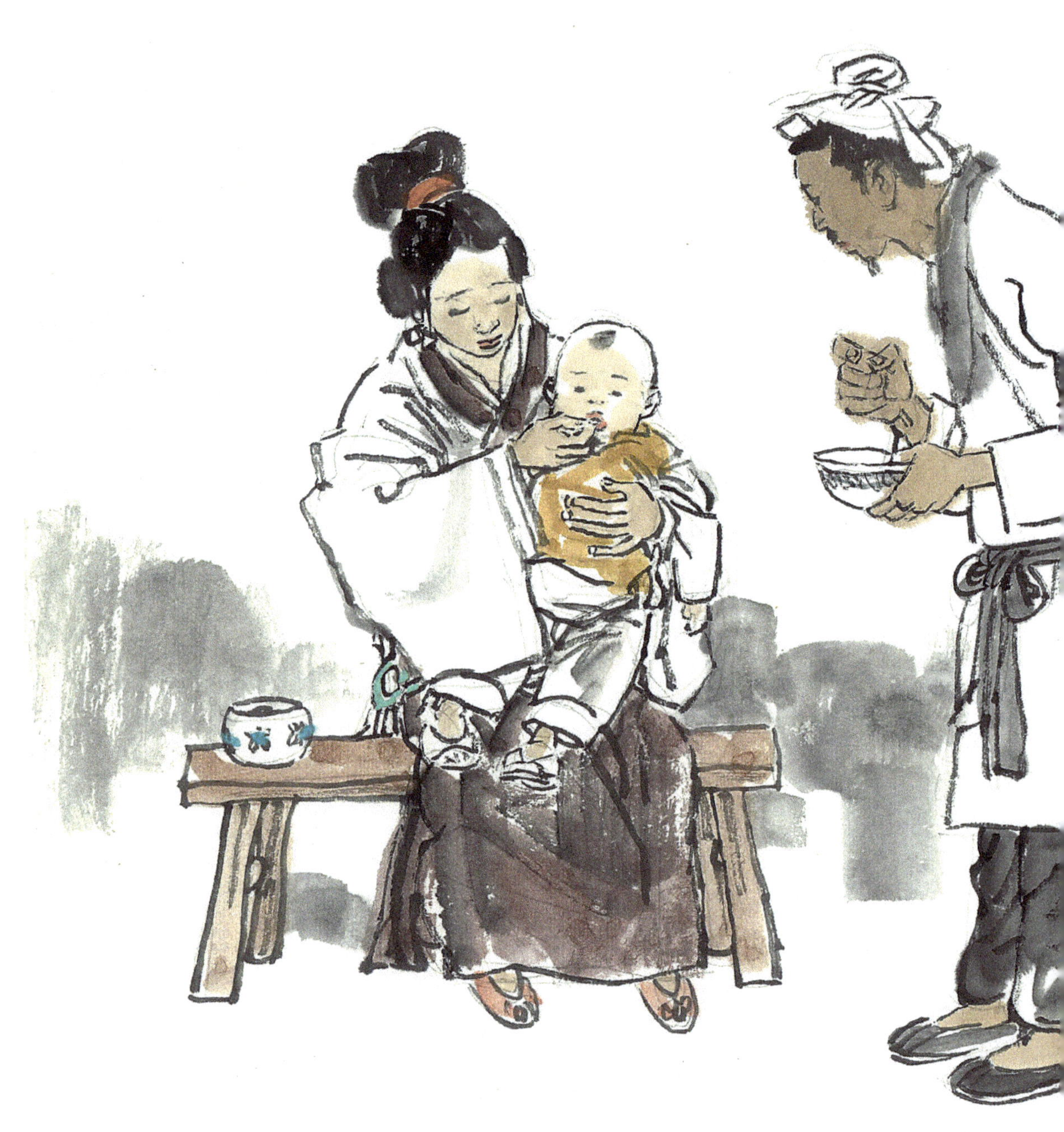

【图1】 王克明出生的时候，他的母亲缺少奶水，只好用粥来喂
养他，因此得了脾胃消化不良的病。

久病成医

【出处】〔元〕脱脱等《宋史·列传第二百二十一》。

【典故释义】　王克明，字彦昭，是绍兴、乾道年间的名医。早年住在饶州乐平，后来搬到湖州乌程县。王克明出生的时候，他的母亲缺少奶水，只好用粥来喂养他，因此得了脾胃消化不良病，长大以后病更严重了，医生都认为治不好了。王克明自己研读《难经》《素问》，寻求医治脾胃病的方法，把所有的心思都用在研究方药上，他的病终于痊愈了。

魏安行的妻子患有风痿，卧床十年不起，王克明给她施针治疗，使她和患病前一样正常走路。胡秉的妻子便秘腹胀，哭叫了十多天，王克明去帮她看病，当时胡秉全家正好在一起吃饭，王克明对胡秉说："我可以治好您夫人的病，让她和你们一起吃饭怎样？"他用半夏、硫黄、龙眼和生姜一起碾碎，用乳香调和后让病人服下，过了一小会儿，病人就能起来和平常一样吃饭了。

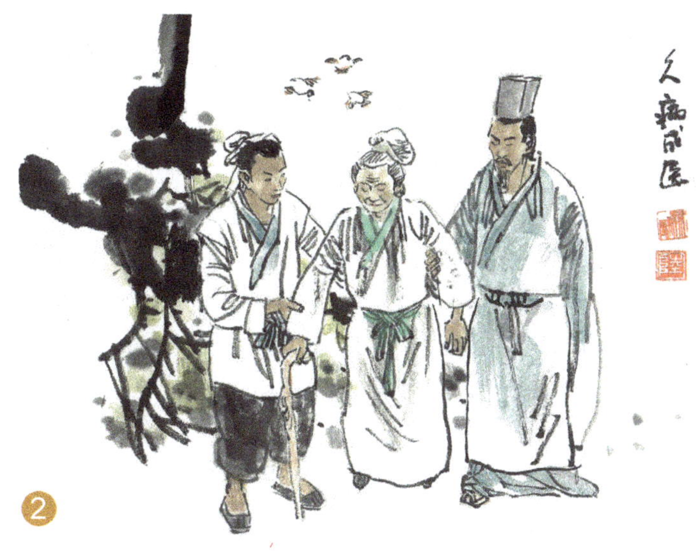

【图2】　长大后的王克明研读《难经》《素问》，寻求医治脾胃病的方法，治好了自己的病。魏安行的妻子患有风痿，卧床十年不起，王克明给她施针治疗，使她和患病前一样正常走路。

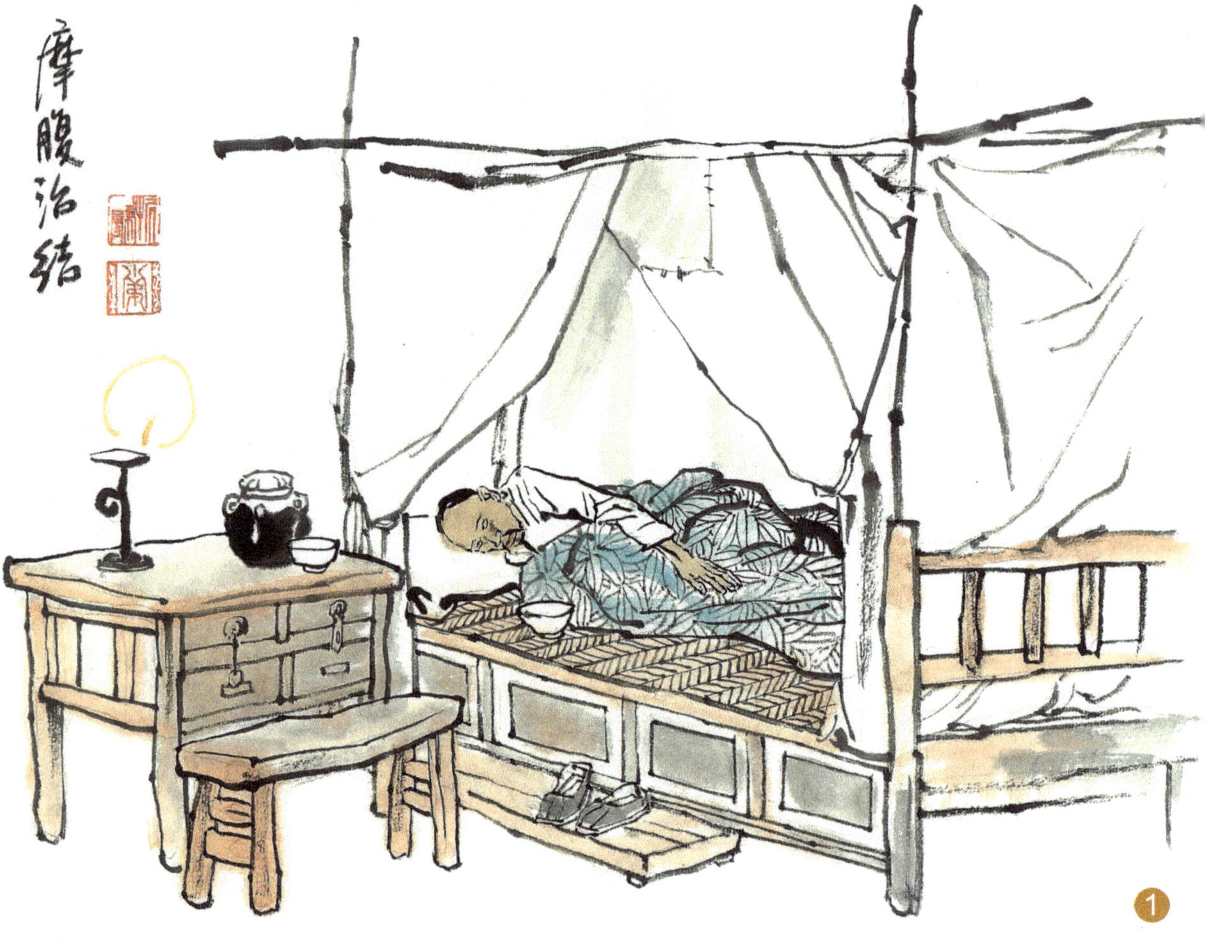

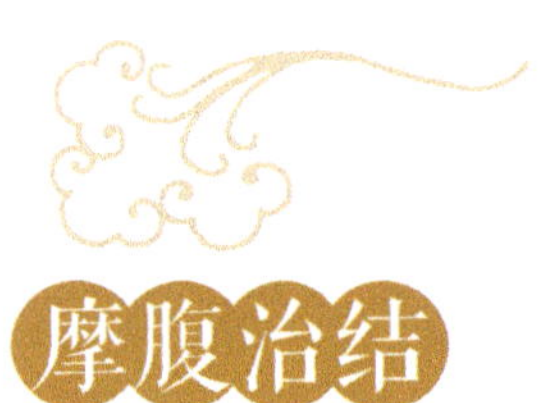

摩腹治结

【出处】〔清〕蒲松龄《聊斋志异》。

【典故释义】　山东长山县有个赵某，从一个大户人家租了一间屋居住。他得了一种腹中长肿块的病，又孤苦贫困，病得奄奄一息，眼看就要死了。有一天，他极力支撑着病重的身体寻找凉爽的地方，移到屋檐下就躺下了，醒来以后，看见一位绝代佳人坐在自己身旁，就询问她。姑娘说："我是特地来给你做媳妇的。"赵某吃惊地说："且不说穷人不敢有这种妄想，如今我已奄奄一息，有妻子又有什么用？"姑娘说："我能治你的病。"赵某说："我的病不是短时间能够治好的。纵然有良方，没有钱买药又有什么办法！"姑娘说："我治病不用药。"于是就用手按着赵某的肚子，用力按摩，赵某觉得她的手掌像火一样热。过了一会儿，赵某腹中的结块，隐隐约约地发出拆解分裂的声音。又过了一会儿，赵某就想上厕所。他急忙爬起来，走出几步，解开衣裤就大泻起来。黏液倾泻，结块都排出来了，只觉得浑身十分爽快。

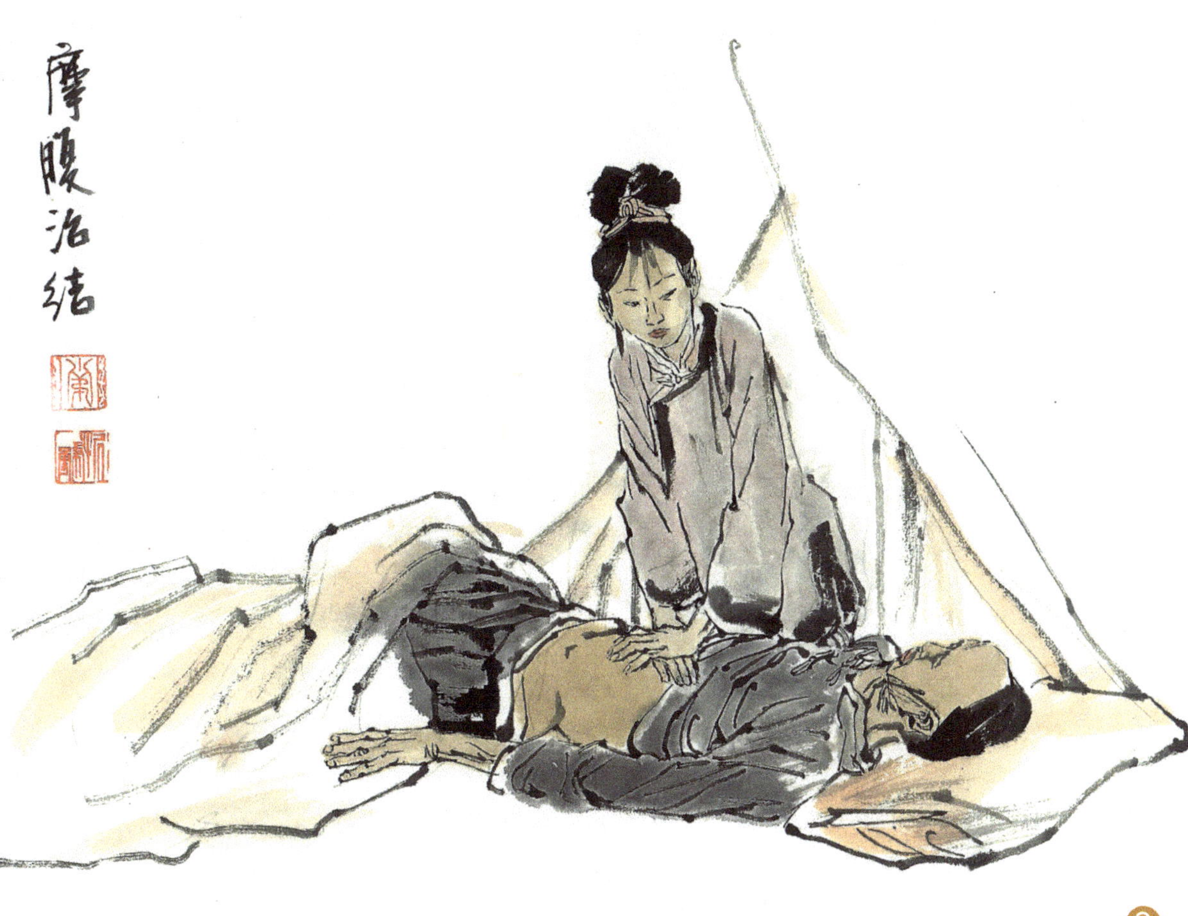

摩腹治结

【图1】　山东长山县有个赵某，从一个大户人家租了一间屋居住。他得了一种腹中长肿块的病，又孤苦贫困，病得奄奄一息，眼看就要死了。

【图2】　一天醒来，一位绝代佳人坐在自己身旁。姑娘说："我能治你的病。"于是就用手按着赵某的肚子，用力按摩。过了一会儿，赵某上厕所把结块都排出来了，觉得浑身十分爽快。

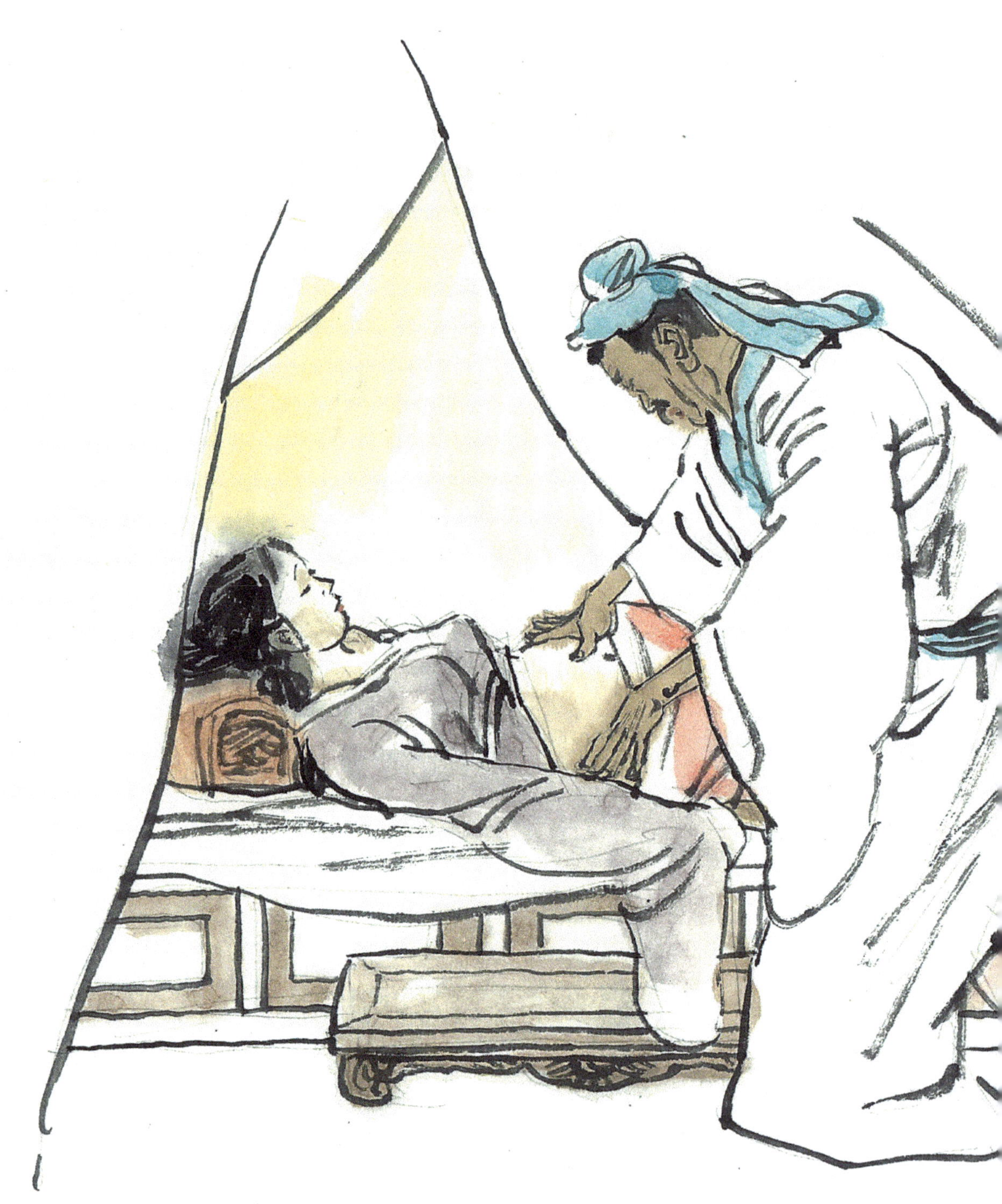

【图1】 有一次，庞安时去舒州的桐城，有位民家妇女将要生产，已经过了七天但是胎儿还没有生下来，用了许多办法都无效，于是邀请庞安时前往治疗。

刺胎催产

【出处】〔元〕脱脱等《宋史》。

【典故释义】 曾经有一次，庞安时去舒州的桐城，有位民家妇女将要生产，已经过了七天但是胎儿还没有生下来，用了许多办法都无效。庞安时的学生李百全恰好是他家邻居，于是邀请庞安时前往治疗。庞安时刚刚看见产妇，就连声说不会死的，并告诉产妇家人用热水温敷产妇的腰腹部，并亲自为产妇上下按摩，产妇感到胃肠部一阵微痛，呻吟间，一个男孩子就出生了。她的家人既惊又喜，不知为什么会这样。庞安时说："婴儿已出胎胞，而一手误抓着母肠不能脱出来，故不是服药所能治疗的，我隔腹抚摸胎儿手所在的位置，然后针刺他的虎口，胎儿感觉到疼痛就会立即缩手，所以马上就生了下来，并没有别的方法。"抱来孩子观察，右手虎口针眼痕迹仍在。他医术的高妙就是这样。

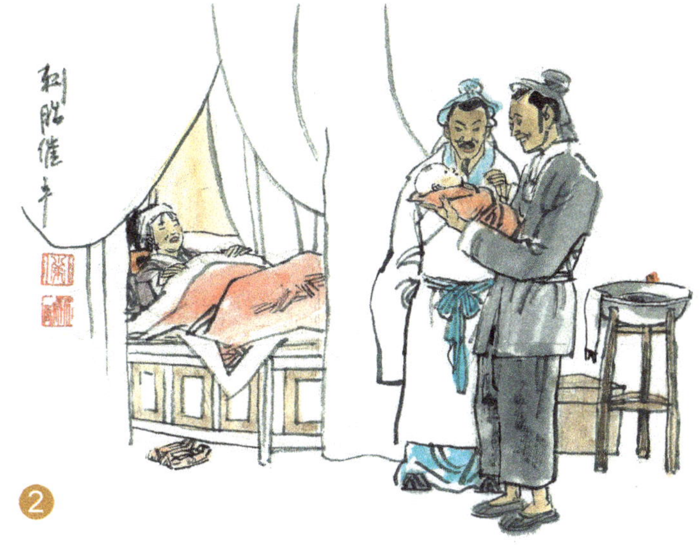

【图2】 庞安时告诉产妇家人用热水温敷产妇的腰腹部，并亲自为产妇上下按摩，产妇感到胃肠部一阵微痛，呻吟间，一个男孩子就出生了。

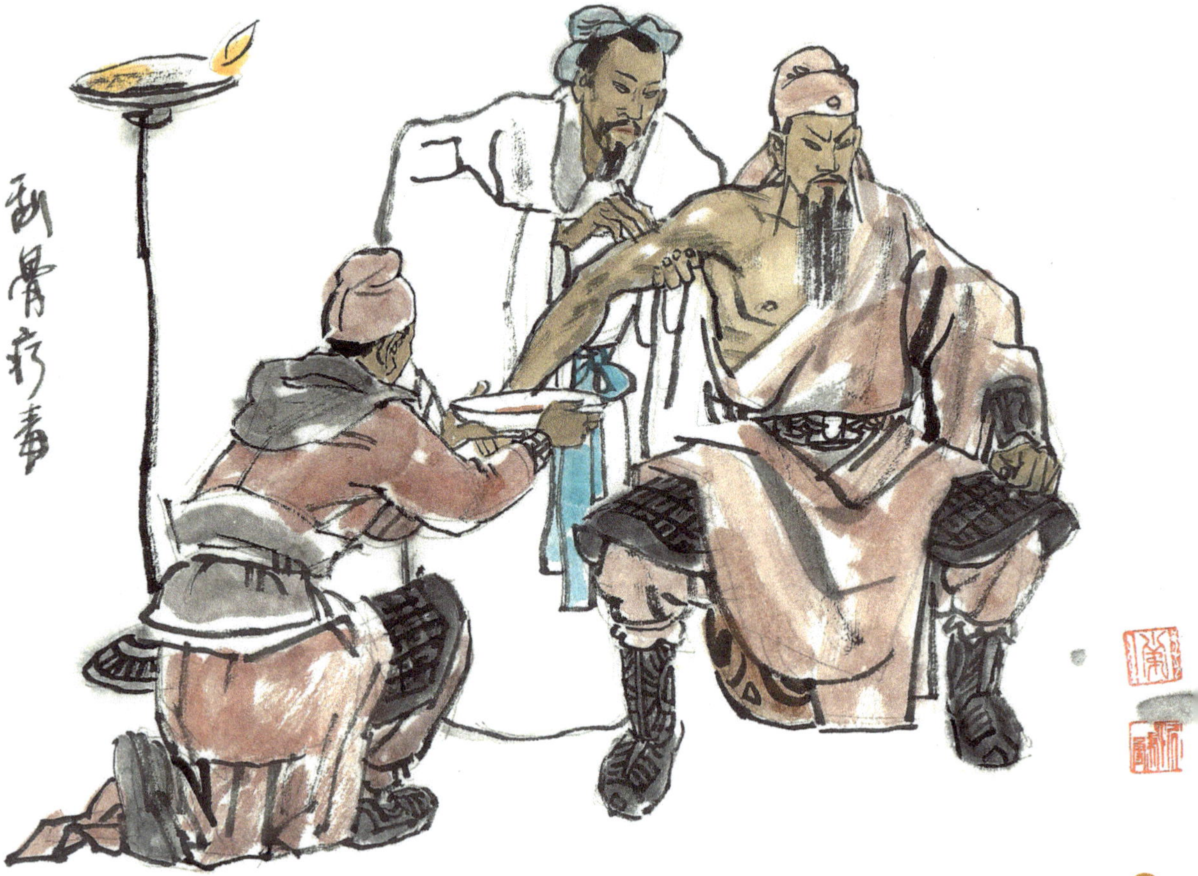

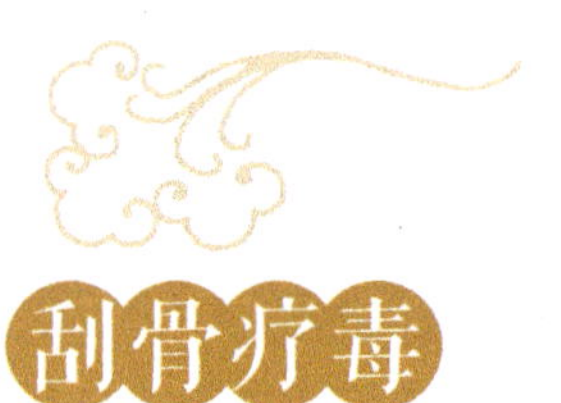

刮骨疗毒

【出处】〔西晋〕陈寿《三国志》。

【典故释义】 关羽曾被流箭射中，箭头穿透左臂，后来伤口虽然愈合，常常一遇到阴雨天气，臂骨就会疼痛不已。华佗说："箭头有毒，毒已渗入骨中，需要在臂上重新开刀，刮去臂骨上的毒素，才能彻底除掉这一疾患。"关羽当即伸出手臂让医生为他开刀治病。当时关羽正请众将饮酒进餐相对而坐，臂上刀口鲜血淋漓，流满了接在下面的盘子，而关羽却在割着烤肉饮着酒，与大家谈笑自如。

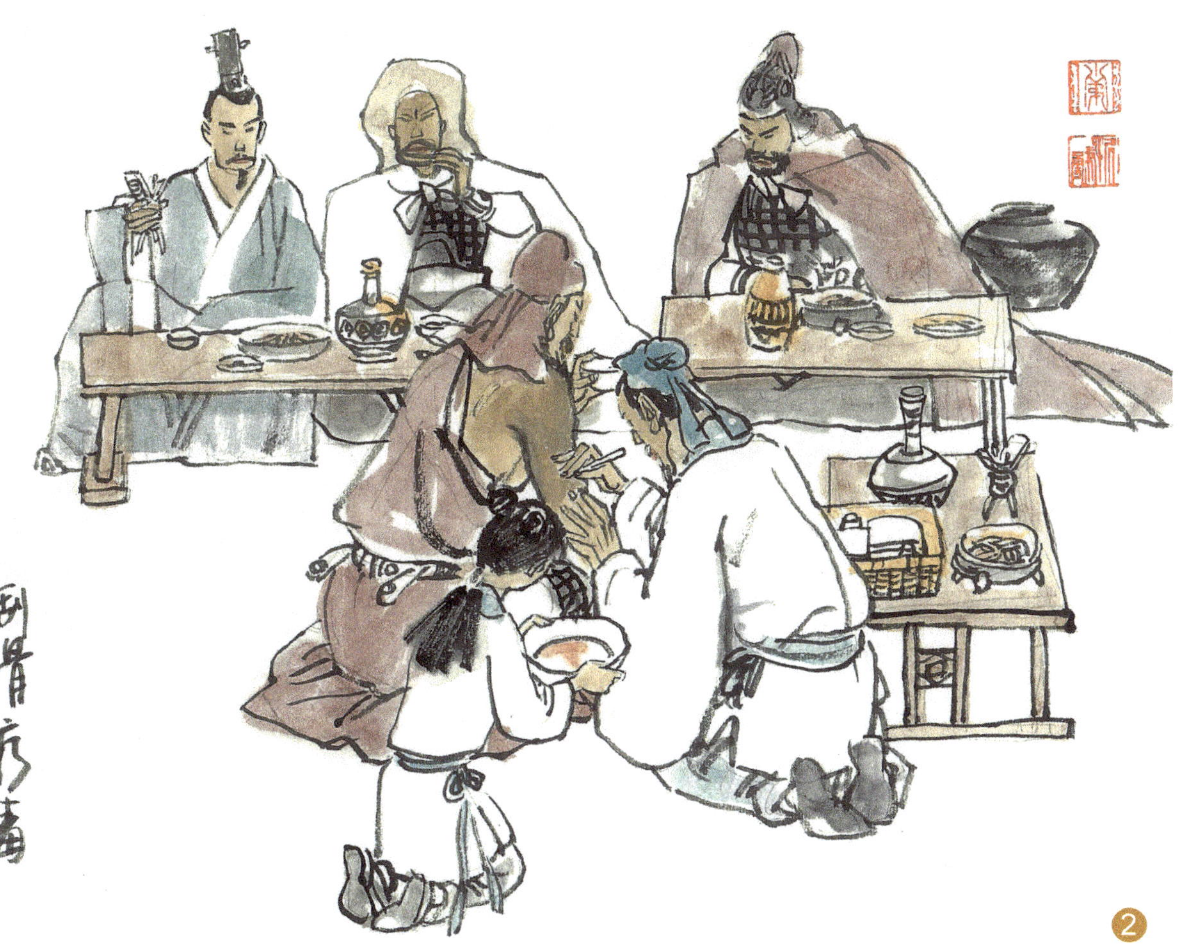

【图1】关羽曾被流箭射中，箭头穿透左臂，后来伤口虽然愈合，常常一遇到阴雨天气，臂骨就会疼痛不已。医生说："箭头的毒已渗入骨中，需要在臂上重新开刀，刮去臂骨上的毒素，才能彻底除掉这一疾患。"

【图2】关羽当即伸出手臂让医生为他开刀治病。当时关羽正请众将饮酒进餐相对而坐，臂上刀口鲜血淋漓，流满了接在下面的盘子，而关羽却在割着烤肉饮着酒，与大家谈笑自如。

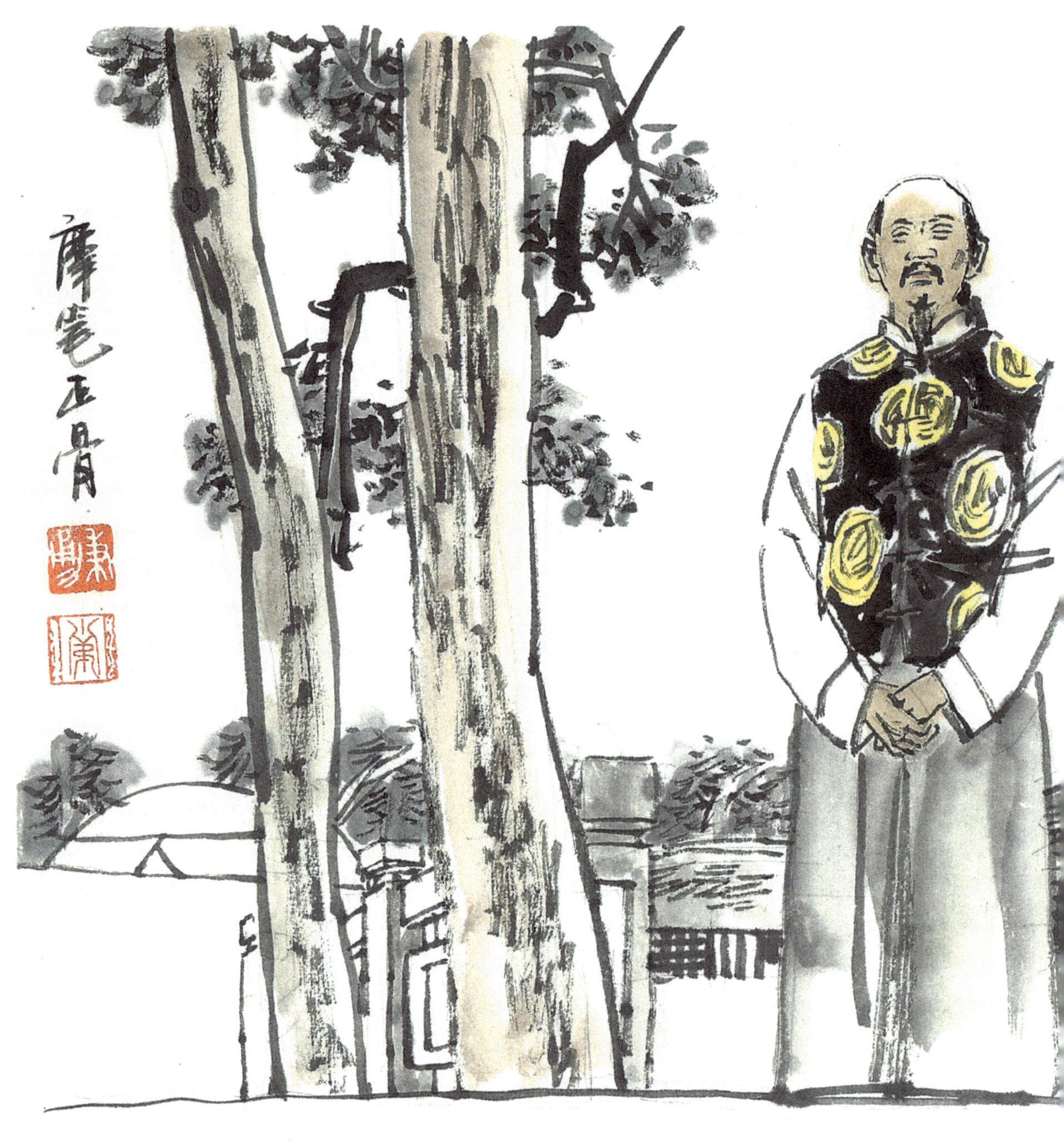

【图1】 觉罗伊桑阿是乾隆年间有名的蒙古族医生，是以正骨起家而成为巨富。

摩笔正骨

【出处】〔民国〕赵尔巽《清史稿》。

【典故释义】　觉罗伊桑阿是乾隆年间有名的蒙古族医生，是以正骨起家而成为巨富。他教授徒弟的方法，是将笔管削成几段，外用纸包，然后让学生用手隔着纸摩擦竹管，使截断的笔管对合好，就像没有截断一样。然后再用这种手法接骨，均获很好效果。

①

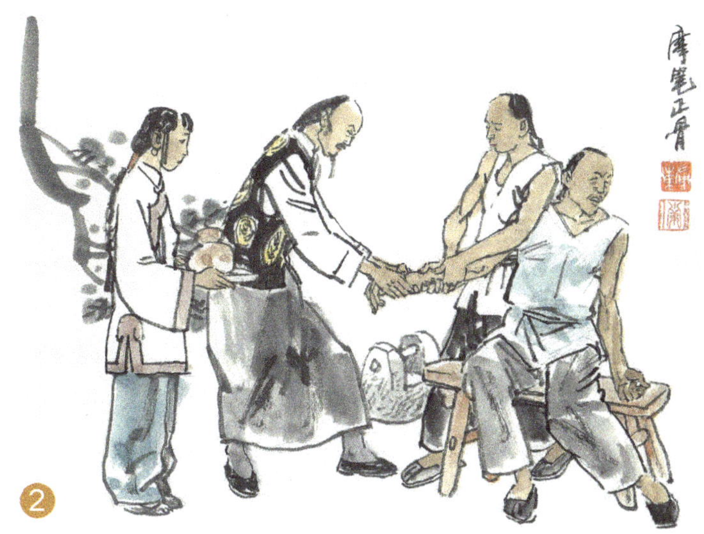

②

【图2】　他教授徒弟的方法，是将笔管削成几段，外用纸包，然后让学生用手隔着纸摩擦竹管，使截断的笔管对合好，就像没有截断一样。然后再用这种手法接骨，均获很好效果。

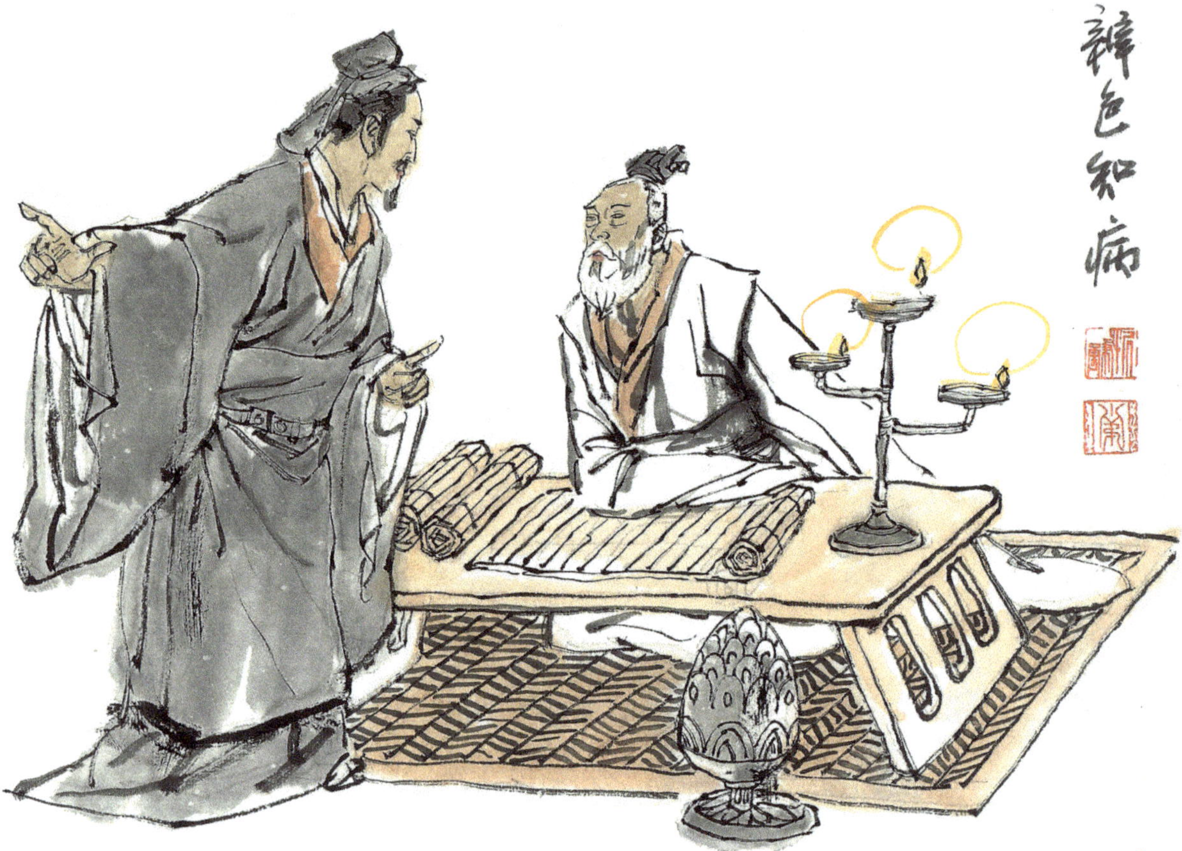

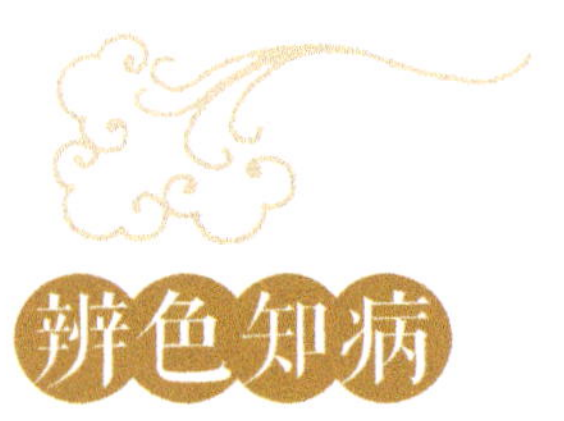

辨色知病

【出处】〔明〕江瓘《名医类案·内伤》。

【典故释义】　齐国丞相门客的奴仆跟随主人上朝进入王宫，淳于意看到他在宫门外吃东西，望见他的容颜有病色，当即把此事告诉了名叫平的宦官，他因喜好诊脉而向淳于意学习。淳于意就用这个奴仆做例子指导他，告诉他说："这是伤害脾脏的容色，到明年春天，胸膈会阻塞不通，不能吃东西，依病理到夏天将泄血而死。"他就到丞相那裏报说："您门客的奴仆有病，病得很重，死期不远。"丞相问："你怎么知道的？"他回答说："丞相上朝入宫时，他在闺门外吃饭，我和太仓公站在那里，太仓公告诉我，患这种病是要死的。"丞相就把这个门客召请来问他："您的奴仆有病吗？"门客说："我的奴仆没有病，身体没有疼痛的地方。"到了春天这个奴仆果然病了，四月时，泄血而死。淳于意之所以能预知他的病，是因知他的脾气普遍影响到五脏，脾受伤害就会在脸上某一部位显示相应的病色，伤脾之色，看上去脸色是枯

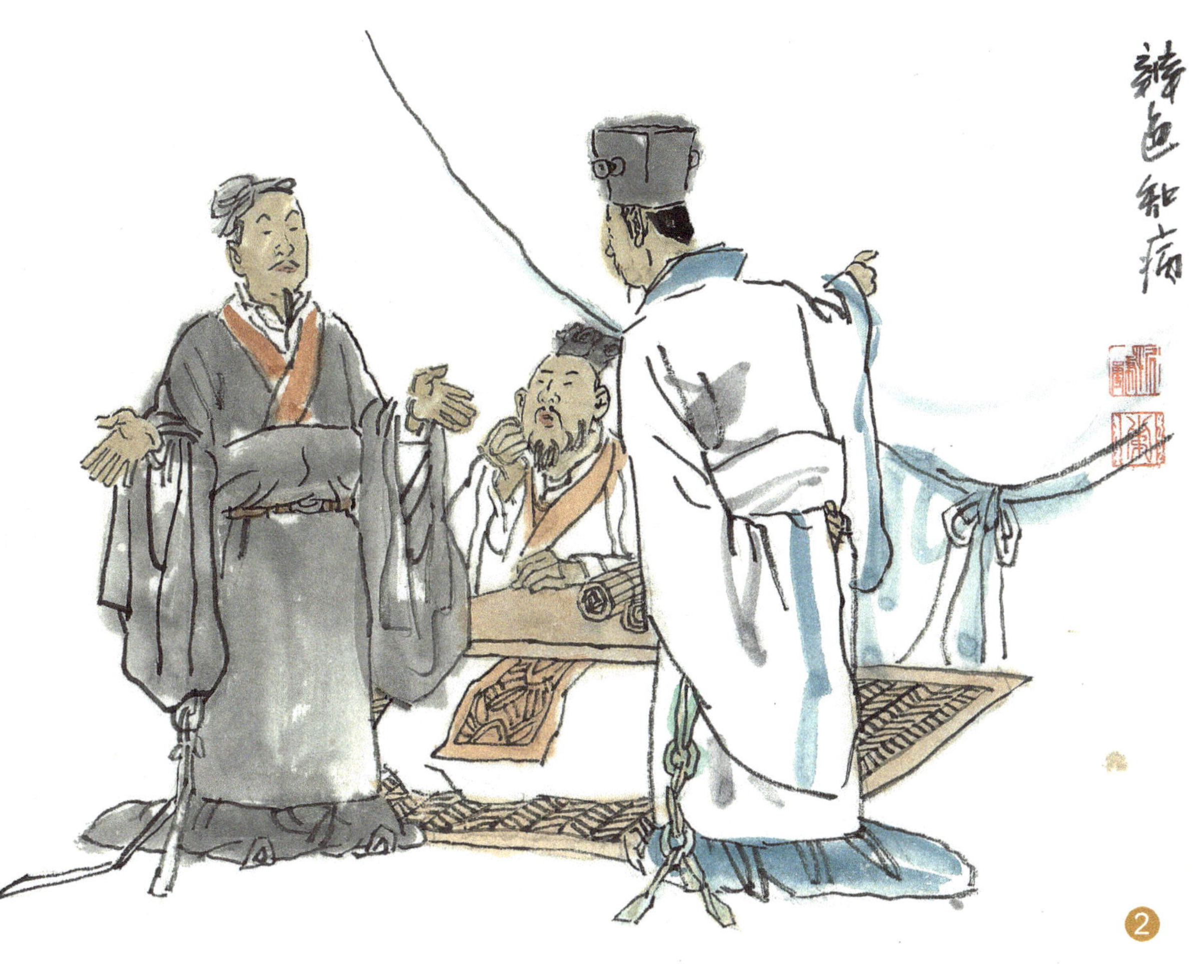

【图1】 齐国丞相门客的奴仆跟随主人上朝进入王宫，淳于意看到他在宫门外吃东西，望见他的容颜有病色，当即把此事告诉了名叫平的宦官。

【图2】 丞相就把这个门客招来问他："您的奴仆有病吗？"门客说："我的奴仆没有病，身体没有疼痛的地方。"结果，到了春天奴仆果然病了，四月时，泄血而死。

黄的，仔细察看是青中透灰的死草色。许多医生不知这种情形，认为是体内有寄生虫，不知是伤害了脾。这个人之所以到春天病重而死，是因脾病脸色发黄，黄色在五行属土，脾土不能克制肝木，所以到了肝木强盛的春天就会死去。到夏天而死的原因，依照《脉法》中叙述的病理："病情严重，而脉象正常的是内关病。"内关病，病人不会感到痛在哪里，好像没有一点儿痛苦，如果再添任何一种病，就会死在仲春的二月；如果能精神愉快顺天养性，能够拖延一季度。他之所以在四月死，淳于意诊他的脉时，发现他精神愉快能顺天养性。他能够做到这样，人还算养得丰满肥腴，也就能拖延一些时候了。他的病是因流汗太多，受火烤后又在外面受了风邪而得的。

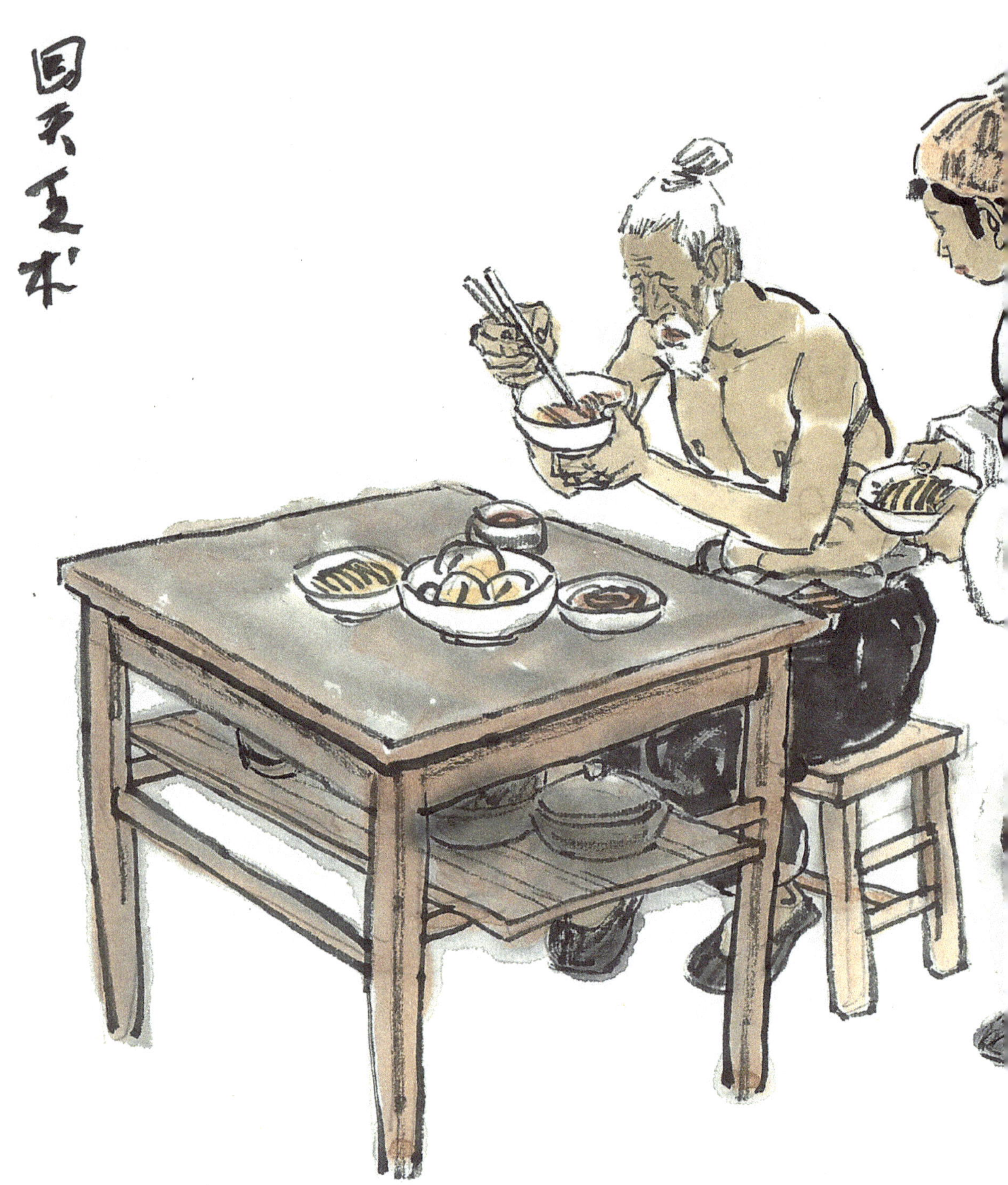

【图1】 韩子玉的父亲年纪已经超过六十岁了，患有消渴病，到
了冬天就愈发地燥热，必须赤膊用冰水浇在身上才痛快，每天要
吃很多荤腥米面食物，吃完没过多久就饿了。

【出处】〔明〕江瓘《名医类案·卷六·消中》。

【典故释义】 韩子玉的父亲年纪已经超过六十岁了，患有消渴病，到了冬天就愈发的燥热，必须赤膊用冰水浇在身上才痛快，每天要吃很多荤腥米面食物，吃完没过多久就饿了。这种情况已经持续一个多月了。罗谦甫诊察他的脉象沉而疾，罗谦甫判断老人应该是命数已到。韩子玉兄弟跪倒哭求说："我父亲的病情实在很严重，请大夫您尽心去挽救他。那么即使父亲不能活下来，我们也能没有遗憾了。"罗谦甫说："消渴这种毛病，有很多种叫法，有叫食亦的，有叫消中的，也有叫宣疾的，是因为过食肥甘厚味所导致的毛病。胃燥化火，无法留置津液，自汗、多尿，甚至喝下一份的水而能排除两份的水，胃热导致消谷善饥，虽然吃得多但是仍然很消瘦。大医家王叔和说过：吃得多还饥饿，是因为虚。这个病就是先贤张仲景所说的应当春夏较剧烈，而秋冬将会好转，是因为时节会对疾病有控制影响作用。但是你的父亲如今在应该好转的时候反而剧烈了，这是因为肾水干涸了，不能向上抑制心火，心火亢盛强过了时节的控制，这就是经文中所说的脏气显露啊，于是心火在上而阴液全部枯竭了。况且人的身体，元气是主，外界的天气时令是客，天气如此寒冷都不能控制您父亲体内的热，那么请问有什么药能够有这个药力呢？《内经》中说过，要预后好，一定要顺应天气。因此即使你要治疗，这样不过是徒劳罢了。"于是罗谦甫就离去了。韩子玉又请了医生来治疗，还用了灸法，没过几天老人家就过世了。

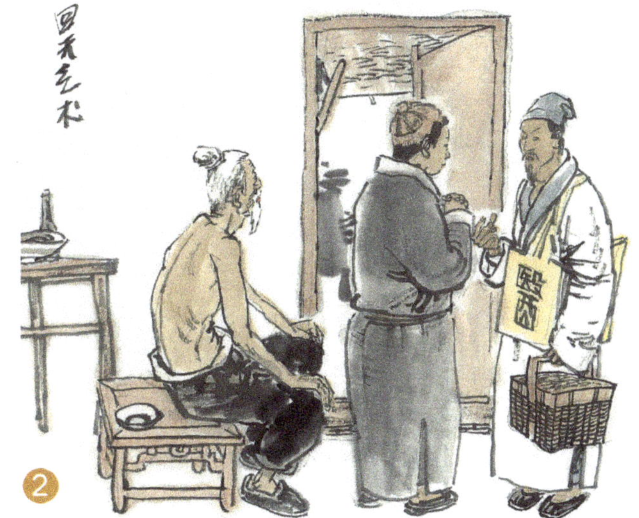

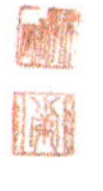

【图2】 罗谦甫诊察他的脉象沉而疾，罗谦甫判断老人应该是命数已到，于是罗谦甫就离去了。

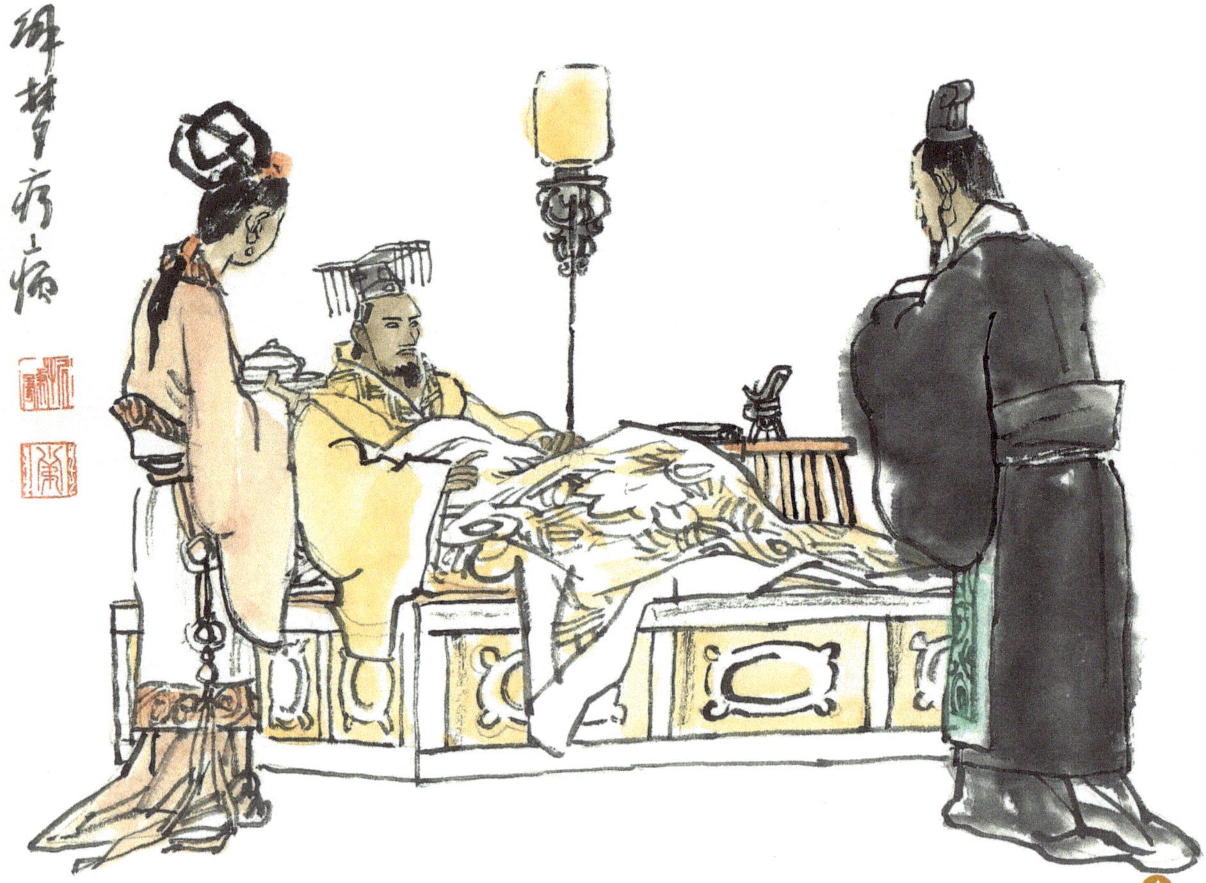

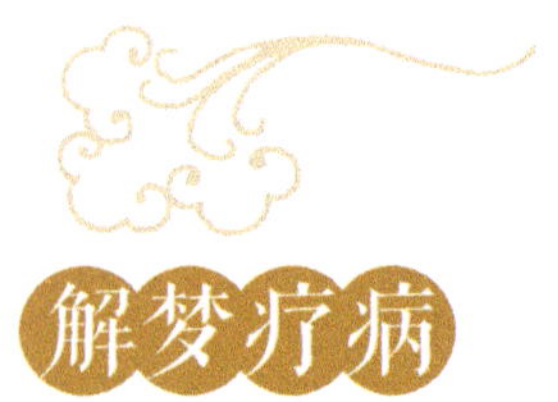

解梦疗病

【出处】〔春秋〕晏婴《晏子·春秋》。

【典故释义】　景公得了水肿之类的病，十几天卧床不起。晚上，他突然梦见自己与两个太阳搏斗，没有胜利。第二天，晏子来拜见景公，景公问："我昨夜梦见与两个太阳搏斗，但是我没有获胜，或许我要死了？"晏子说："请召见占梦人。"晏子出宫以后，派人用车将一个占梦人请来。占梦人到了，问："您召我来有什么事呢？"晏子回答："昨夜，景公梦到与两个太阳搏斗，没有胜利。景公问：'我是不是要死了？'因此请您占梦，这就是把您找来的原因。"占梦人对晏子说："那我就反其意进行解释。"晏子说："不用反意解释。景公所患水肿之类的病证属阴，而日属阳。一阴不可能战胜二阳，所以这个梦正好说明景公的病就要痊愈了。用这话应对就可以了。"占梦人进宫以后，齐景公问道："我梦见自己与两个太阳搏斗却不能取胜，这是不是预兆我要死了呢？"占梦人按照晏子的指点回答说："您所患水肿之类的

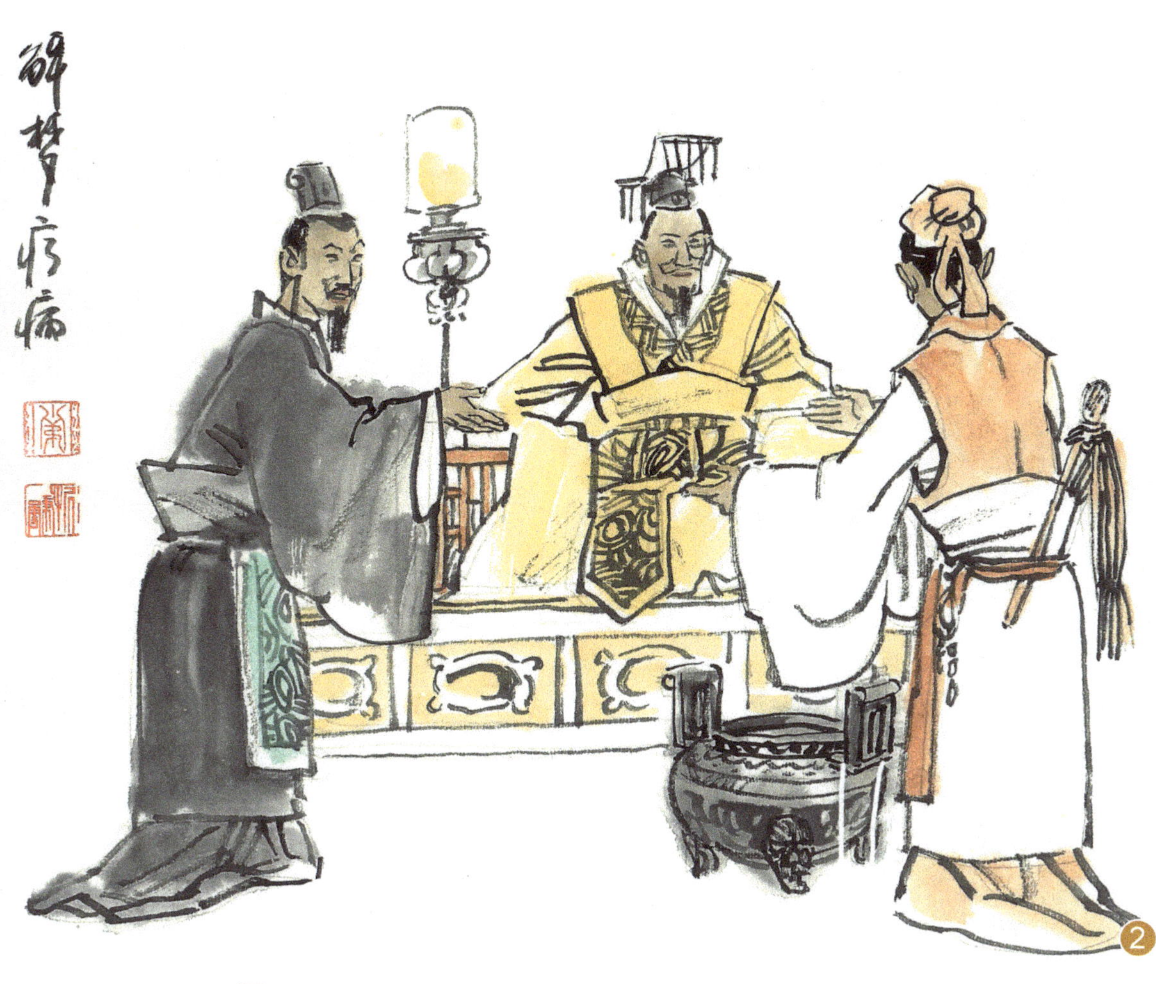

【图1】 景公得了水肿之类的病，十几天卧床不起。晚上，他突然梦见自己与两个太阳搏斗，没有胜利。第二天，晏子来拜见景公，景公纠结于梦中情景，于是晏子请求召见占梦人。

【图2】 占梦人进宫以后，按照晏子的指点回答说："您所患水肿之类的病证属阴，而日属阳。一阴不可能战胜二阳，所以预示着您的病就要痊愈了。"

病证属阴，而日属阳。一阴不可能战胜二阳，所以预示着您的病就要痊愈了。"过了三天，景公的病痊愈，景公要赏赐占梦人。可是占梦人却对景公说："这不是我的功劳，是晏子教我这样说的。"景公召见晏子，并且要赏赐他。晏子却说："这话由占梦人通过占卜的方式来讲，所以才有效果；如果是我来说，大王一定不肯相信。这应该是占梦人的功劳，不是我的功劳。"最后，景公同时重赏晏子和占梦人，并解释说："因为晏子不与人争功，而占梦人也不隐瞒别人的智慧。"

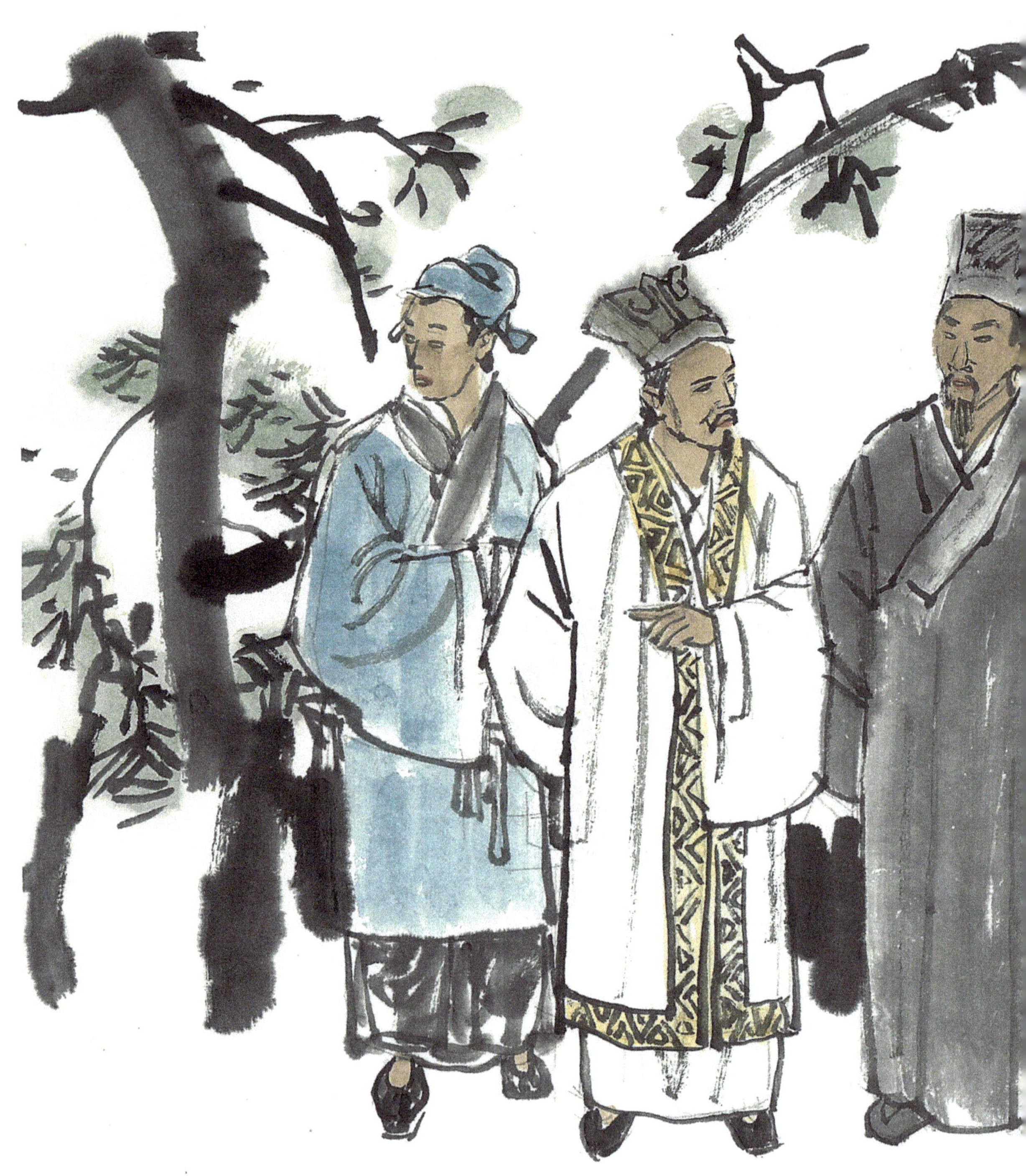

【图1】 仁宗在东官为太子时，其妃张氏有十个月没来月经，众
医认为是有孕，唯独盛寅不认为如此，并且描述了该妃子的病
情，盛寅想用破血药方，但太子拒绝采用此方。

明辨伪孕

【出处】〔清〕张廷玉等《明史·方伎》。

【典故释义】 仁宗在东宫为太子时，其妃张氏有十个月没来月经，众医认为是有孕，都来祝贺。唯独盛寅不认为如此，并且描述了该妃子的病情。妃子听到后说："医生说得很对，有此人为何不让他早些来为我诊治。"待到盛寅开出药方，是破血剂，太子大怒，拒绝采用此方。数日后妃子病情加重，命盛寅再去诊视，开出的药方同之前一样。妃子命令进药，太子怕是堕胎，把盛寅囚禁起来以待后果。其后妃子血大下，病立即好了。当盛寅被囚禁时，全家都惶恐地说："这恐怕是要受分尸之刑。"过了三天，东宫以红仗开道送盛寅回家，赏赐很丰厚。

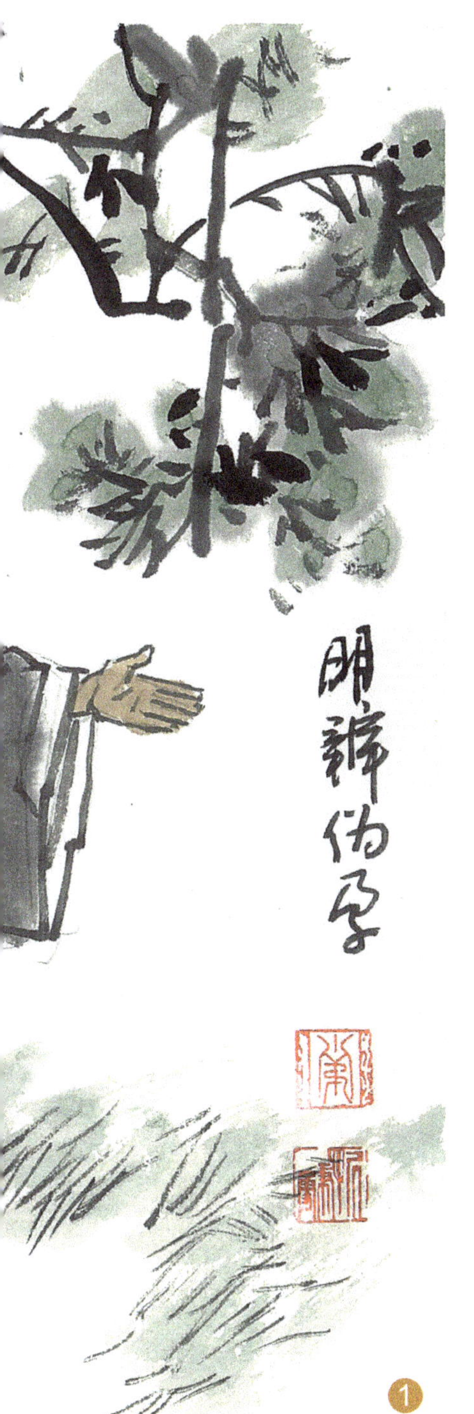

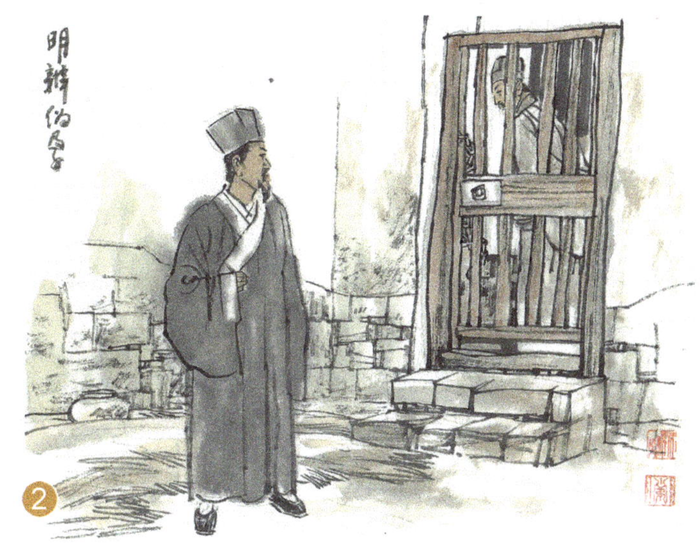

【图2】 数日后妃子病情加重，命盛寅再去诊视，开出的药方同之前一样。妃子命令进药，太子怕是堕胎，把盛寅囚禁起来以待处理。

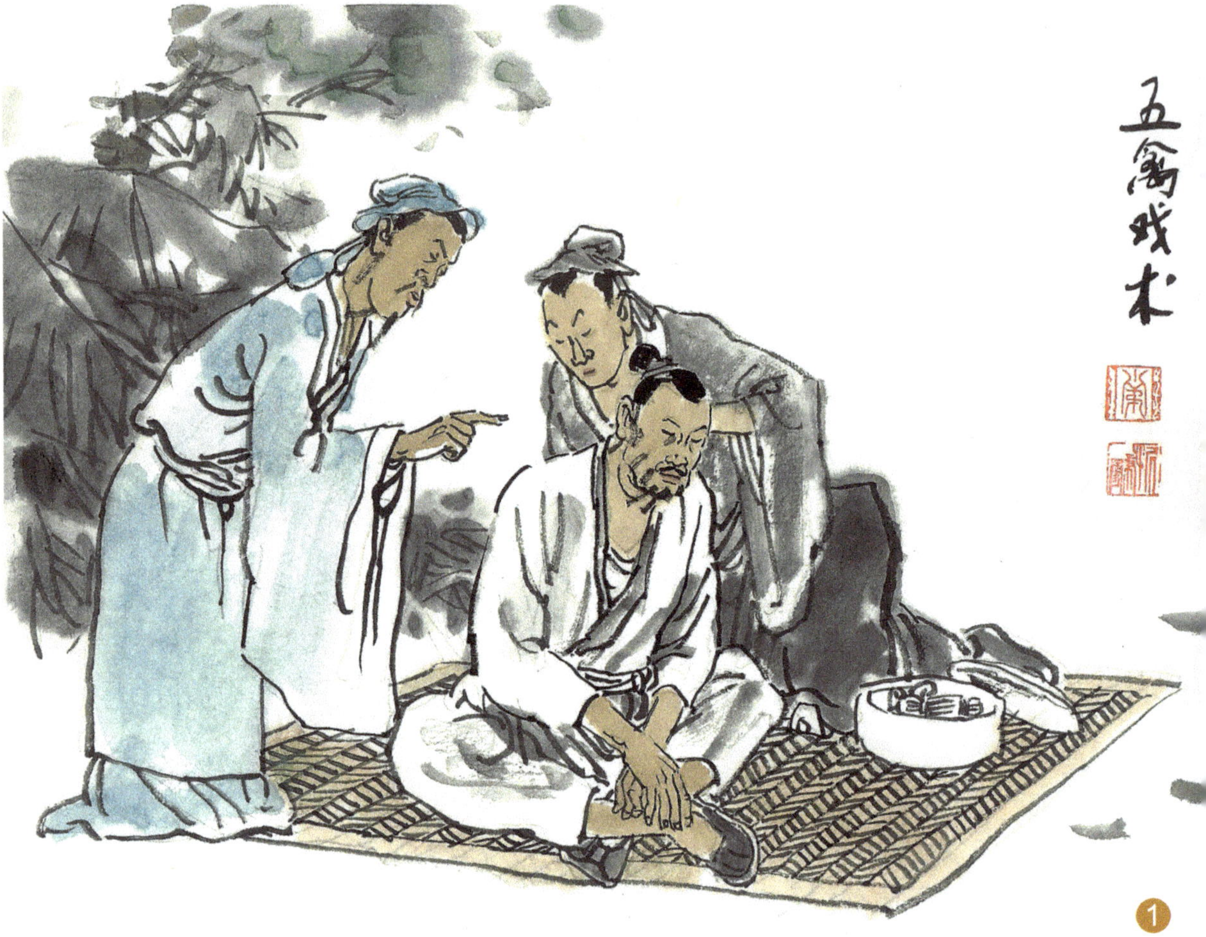

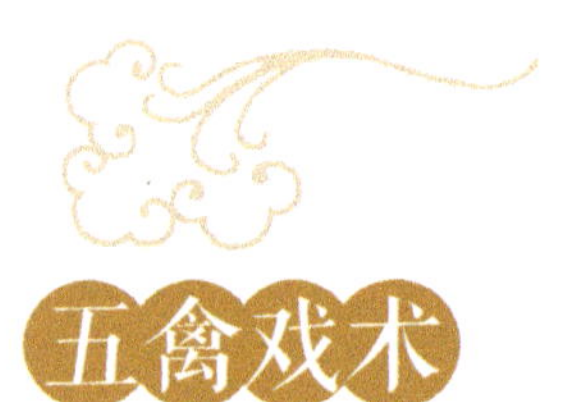

五禽戏术

【出处】〔西晋〕陈寿《三国志》。

【典故释义】 广陵县的吴普、彭城县的樊阿都跟随华佗学医。吴普遵照华佗的办法治病，效果很好。华佗对吴普说："人体需要不断地运动，但一定不能过度。人体运动，食物中的养分能得到消化，血脉通畅，所以不会得病，就好像门轴总是转动才不会朽坏一样。因此古代长寿的人以导引的方法健身，模仿熊转动脖颈的动作，模仿鸱鸟回顾的样子。曲腰伸体，使各个关节得以运动，从而期望达到延缓衰老的效果。我有一套养生之术，叫五禽戏，一叫虎，二叫鹿，三叫熊，四叫猿，五叫鸟，也可以除病，使动作敏捷，动自如，可以以此作为导引之术。如身体感到不适，起身做一套这样的动作，微微出一身汗，再敷上粉，身体就会感到轻便，食欲也大增。"吴普认真练习五禽戏，活到九十多岁，还耳聪目明，牙齿完整坚利。

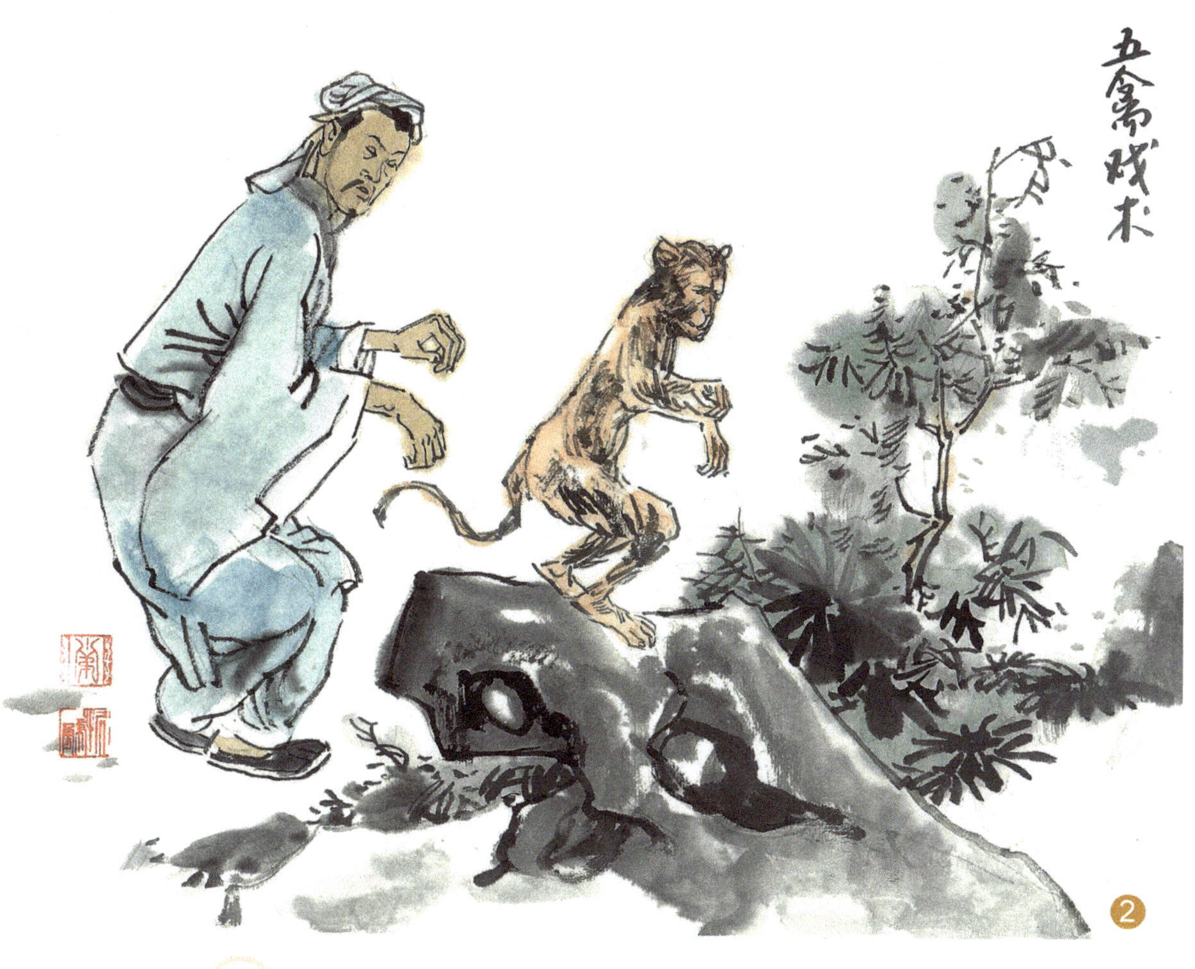

【图1】 三国时期，广陵县的吴普、彭城县的樊阿都跟随华佗学医。吴普遵照华佗的办法治病，效果很好。

【图2】 于是华佗教授吴普养生之术——五禽戏，吴普认真练习五禽戏，活到九十多岁，还耳聪目明，牙齿完整坚利。

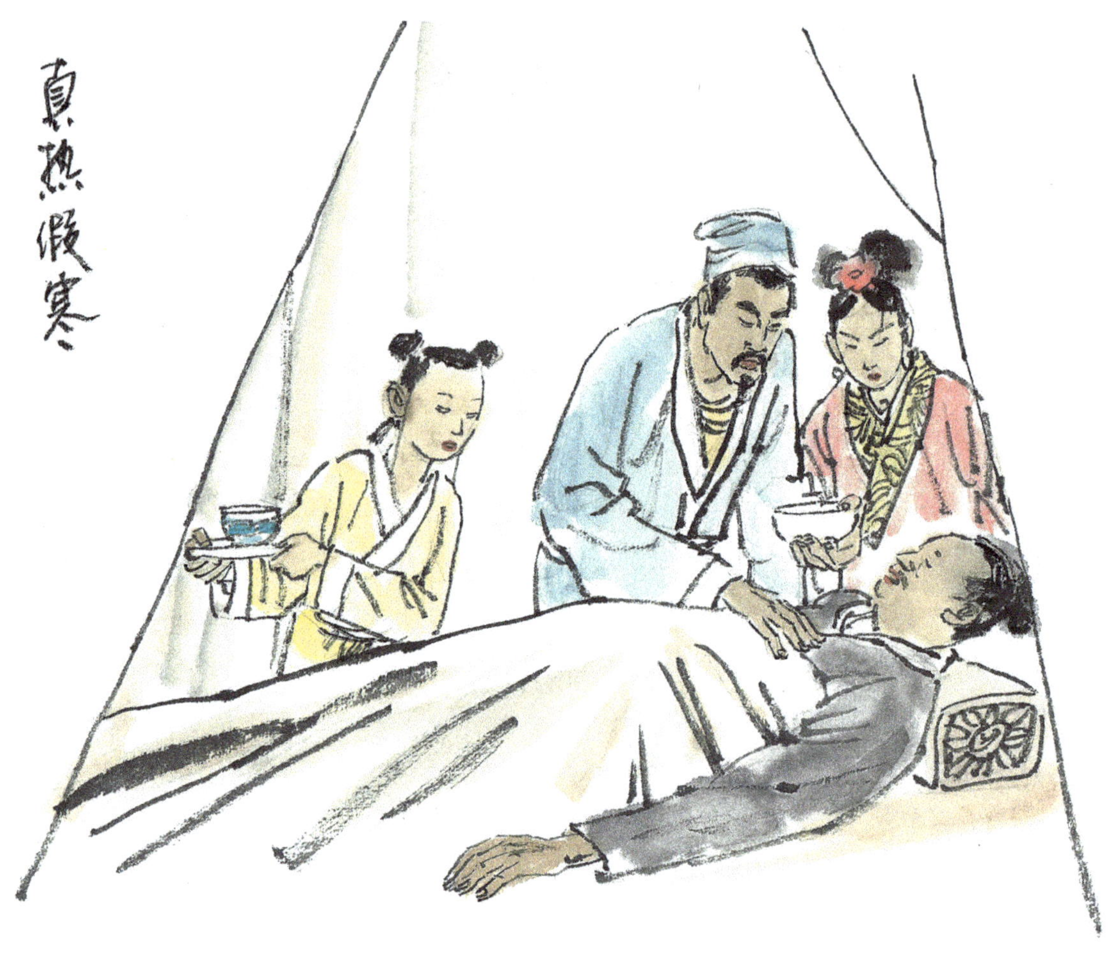

【图1】 施幼声，以占卜为生，六月份患传染病，下焦热证的症状都具备，但全身肌肤冰冷，指甲青紫色，脉搏细如丝线，重按有脉，轻按就摸不到脉了。

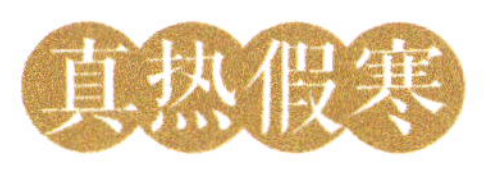

真热假寒

【出处】〔明〕吴又可《温疫论·体厥》。

【典故释义】 施幼声，腿有残疾，以占卜为生，年近四旬，体形肥胖得很，六月份的时候患上传染病，口舌干燥，舌苔有尖锐芒刺，时不时会叹息，咽喉肿痛，胸腹胀满，按上去很痛，口渴想喝冰水，午后申时加重，小便色深发红涩痛，点滴而出时疼痛加重，这些下焦热证的症状都具备了，但全身肌肤冰冷，指甲青紫色，脉搏细如丝线，重按有脉，轻按就摸不到脉了。一些医生不深究患者体内热极盛，只是引用《陶氏全生集》，认为这是阳证。一见到手足冷象已经超过膝盖和肘关节，就是阴证了，现在已经全身冰冷，比手足冷过膝盖和肘关节还要厉害，脉象比无力还要严重，应该是阴证的两大表现了。表现为阴证同时得出阴证的脉象，还有什么可说的呢？以至于体内有阳证而不加追问，于是用了附子理中汤。还没有服用，请我前去。我参照脉象，表里不偏不倚进行对照，判断这是阳厥最严重的情况，下焦热证完全具备，唯恐用下法太晚啊。因为内热太盛，气道壅塞闭阻，才出现了脉细微似断绝，这是脉厥。阳气郁闭所以四肢厥冷，像这种素体肥胖的人，更容易郁闭，现在阳气亢盛至极，而见全身冰冷，这叫做体厥。脉搏好像都没有了，好似群龙无首的样子，这种证候很危险了。赶快使用大承气汤，叮嘱病人慢慢服下，如果脉搏出现，厥逆复温，就可以获得生机。他的妻子听到医生一会说是阴证，一会说是阳证，有天差地别，心中疑惑，便拒绝给他服用。又再请来一位医生，诊断为阴毒，需要灸丹田，他的哥哥连续请三个医生都说是阴证，他的妻子既惶恐又疑惑。患者自己说："为什么不问问神灵呢？"于是占卜，结果提示，如果按照阴证治疗则吉利，按照阳证治疗则凶险，更迷惑于认为阴证的医生占多数，于是服下附子汤，服下后热得像着火了一样，烦躁立刻严重了。于是叹息说：我要死了，用错药害的啊。还没说完，病情发作剧烈，没过一个时辰便死掉了。唉！往日里以占卜谋生，最终却因为占卜而死，欺骗了别人还耽误了自己的病情，这是值得医生和巫师引以为戒的事情！

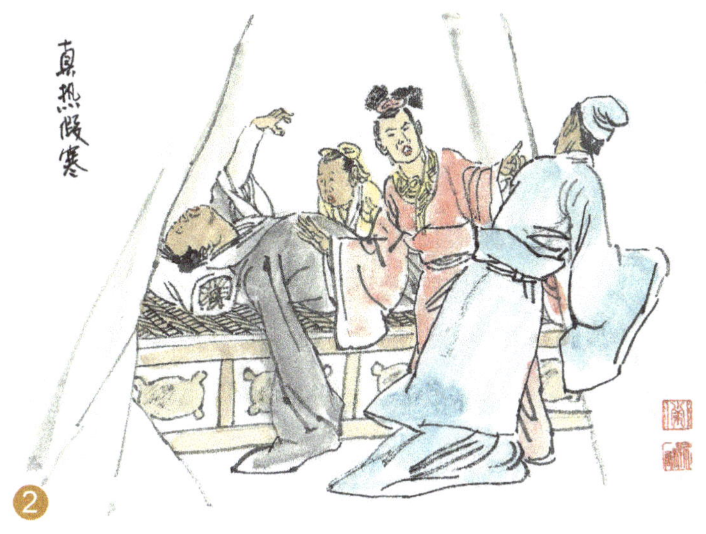

【图2】 他的哥哥连续请三个医生都说是阴证，患者说："为什么不问问神灵呢？"于是占卜。结果提示，如果按照阴证治疗则吉利，于是服下附子汤，结果病情发作，没过一个时辰便死掉了。

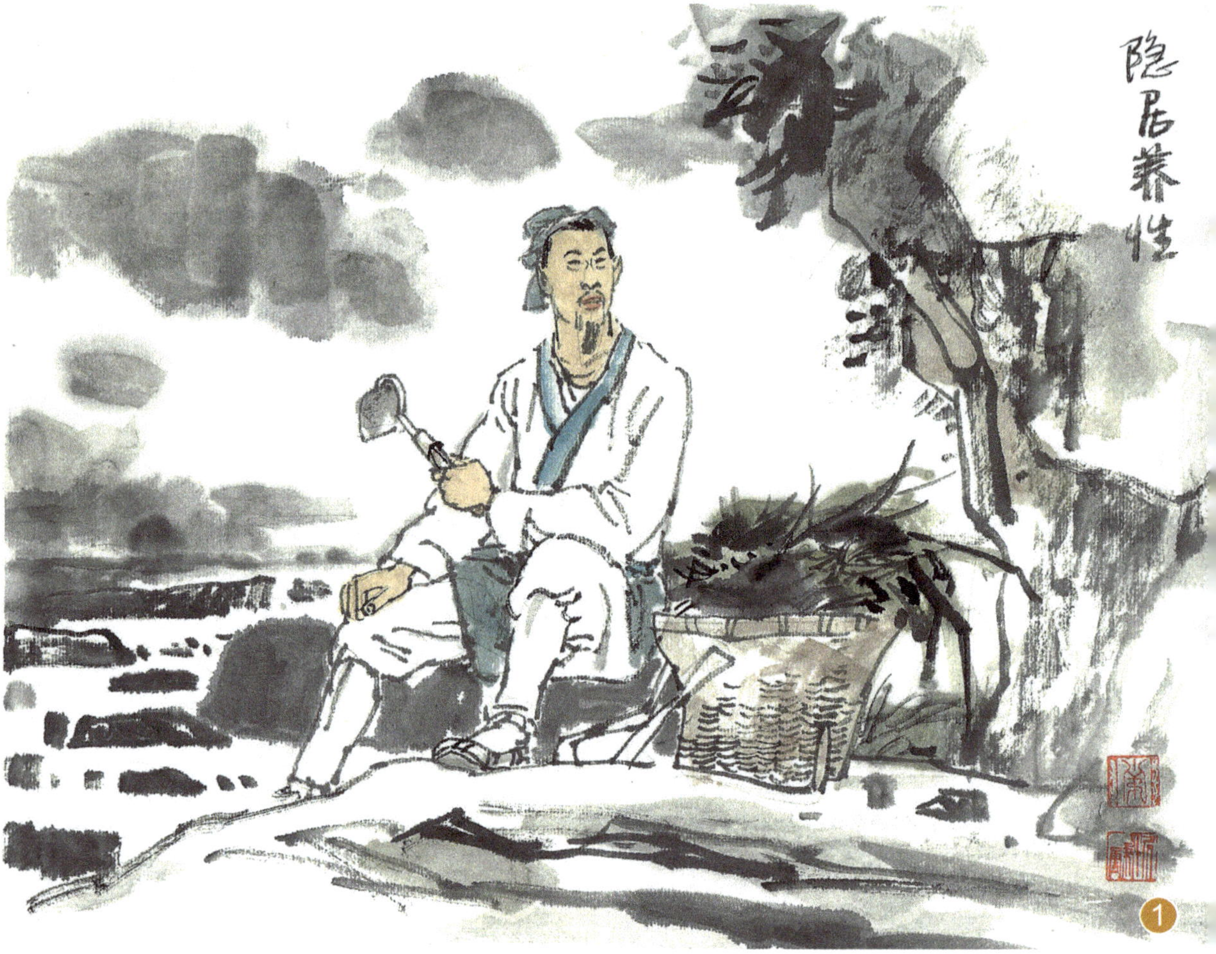

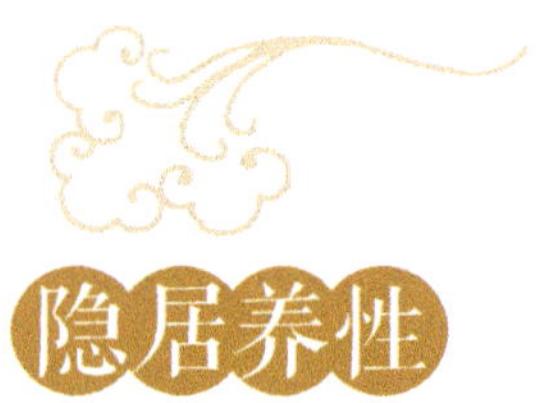

隐居养性

【出处】〔东汉〕皇甫谧《高士传·台佟篇》。

【典故释义】　台佟，字孝威，是东汉冀州邺城人。由于不愿意出去做官，于是到武安山中部山峰上隐居，居住在凿出的山洞中，以采药为生。建安初年，州里征招台佟准备授予他官职，他没有上任。魏郡刺史拿着果品礼物来拜见台佟，他们在一起说了很长时间的话，刺史说："孝威先生居住在这样的地方，遭受苦难却是为什么呢？"台佟说："我有幸得以颐养天年、修身养性，得以保存精力、调养生息，不想为了世间事惶惶然以至于劳损我的精力，去掉那些妄想的念头，宁静恬淡自得其乐，没感觉有什么苦。像明公你这样还要安抚百姓，管理下属，每天担心犯下差错，反倒不觉得苦吗？"台佟说完就离开了，隐居山野间，终身不见世人。

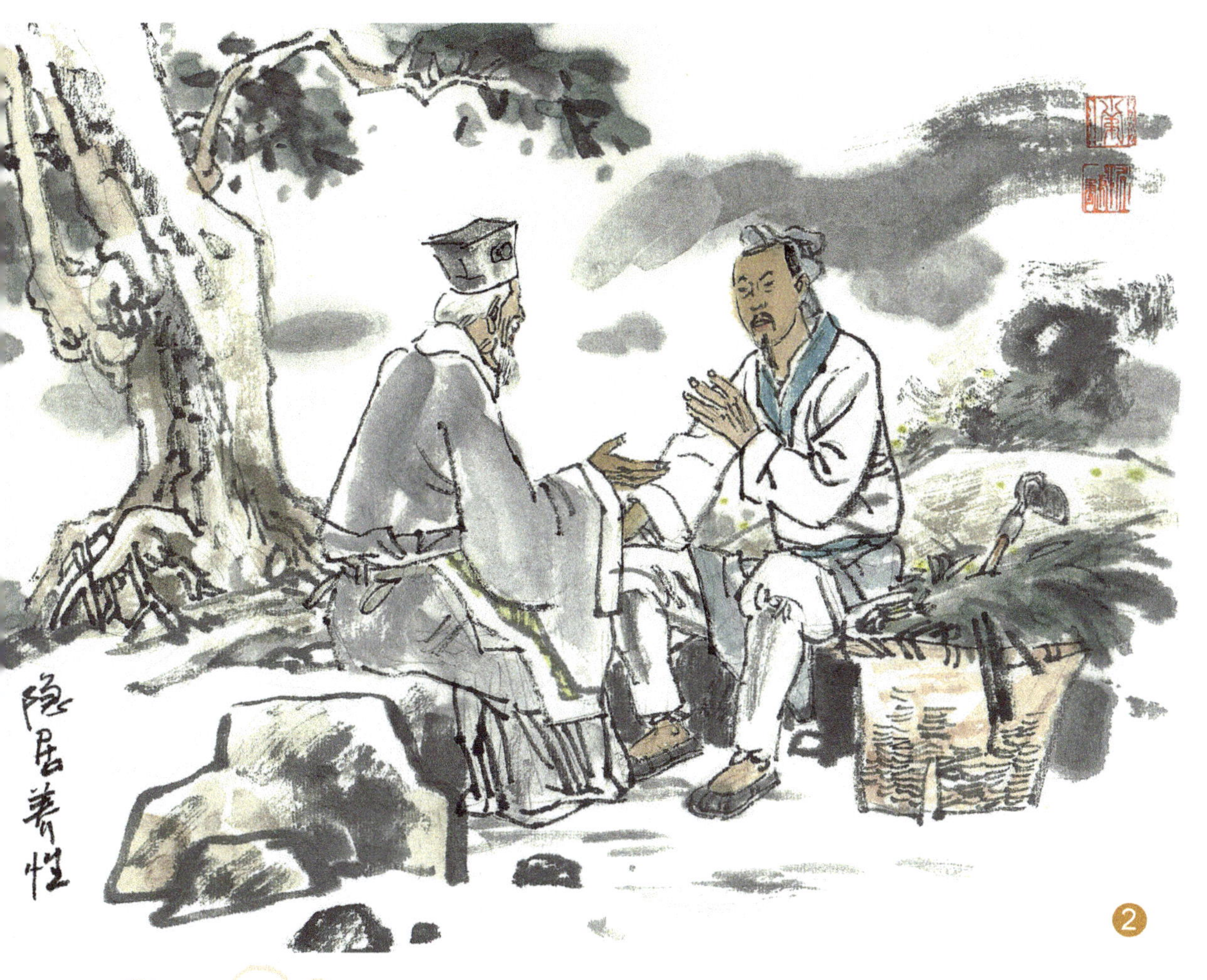

【图1】 台佟，字孝威，是东汉冀州邺城人。由于不愿意出去做官，于是到武安山中部山峰上隐居，居住在凿出的山洞中，以采药为生。

【图2】 刺史征召台佟入官。台佟说："我有幸得以颐养天年、修身养性，得以保存精力、调养生息，没感觉有什么苦。像明公你这样还要安抚百姓，管理下属，每天担心犯下差错，反倒不觉得苦吗？"

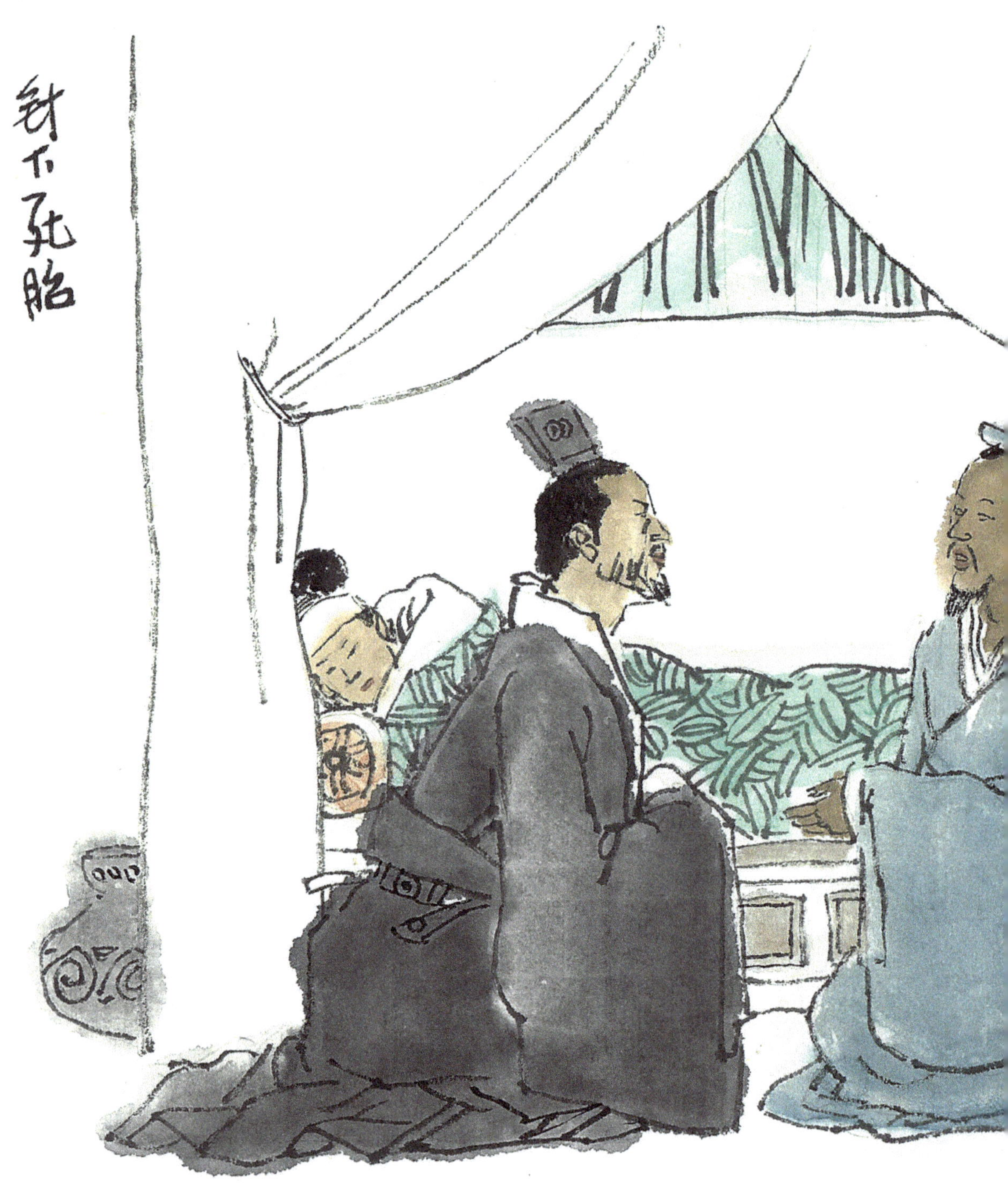

【图1】 李将军妻子病得很厉害，叫华佗诊脉。华佗说："你孕时伤胎，但胎儿未坠。"将军说："听说确实伤了胎，但胎儿已经生了。"华佗说："根据诊脉，胎儿没掉。"将军不信，华佗只好离去。

针下死胎

【出处】〔西晋〕陈寿《三国志》。

【典故释义】 李将军妻子病得很厉害，叫华佗诊脉。华佗说："你孕时伤胎，但胎儿未坠。"将军说："听说确实伤了胎，但胎儿已经下来了。"华佗说："根据诊脉，胎儿没掉。"将军不信华佗的话。华佗离去后，妻子的病渐渐好转。但是百余天后又复发了。只得又把华佗招来。华佗说："诊脉仍与前次一样，腹中有胎，此前应当生两个小孩。一胎儿先生，孕妇出了很多血，后一胎儿来不及生，孕妇没有察觉，旁人也意识不到，没有继续接生，所以这个胎儿没有能生下来。胎儿已死，血脉不再营养胎儿，胎儿枯死贴近母背。所以孕妇感到后背痛。现在应该喝下汤药，再针刺一处穴位，这个胎儿一定能出来。"饮药针刺后，妇人疼痛得像快要生产一样。华佗说："这个死胎早已枯萎，不会自己生出来，应当由人用手探取。"后来果然得下一男胎，手脚都全，但肤色发黑，长一尺左右。

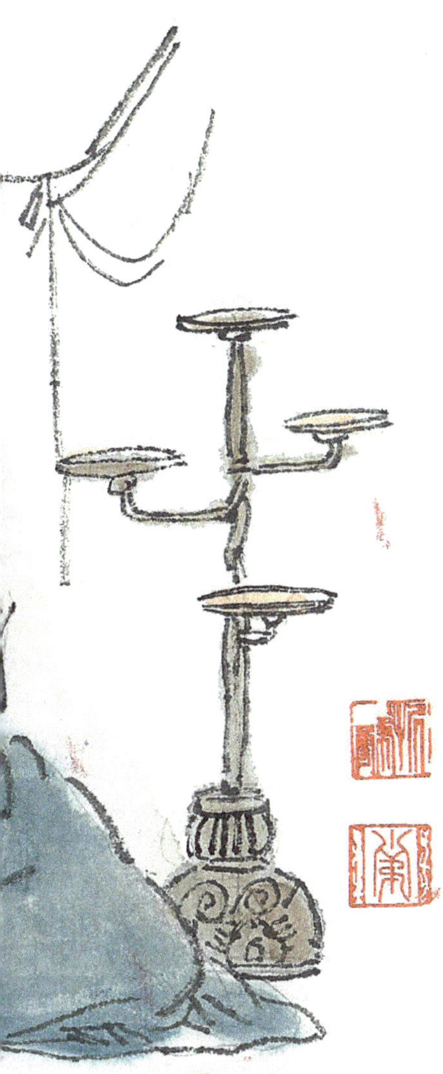

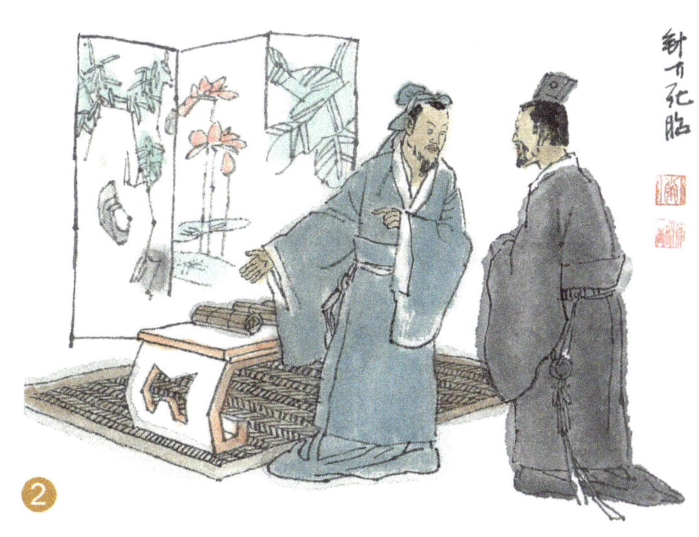

【图2】 百余天后又复发了，只得又把华佗招来。华佗说："腹中有胎，此前应当生两个小孩。现胎儿已枯死，并贴近母背。所以孕妇感到后背痛。"于是，让患者饮药扎针，一会儿，患者下一死胎。

"

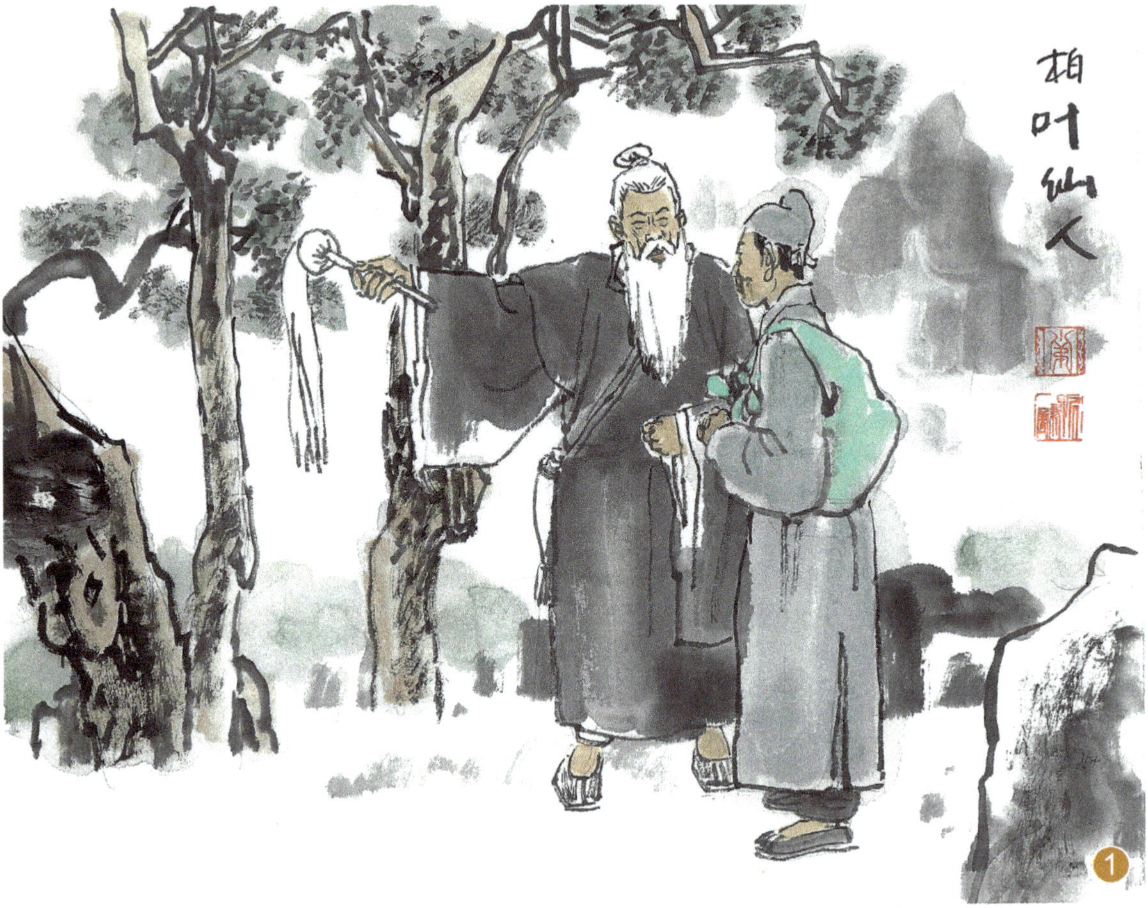

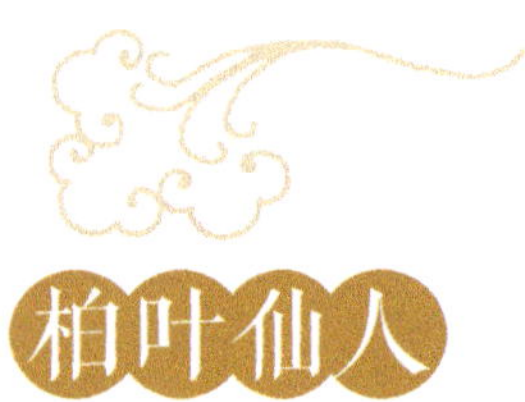

柏叶仙人

【出处】〔宋〕李昉《太平广记》。

【典故释义】 柏叶仙人名叫田鸾，家住长安。他家世代做官，到有田鸾的时候，家中很富。田鸾兄弟五六个，全都不到三十岁就早早夭折了。田鸾二十五岁的时候，他母亲非常忧愁，他自己也很害怕。他曾经听说修道的人有长生不老的道术，于是他就进了华山。他打听寻访道士，态度十分诚恳。走到山下几十里的地方，遇见一位道士从山里来，于是他就上前拜见，向道士打听长生的秘诀。道士抬头指着柏树说："这就是长生药啊！何必到更深更远的地方去！只问你自己意志如何罢了。"田鸾就进一步打听仙药的配方。道士说："柏叶长期不间断地服用，就能长生。"于是他把柏叶晒干，加工成粉末服用，逐渐控制饮食，少吃鱼肉，心志专一。田鸾服用了六七十天，没有别的效果，只觉得时时烦躁发热，但他坚持服用不间断。到两年多后，他开始发烧，头痛如裂，全身生疮。他母亲哭泣着说："本来是为了延寿，现在反倒被药害死了。"但是田鸾坚决不放弃，还是照吃不误。过了七八年，发热的病更厉害了。他的身上就像着火一般，别人不能接近他，谁都能闻

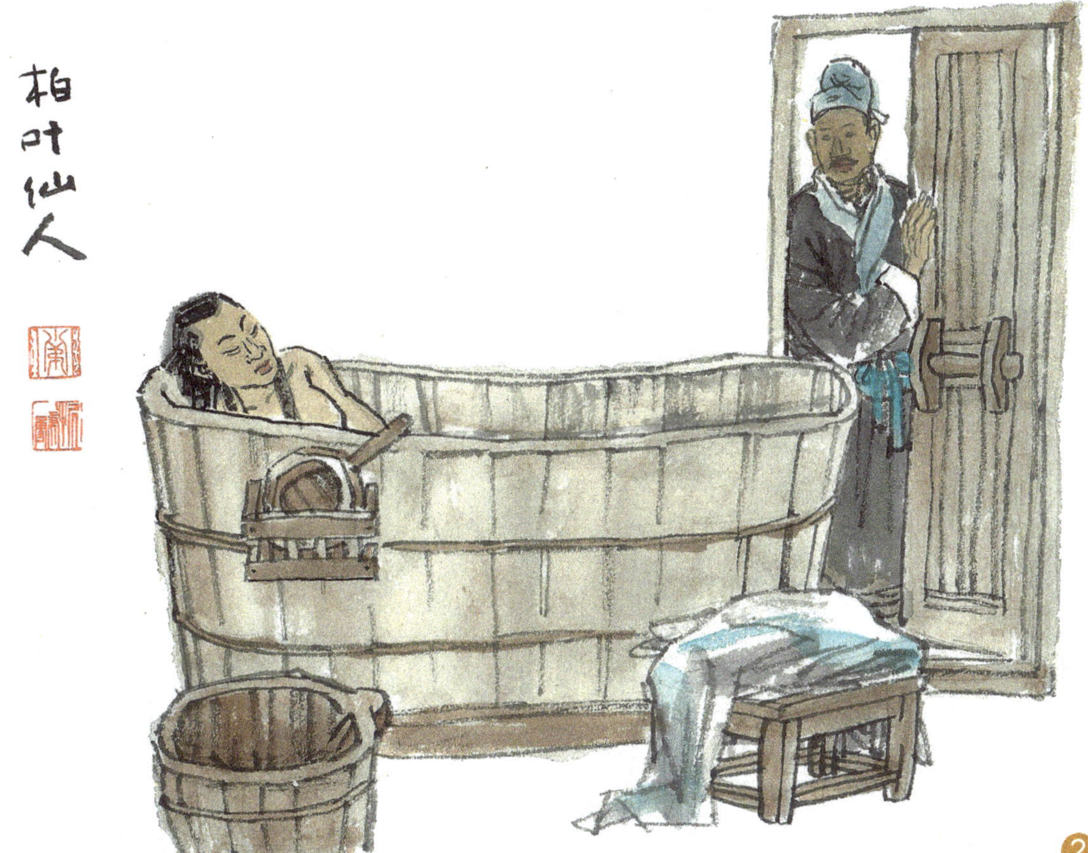

【图1】　柏叶仙人名叫田鸾，家住长安，家中兄弟五六个，全都不到三十岁就早早夭折了。母亲和他自己非常忧愁，他曾经听说修道的人有长生不老的道术，于是他就进了华山。

【图2】　山中道士说长期服用柏叶能长生，于是田鸾开始服用柏叶。七八年后，身上的疮全都溃烂。有一天他说想洗澡，结果他泡在盆里睡着了，三天后才睡醒，醒后身上的疮一扫而光，精神焕发，皮肤白净。

到他身上的一股柏叶的气味，身上的疮全都溃烂，黄水流遍全身，干了像胶一样，母亲也认为他要死了。忽然有一天他自己说："身体今天似乎好一些，我要洗个澡。"于是田鸾让人在屋里放了一大盆温水，几个人把他抬到大盆里。从有病以来，他十多天不睡觉，现在忽然想睡，于是就让侍从把门掩上，不要弄出声响惊扰他，他就泡在盆里睡着了。三天之后他才睡醒，喊人把他扶起来。他身上的那些疮，一扫而光，精神焕发，皮肤白净，眉毛胡须也变得黑中透绿，突然觉得耳目聪明。他说："我睡着的时候，梦见几个道士拿着旌节带领我去拜谒上清，见到自古以来所有的神仙，他们都互相说：'柏叶仙人到这儿来了！'于是就教给我仙术，把我的名字在玉牌上刻成金字，收藏在上清。他们对我说：'你暂且在人世间修行，以后有了位置就叫你来。'后来就领我回来了。"田鸾从此不再吃粮食，并不觉得饥渴。他隐居在嵩阳，到贞元年间，他已经一百二十三岁了，还一直是年轻的样子。

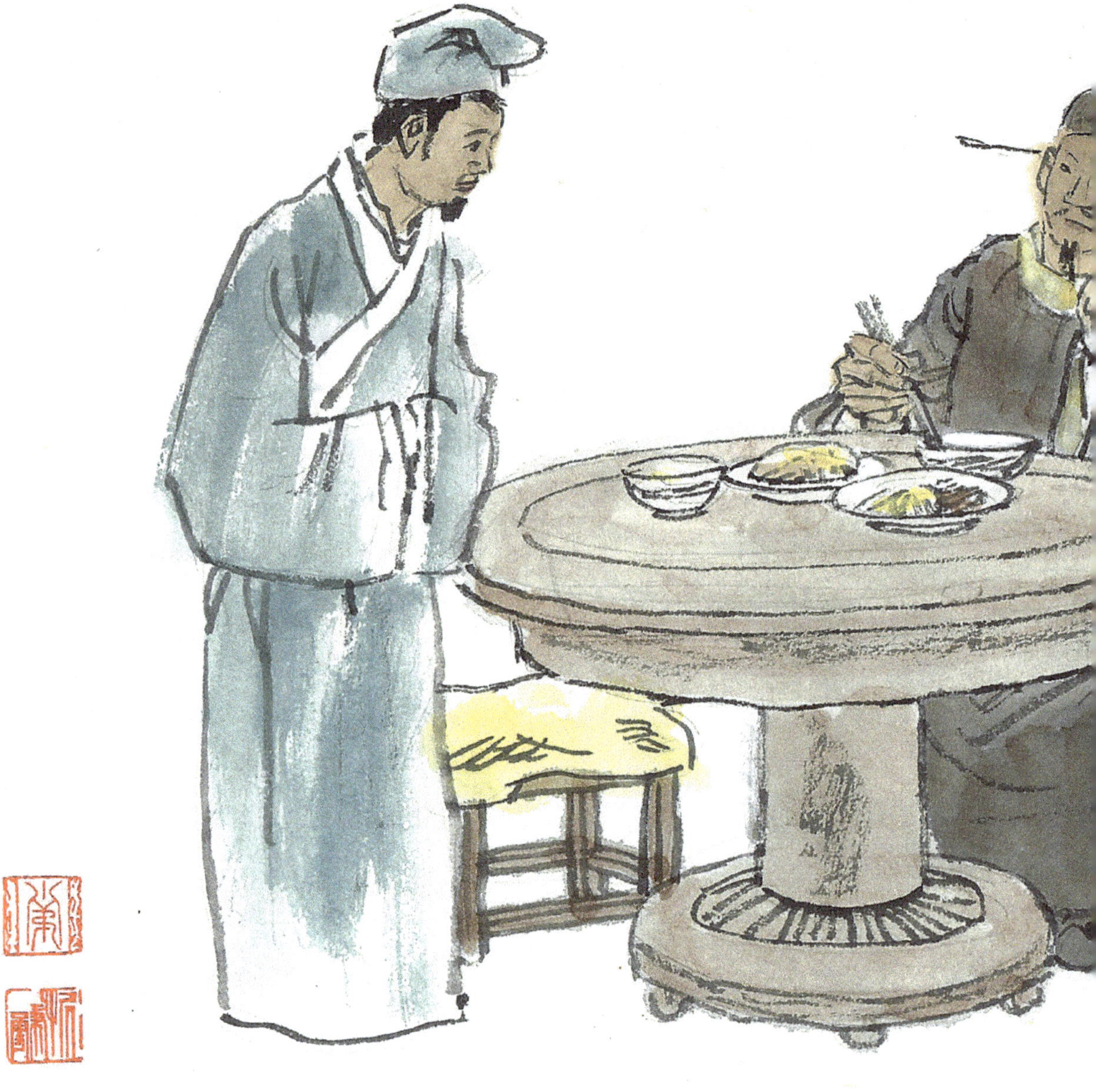

【图1】　文莹丙午年拜访辰州帅张不疑师正，当时张不疑才五十岁，牙齿已经稀疏松动，咀嚼很是困难。

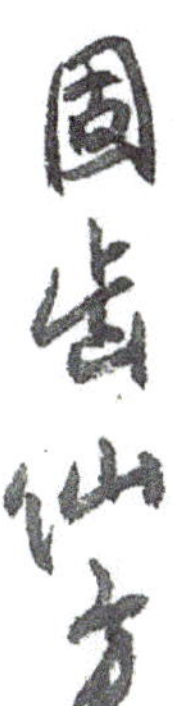

固齿仙方

【**出处**】〔宋〕文莹《玉壶清话》。

【**典故释义**】　文莹丙午年拜访辰州帅张不疑师正，当时张不疑才五十岁，牙齿已经稀疏松动，咀嚼很是困难。后来在熙宁丁巳年，张不疑出任鼎州帅，再次见面，一起同游武陵。张不疑吃起大块的肉，牙齿锋利得像刀一样，当时他已经六十二岁了。文莹奇怪地询问他，他说："用过了药才会这样。当时我满口的牙也是摇摇晃晃快要脱落，就用了那药试试，后来又再度变得坚固。所有用这个药方治疗牙病的，用了都见效。记载为《西华岳莲花峰神传齿药方》。"序言："元亨年间在天圣中，和道友一起登山，到达明星馆，在老地基下发现几段残碑，仿佛有古文，洗涤后可辨，是一首《治口齿乌髭药歌》：'猪牙皂角及生姜，西国升麻蜀地黄。木律旱莲槐角子，细辛荷叶要相当。青盐等分同烧煅，研杀将来使最良。揩齿牢牙髭鬓黑，谁知世上有仙方。'"

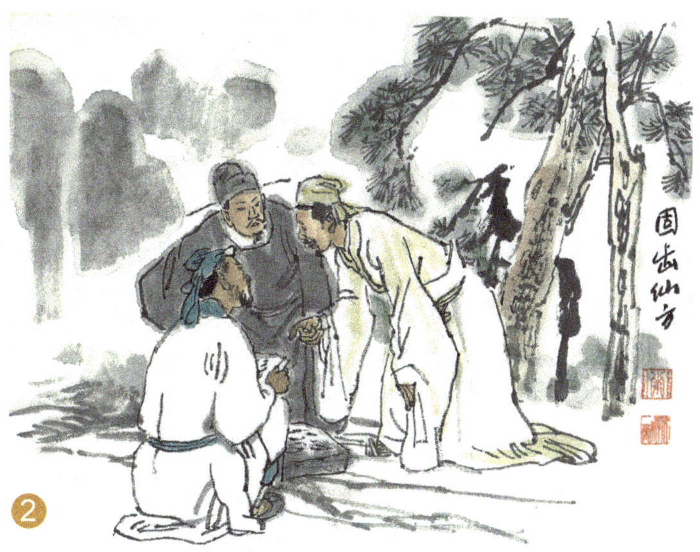

【图2】熙宁丁巳年，两人再次见面，六十二岁的张不疑牙齿锋利如刀，文莹不解。原来元亨年间在天圣中，张不疑和道友一起登山至明星馆，在老地基下发现几段残碑，碑上刻有《治口齿乌髭药歌》。张不疑遵此方，故牙齿不再松动。

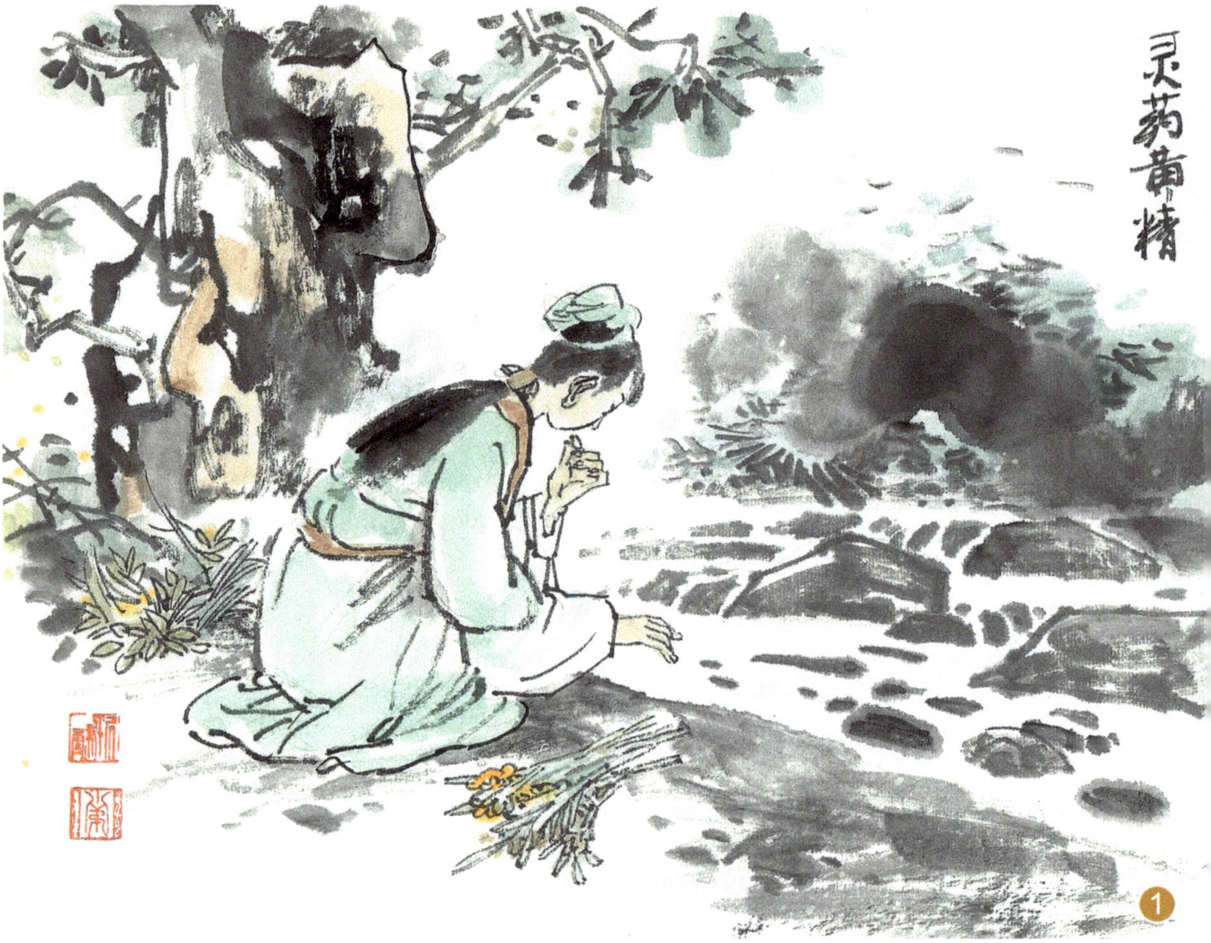

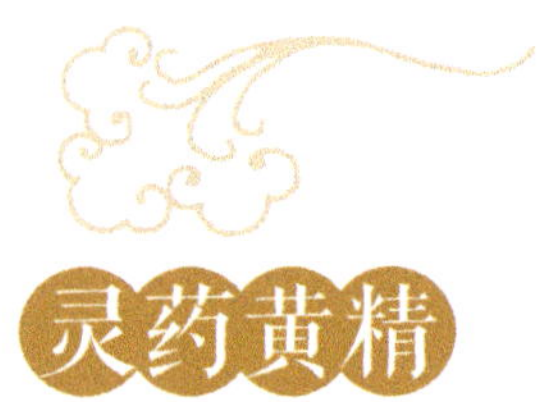

灵药黄精

【出处】〔宋〕李昉《太平广记》。

【典故释义】　临川有一个士人，虐待他的一位随身婢女。婢女忍受不了他的虐待，就逃到山中。她带的干粮很快便吃光了，饿得厉害。她坐在水边，见野草的枝叶十分可爱，就拔了一些，放到水里一洗，连根带叶全都吃下，竟特别好吃。从此之后她就一直吃这种草。时间长了，她就不愁挨饿了，而且，她觉得身体更轻捷更健壮了。夜里休息在大树下，听到草中有野兽奔跑的声音，她认为是老虎，心里十分害怕。于是她想，要是能到树梢上去就好了。她这样一想，身子就不知不觉地已经上了树梢。到了早晨，她又想应该回到平地上，身子就飘飘然回到了地上。从此，她心里想到哪儿去，身体就飘然而去。有时候从这一山峰到另一山峰，她就像一只飞鸟似的。几年以后，那家有人上山砍柴发现了她，就向主人报告了，主人派人捕她。捕

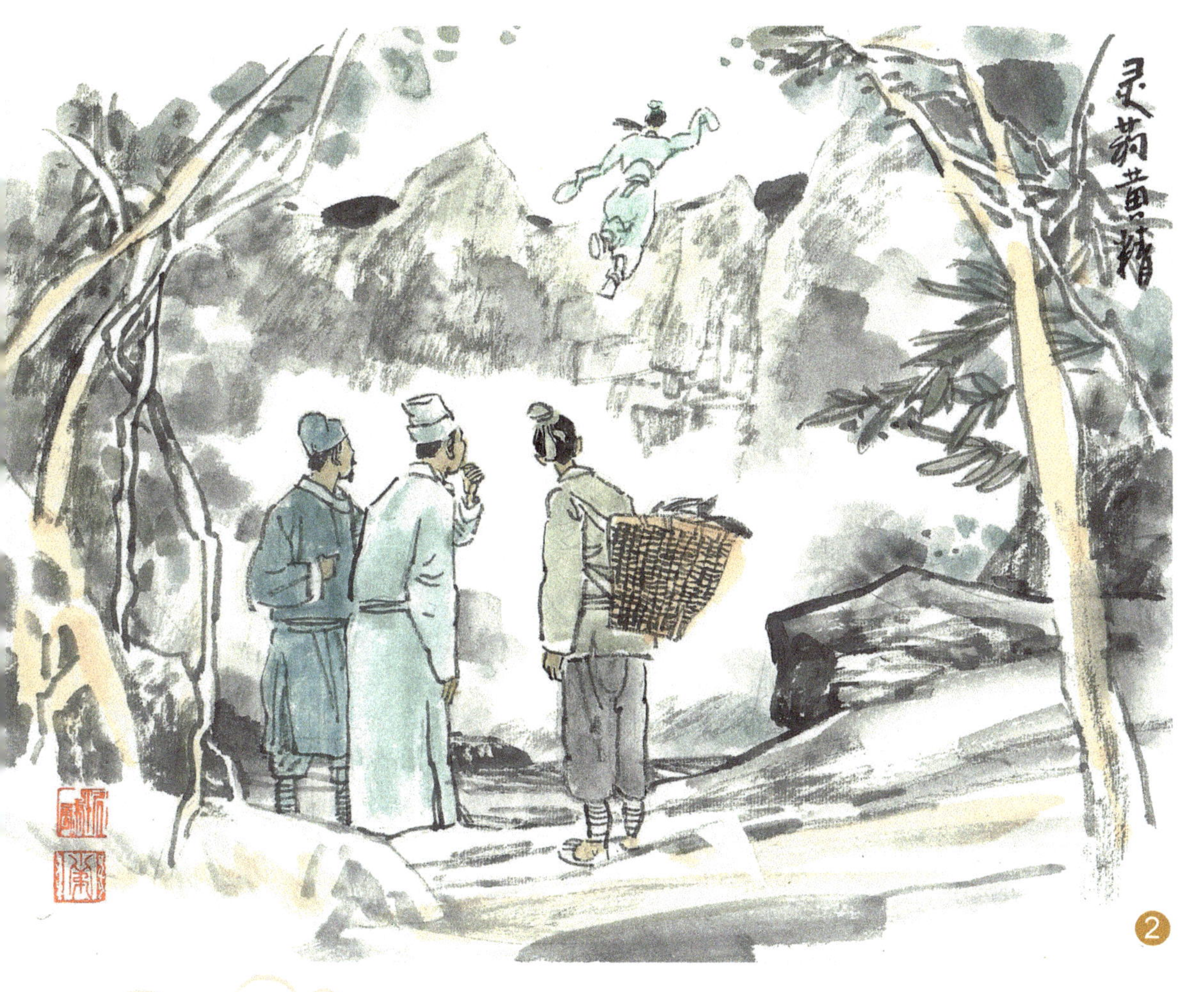

【图1】 临川士人虐待婢女，婢女忍受不了，便逃到山中。她带的干粮很快便吃光了，饿得厉害。她坐在水边，见野草的枝叶十分可爱，就拔了一些，放到水里一洗，连根带叶全都吃下，竟特别好吃。

【图2】 长期吃这个草使得她身体变得轻捷健壮，能腾云驾雾。有一天，主人见她在一座绝壁之下，就用细绳三面包围她，她一下子就腾上山顶。后来才知道原来她吃的草就是黄精。

到。有一天，主人见她在一座绝壁之下，就用细绳三面包围她，她一下子就腾上山顶。她的主人更加惊异，下决心非捉住她不可。有人说："她是一个婢女，哪能有仙骨？只不过吃过一种什么灵药罢了。可以做一顿好饭，多准备一些好吃的，让它味道特别香特别美，放到她来往的路上，看她吃不吃。"于是主人就按照这人说的去做了。她果然就吃了，吃完以后就不能再远去了，于是就被捉住了。她详细地述说了前前后后。主人问她吃的那种草的样子，原来就是黄精。

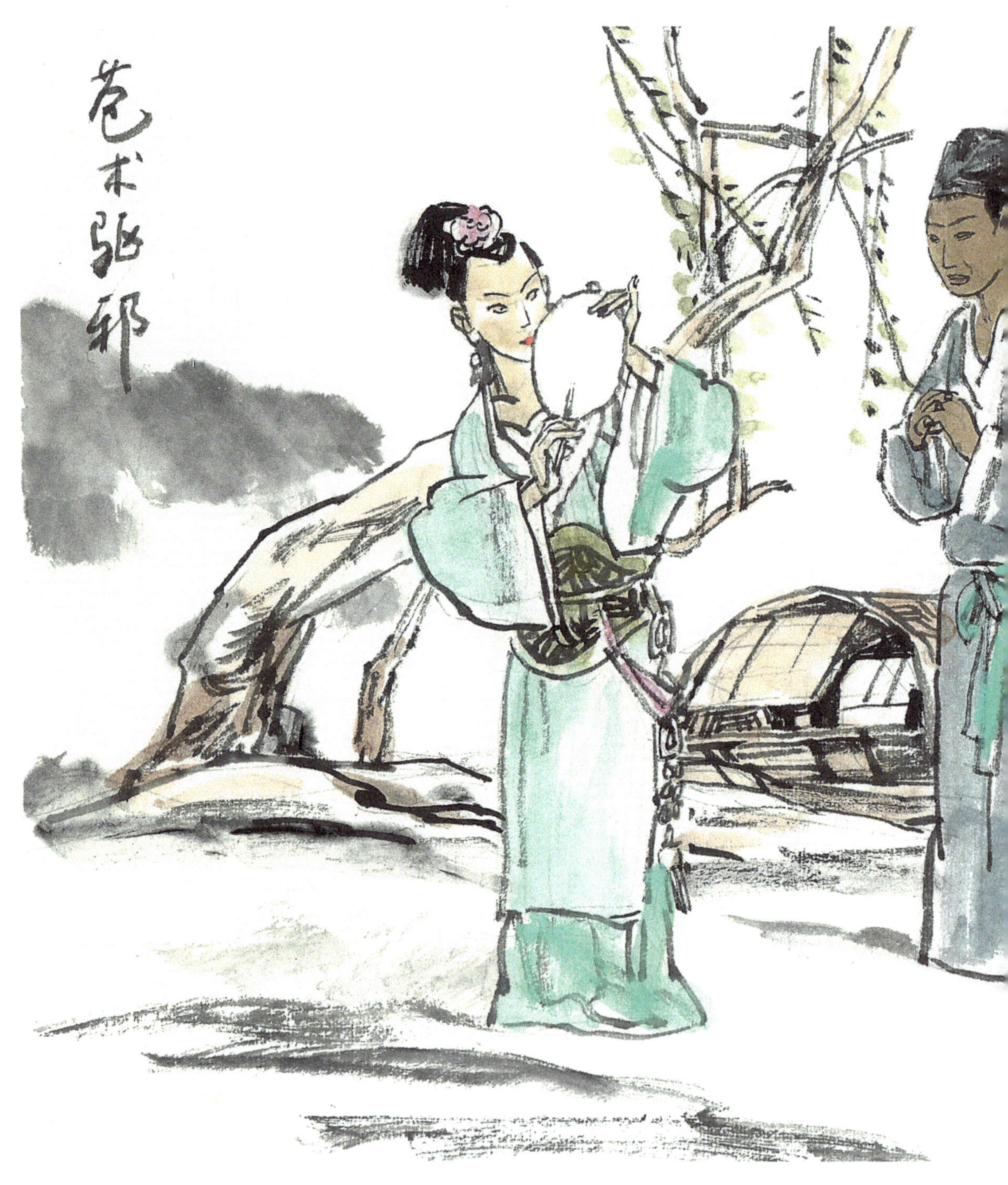

【图1】 南宋乾道年间，江西有一个读书人去杭州赴调，碰到一个普通女子，便去她家提亲，但她父母不肯，于是他便与这女子再也没了联系。

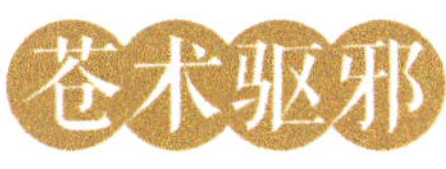

苍术驱邪

【出处】〔明〕江瓘《名医类案》。

【典故释义】　南宋乾道年间，江西有一个读书人去杭州赴调，游玩西湖时，碰到一个普通女子，异常漂亮娇艳，便去她家提亲，纵使用了很多钱作聘礼，她父母也不肯，于是他就只能回家了，与这女子便再也没了联系。过了五年，他再次赴调到杭州，他去找女子，结果什么都没有找到，十分惆怅。在回去的路上，他突然碰到了这个女子，非常惊喜，追问她为什么搬家了。女子说："我已经嫁人很久了，丈夫因为公家的事有了牢狱之灾，您愿意和我喝杯茶吗？"读书人欣然同意，和女子一路走到了旅馆，女子说："你可以住在这里，不用到我家去。"就此读书人待了半年，与女子的感情愈来愈深，便准备带着该女子私奔。女子知道后，整理了衣冠行礼说："之前，您离开后，我苦苦思念您，便生了重病死去，如今您看到的我并不是活人，我也不能够和您共度余生，但是我的阴气已经深深地侵入了您的体内，会引起暴泻，需要服用平胃散，使精血平稳。"读书人听完她说的话，震惊而又惋惜地说："平胃散中的药都是普通而平性的药，为何会有如此功效？"女子说："方中有苍术，是攻克邪气的好药。"

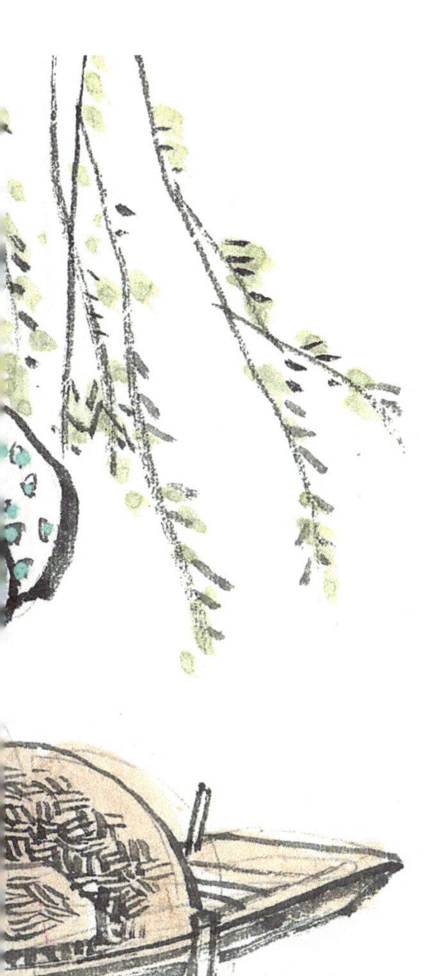

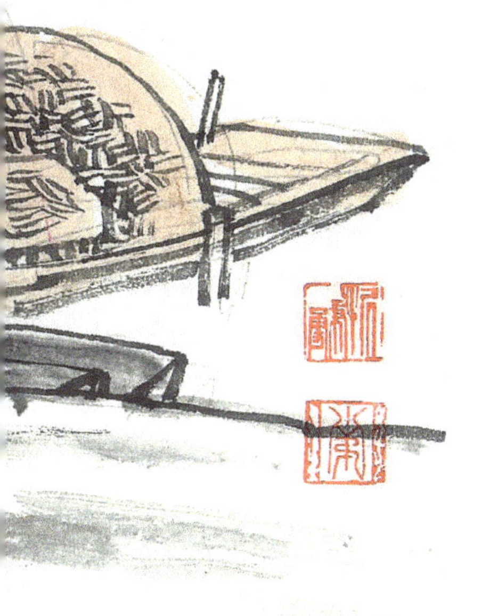

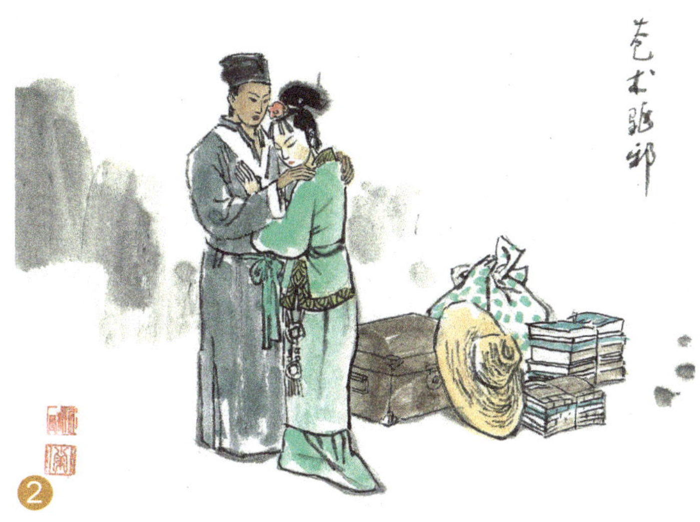

【图2】　五年后，读书人再次到杭州，在返乡途中碰到此女子，女子邀他去家里，说："您看到的我并非活人，我无法与您共度余生，但是我的阴气已侵入您体内，会引起暴泻，需服平胃散，方中有苍术，是攻克邪气的好药，能使精血平稳。"

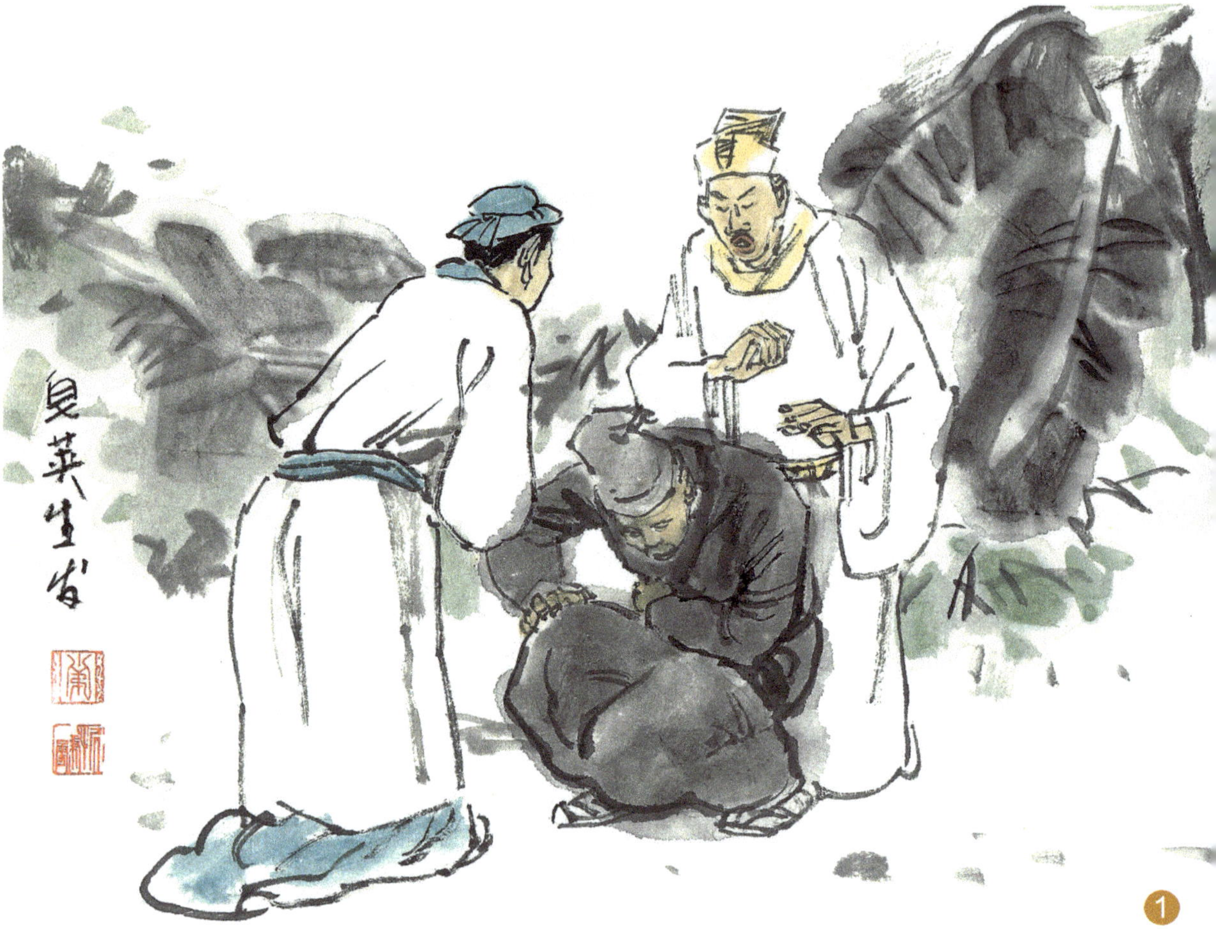

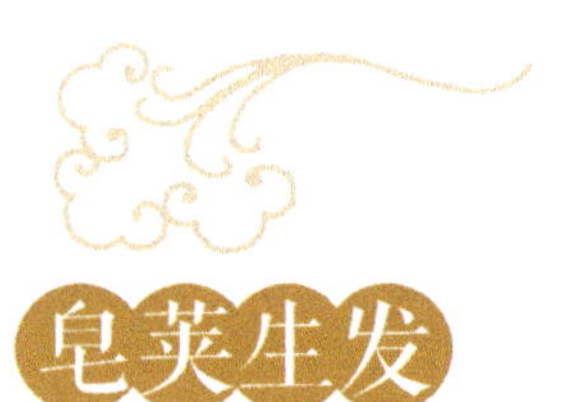

皂荚生发

【出处】〔宋〕李昉《太平广记》。

【典故释义】 崔言在左亲骑军中任职。有一天得了病，就眼前发黑，咫尺之间的人和物都分辨不清，眉毛和头发自行脱落，鼻梁塌陷。皮肤上生出像疥似的疮。人们都把这病看作不治之症，病势危重不能救治了。因为崔言担任骆子午谷的归寨使，遇见一个道士从谷中出来，不报姓名，传给崔言一个药方："采一二升皂荚刺，把它烧成灰。把大黄蒸九次再晒干九次，然后把它捣成细末。饭前，浓煎大黄汤，将皂荚刺灰调入七次，调匀后服下。"十天左右，崔言的胡子、头发又重新长出来，肌肤充实有了光泽，所患疾病顿时痊愈了，眼睛比平时加倍明亮。那个道士传此药方后，就回到山里，不知到什么地方去了。

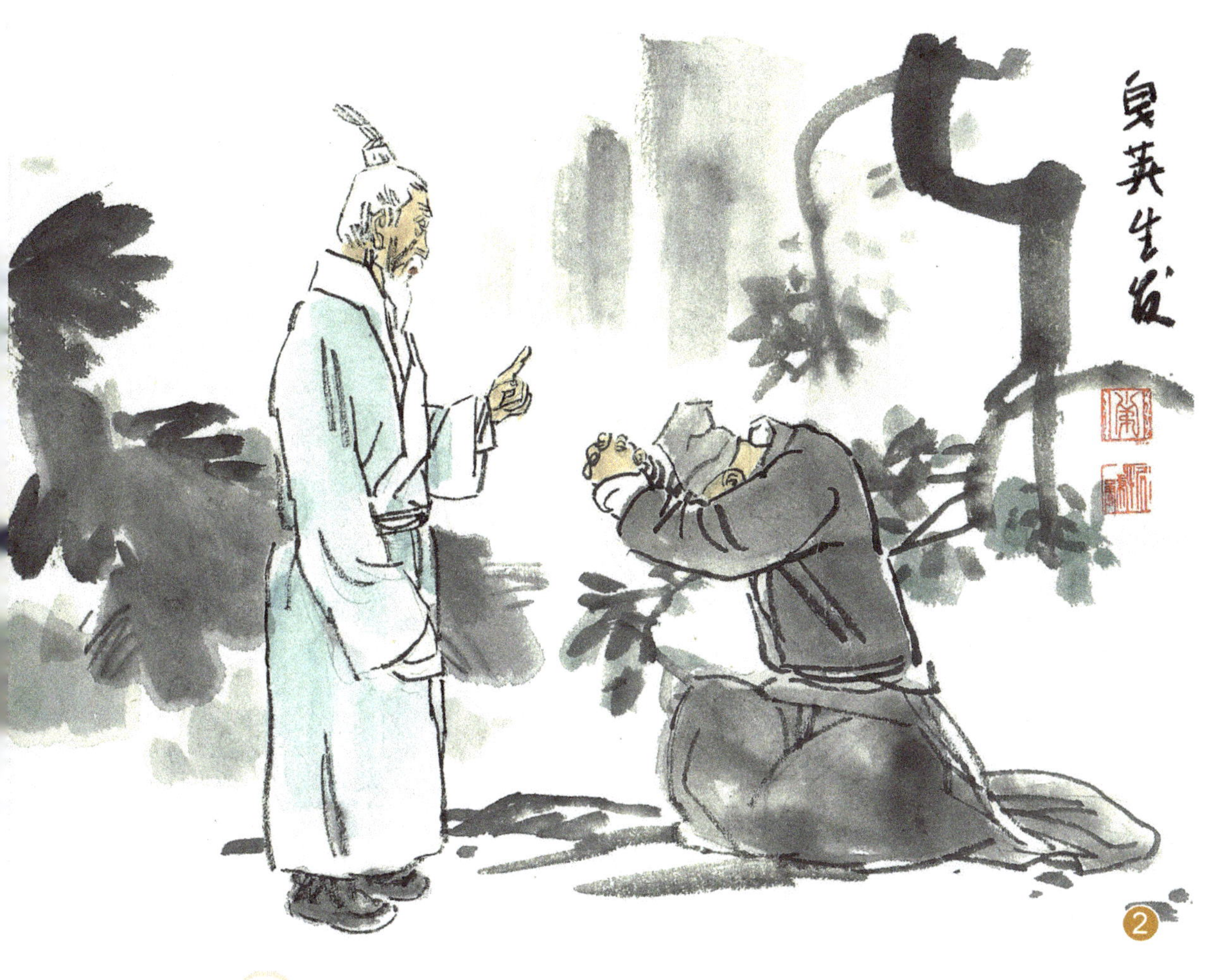

【图1】 崔言在左亲骑军中任职。有一天他得了病，眼前发黑，咫尺之间的人和物都分辨不清，眉毛和头发自行脱落，鼻梁塌陷。

【图2】 因为崔言担任骆子午谷的归寨使，遇见一个道士，并传给崔言一个药方："饭前，浓煎蒸晒九次的大黄细末汤，调入一二升皂荚刺灰服下。"十天后，崔言的胡子头发又重新长出来。

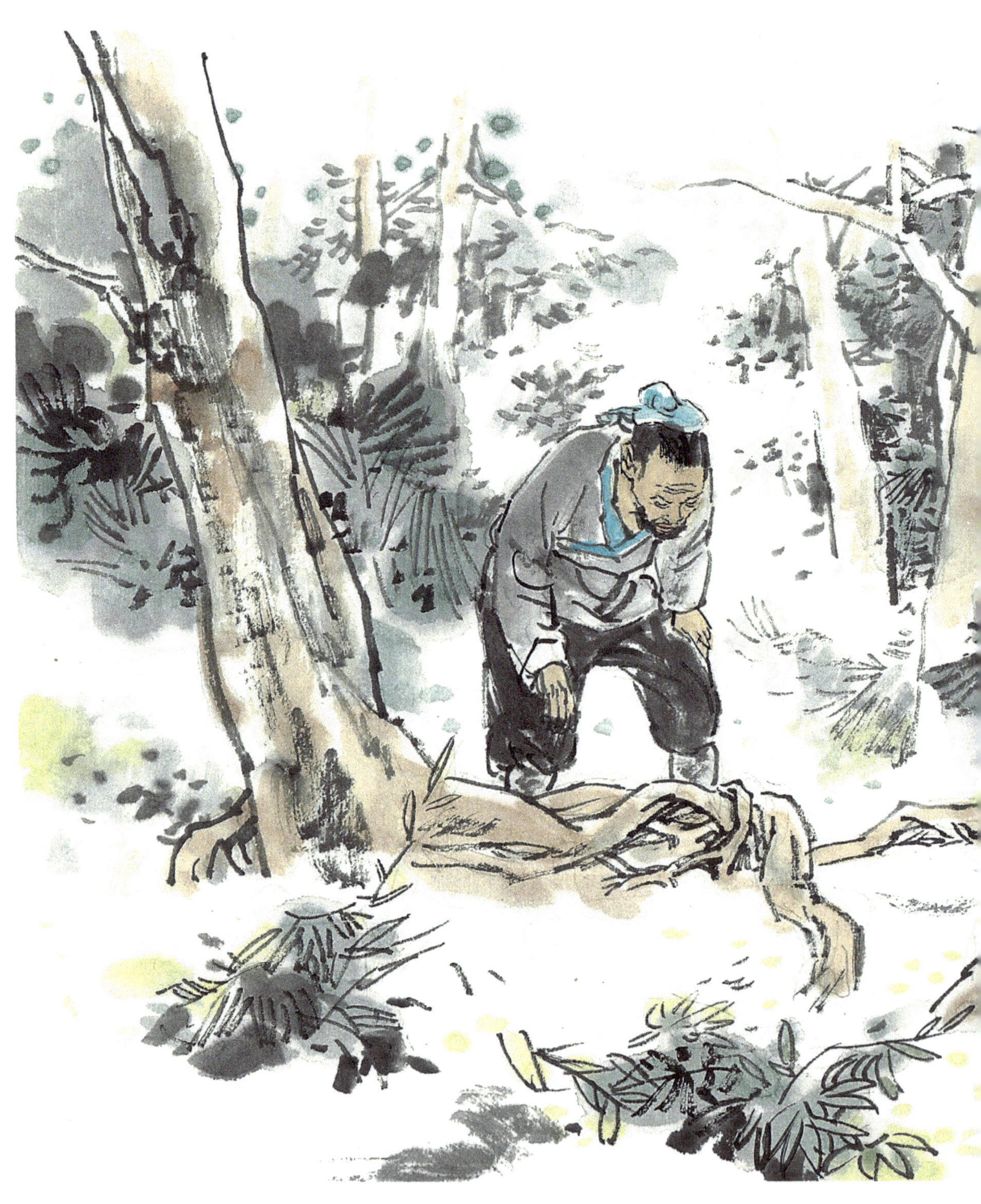

【图1】 何首乌祖父名叫"能嗣"，原名叫"田儿"，年58岁，没有妻子儿女。有一天夜间，田儿酒醉后睡在山间原野，朦胧中看见两株树藤，相距三尺多，苗蔓忽然相交在一起，久久始解，解后又交。田儿见此情状，非常惊异。

首乌益寿

【出处】〔唐〕李翱《何首乌传》。

【典故释义】 何首乌，顺州南河县人。祖父名叫"能嗣"，父亲名叫"延秀"。能嗣原名叫"田儿"，体弱多病，不能生育，年58岁，没有妻子儿女，一直仰慕仙家道术，随师父居住在深山老林之中。有一天夜间，田儿酒醉后睡在山间原野，朦胧中看见两株树藤，相距三尺多，苗蔓忽然相交在一起，久久始解，解后又交。田儿见此情状，非常惊异，次日早晨，就连根掘回。遍问众人，没有一个人能够认得是什么植物。后来有一位老人忽然走来，田儿出示询问，老人回答道："你既然没有子孙后代，这两个藤相距三尺多，苗蔓能忽然交织在一起，久久始解，解后又交，实在奇异，这恐怕是天赐的神药吧，你何不服用试试看呢？"田儿于是把根捣成细末，每天早晨空腹用酒送服一钱。连续服用几个月后，感到身体强健，因此常服不断，又加量到每天服用二钱。一年后，身体原来的疾病都好了，原已花白的头发变得乌黑发亮，原来苍老的容颜变得年轻，十年之内，生了好几个孩子，于是把名字改成"能嗣"。又给他儿子延秀服用，父子二人都活了一百六十多岁。延秀生了一个儿子，叫"首乌"，首乌服用这个药物，也生了好几个儿子，活了一百三十多岁，头发还是乌黑如漆。有一个叫李安期的人，和何首乌是同乡关系亲密友好，偷取获得这个秘方服用，他的寿命也得到延长，于是将这件事加以叙述进而流传于世。

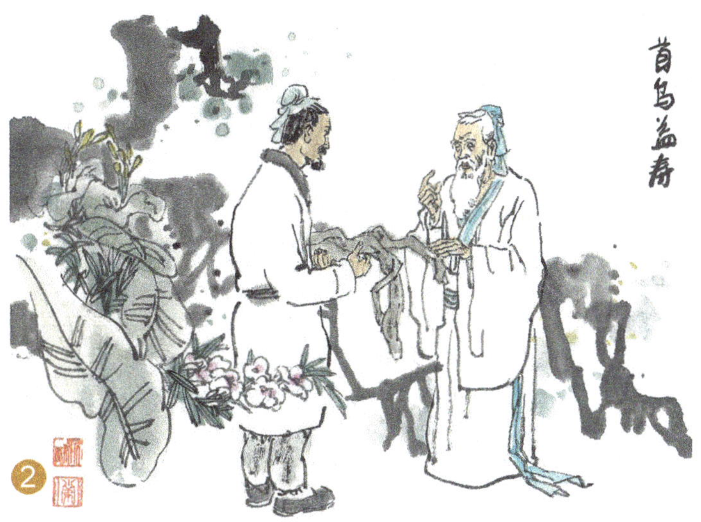

【图2】 次日早晨，他连根掘回树藤。遍问众人，无人认识该植物。有位老人说："你既然无后，这两个藤实在奇异，恐怕是天赐神药，你何不服用试试看呢？"田儿于是捣根成细末，每日晨空服一钱。一年后，田儿疾病痊愈，头发变黑，容颜变年轻。

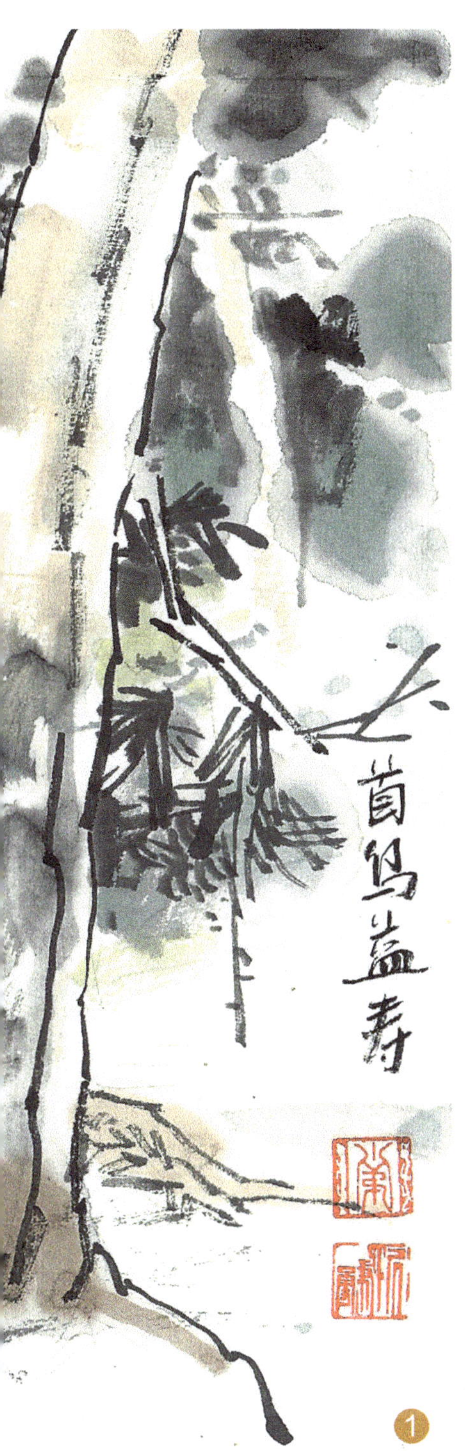

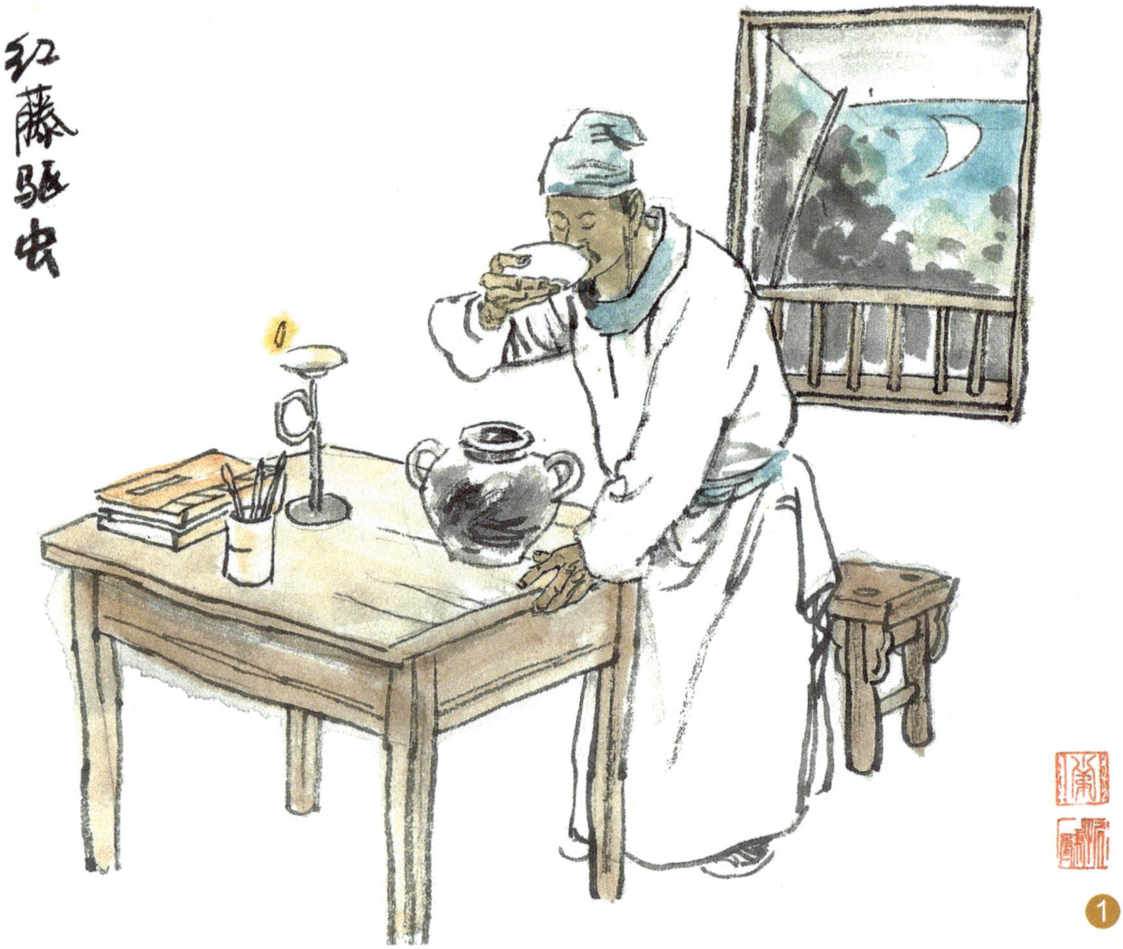

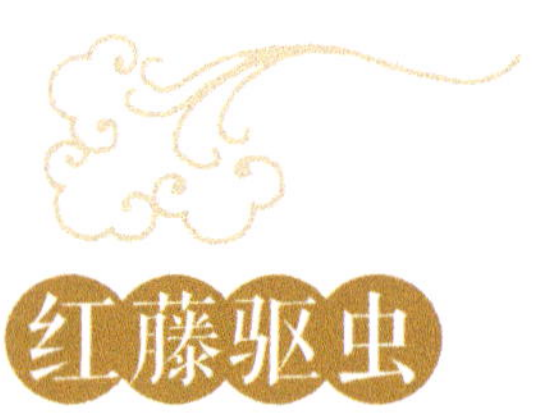

红藤驱虫

【出处】〔南宋〕洪迈《夷坚志》。

【典故释义】 赵子山苦于患白虫病，医生命令他戒酒，而他本性懒散一再延误。一天客居于邵武天王寺，夜半喝醉酒回来，感到十分口渴。看到庭庑间的瓮水倒映着月光晶莹剔透的样子，就接连喝了几杯，水的味道甘甜如饴糖。等到天明时分，白虫排出满布席铺，心腹间顿时感到宽松舒畅，陈年旧病就这样痊愈了。人们都感到十分惊奇，看他所喝的水，原来是寺中仆役织草鞋用来浸红藤根的水。

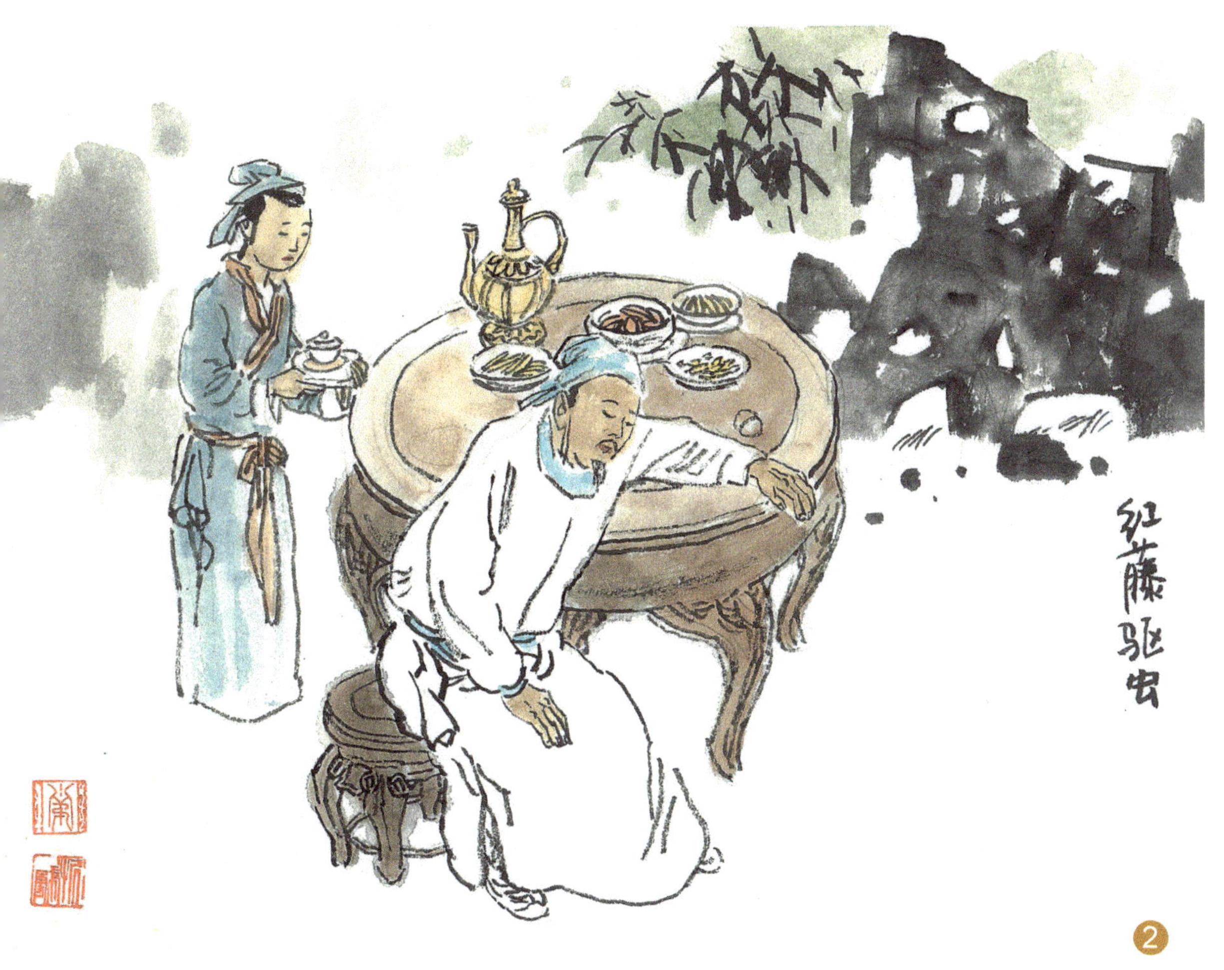

【图1】 赵子山苦于患白虫病，医生命令他戒酒，而他本性懒散一再延误。

【图2】 一天赵子山客居于邵武天王寺，夜半醉酒回来，十分口渴，接连喝了几杯庭庑间的瓮水。等到天明时分，白虫排出满布席铺，陈年旧病就这样痊愈了。人们感到惊奇，后来发现他喝的水是寺中仆役织草鞋用来浸红藤根的水。

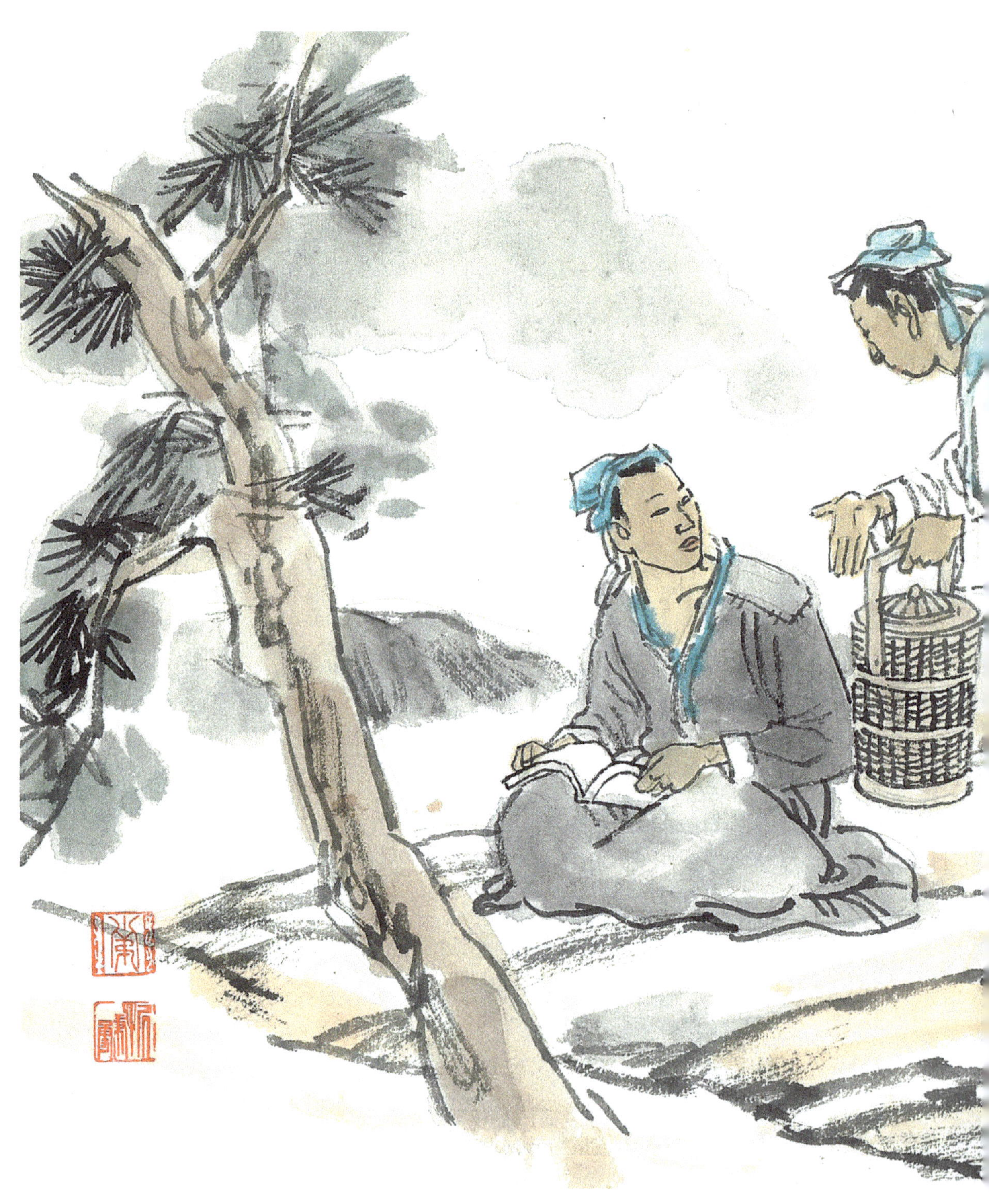

【图1】 宋武帝刘裕最初家境贫寒，当时的人都不理会他，只有
琅琊的王谧独独深厚敬重他。

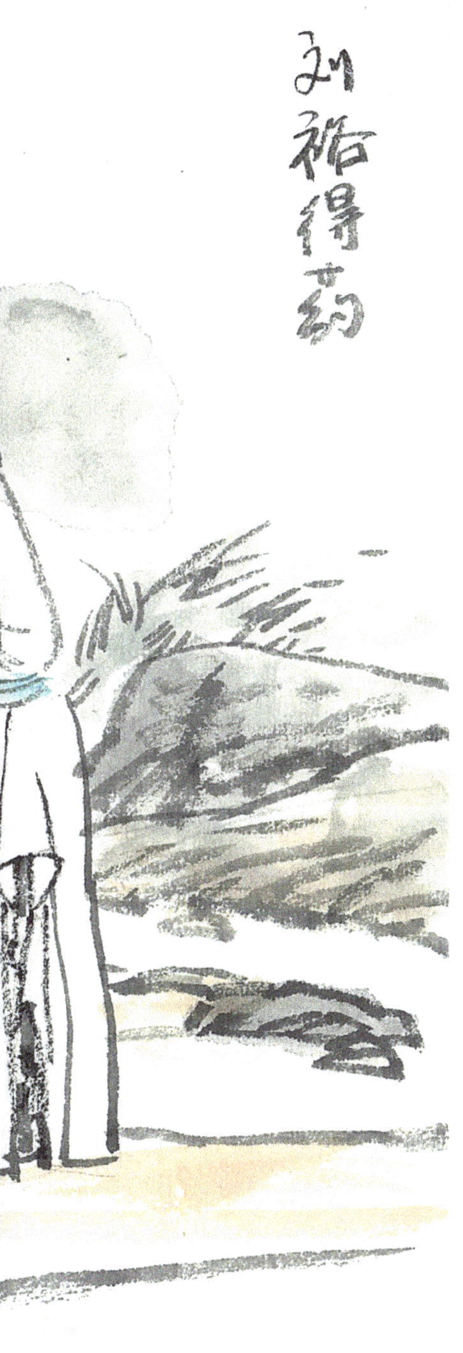

刘裕得药

【出处】〔唐〕李延寿《南史·武帝刘裕篇》。

【典故释义】 宋武帝刘裕最初家境贫寒，当时的人都不理会他，只有琅琊的王谧独独深厚敬重他。武帝曾经欠刁逵社钱三万，很长时间无力偿还，刁逵依法拘捕了刘裕，王谧偷偷用自己的钱代为偿还，因此武帝得以释放。后来武帝在新洲砍伐荻草，看见有大蛇长达数丈，就射击它，蛇受伤了。第二天武帝又到了新洲，听到有杵臼撞击的声音，武帝于是前去观察，看见数位童子都穿着青色衣服，在榛木丛中捣药。武帝询问他们这样做的原因，他们回答说："我们的王被刘寄奴射伤，我们配制药散来给他敷。"武帝说："你们的王为什么不杀掉刘寄奴呢？"他们回答说："刘寄奴是王，不会死，不能杀他。"武帝大声呵斥他们，他们都散去，武帝就收起药物返回。又有一次，武帝经过并客居下邳的旅舍，碰见一个佛门弟子对武帝说："江南将要大乱，使它安定的人，大概就是您了吧。"武帝早先手臂创伤，过了好几年也不痊愈，佛门弟子有一种黄药，就留给了武帝，不一会儿佛门弟子忽然消失了。武帝用黄药敷涂创口，敷涂一次就痊愈了。武帝把其余的黄药和他得到的童子们的药散当作宝贝，每当遇到刀枪之伤，武帝用这些药散一涂都能见效。

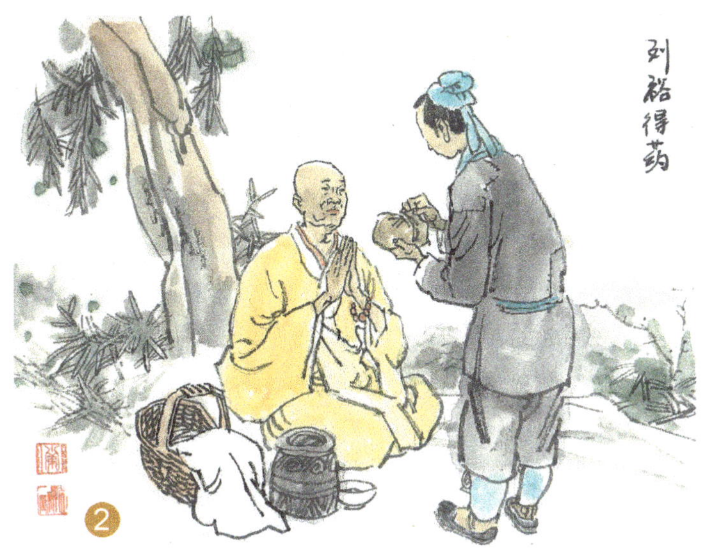

【图2】 又有一次，武帝经过并客居下邳的旅舍，碰见一个佛门弟子，武帝早先手臂创伤，过了好几年也不痊愈，佛门弟子有一种黄药，就留给了武帝，武帝用黄药敷涂创口，敷涂一次就痊愈了。

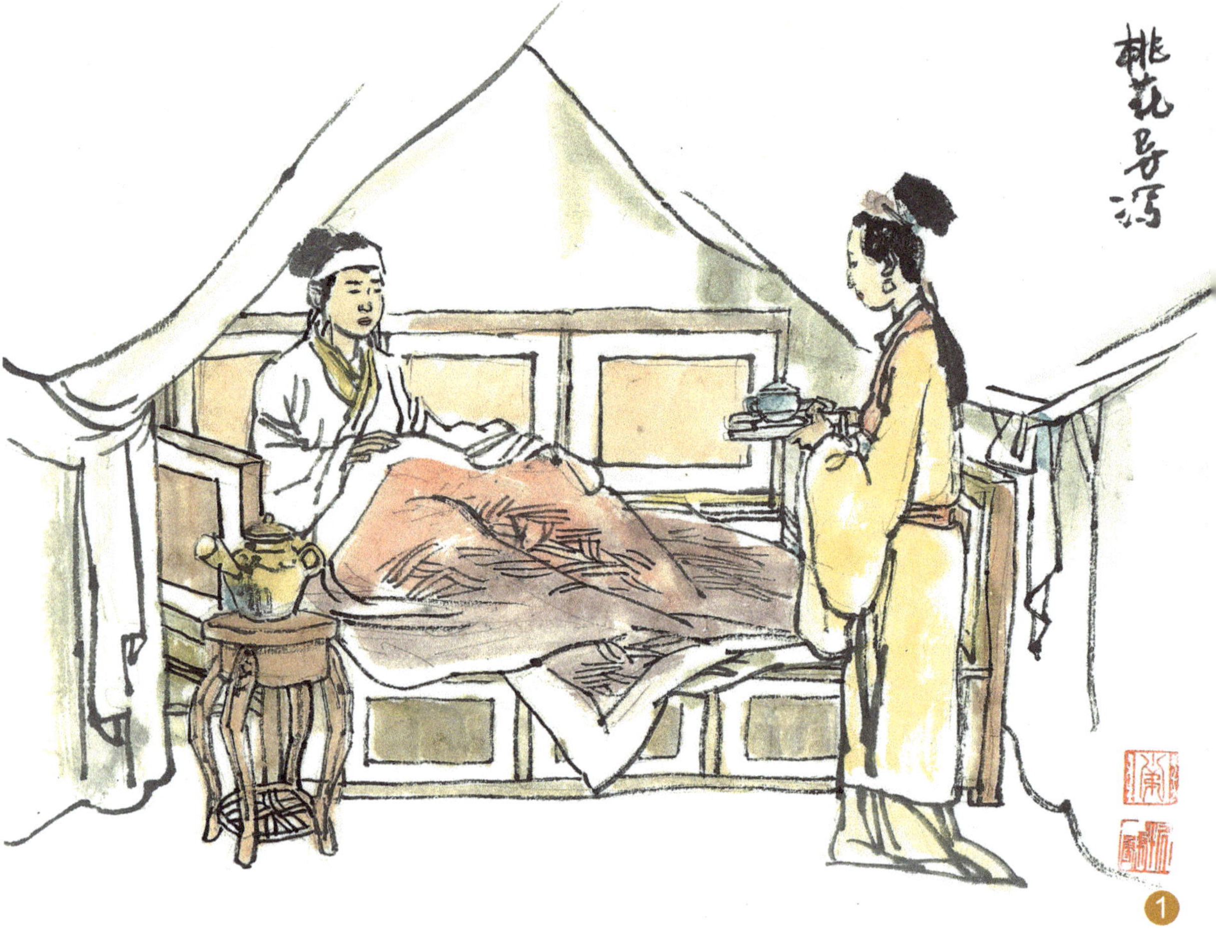

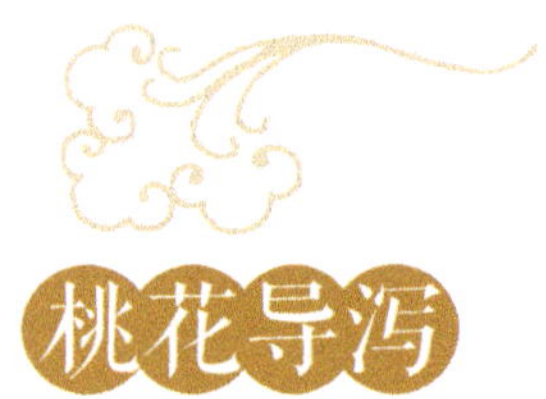

桃花导泻

【出处】〔金〕张从正《儒门事亲》。

【典故释义】　有一个妇人，年纪三十多，患了滑泄病若干年。医生都说虚中有积，用无忧散治疗，五七天服用一次，服至二十服没有见效。又服缠积丹、软金丸等药，都不见效。这妇人服药越快，病势越重，饮食一天天减少。有人说："这是休息痢。"应当用艾灸中脘及左右穴，脐下气海及膀胱穴，用足三里来引导它，每年逢冬至日、夏至日行灸法。前前后后灸了近万余壮。忽然门外有人说："这病我熟悉，是极大地受到饮食所伤的缘故。现在桃花正开，等到花落时，用长针刺，得到十来朵，不要沾到人的手，用白面和好做成饼子，文武火烧熟，嚼烂，米汤送服。"病人依言服用。不过一两个时辰，腹泻剧烈，前后泻了六七天，将近数百次，昏迷不醒失去知觉，只要喝冷水，慢慢喝下。到了第六七天，稍稍清醒。之后胃口逐渐增加，精

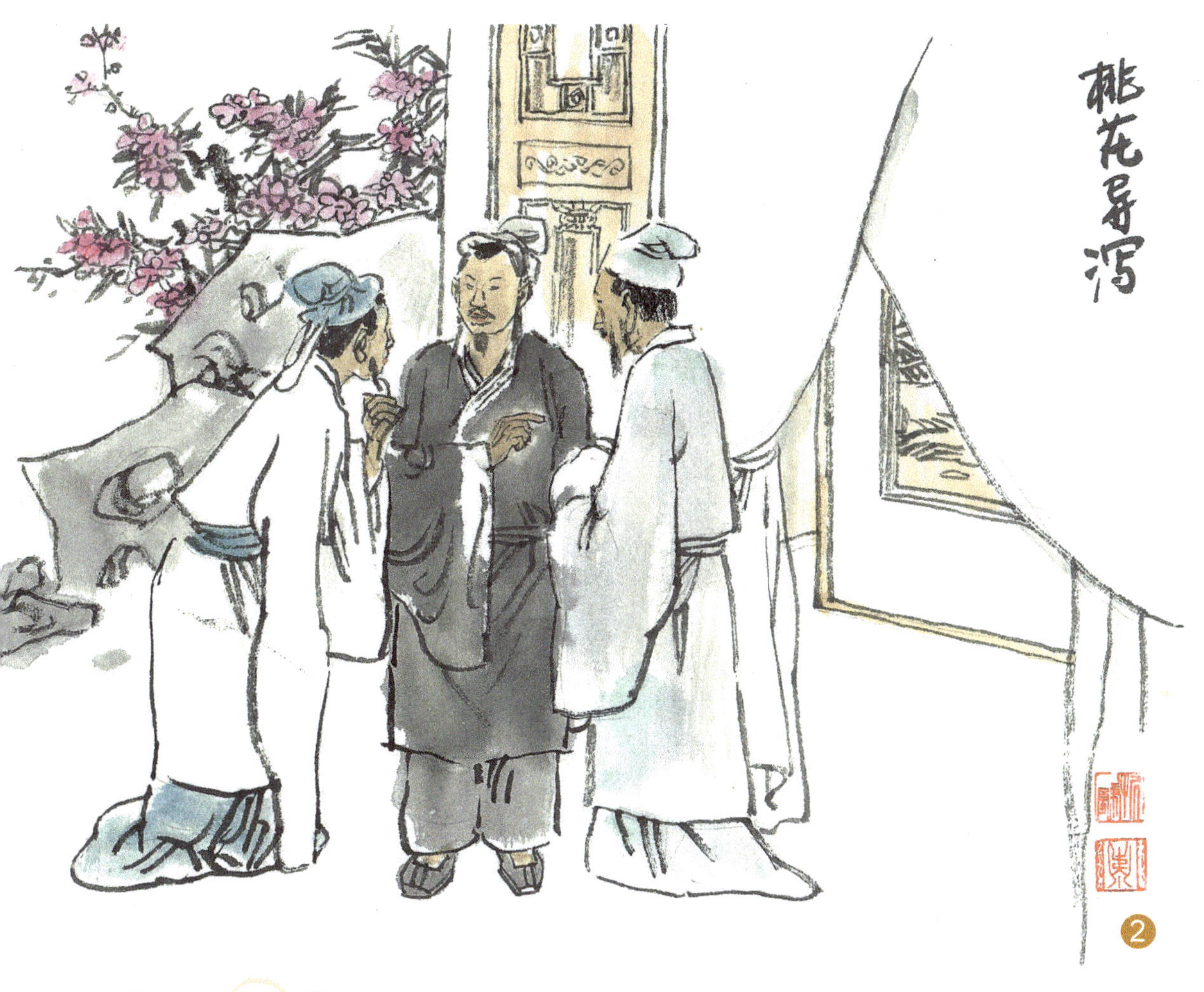

【图1】 有一个妇人，年纪三十多，患了滑泄病若干年。医生都说虚中有积，用无忧散治疗，五七天服用一次，服至二十服没有见效。

【图2】 门外有人说："此乃饮食所伤。待桃花落时，用长针刺十来朵，不要沾到手，用白面和好做饼，文武火烧熟，嚼烂，米汤送服。"病人依言服用。不久，腹泻剧烈。六七日后稍清醒，胃口逐渐增加。原来这是因为桃花萼有去积的神效。

神越来越好，气血越来越旺盛。不过几年，生了两个儿子。这个人本来不知道桃花萼有去积的神效，也是碰巧获得泻法之效呀！

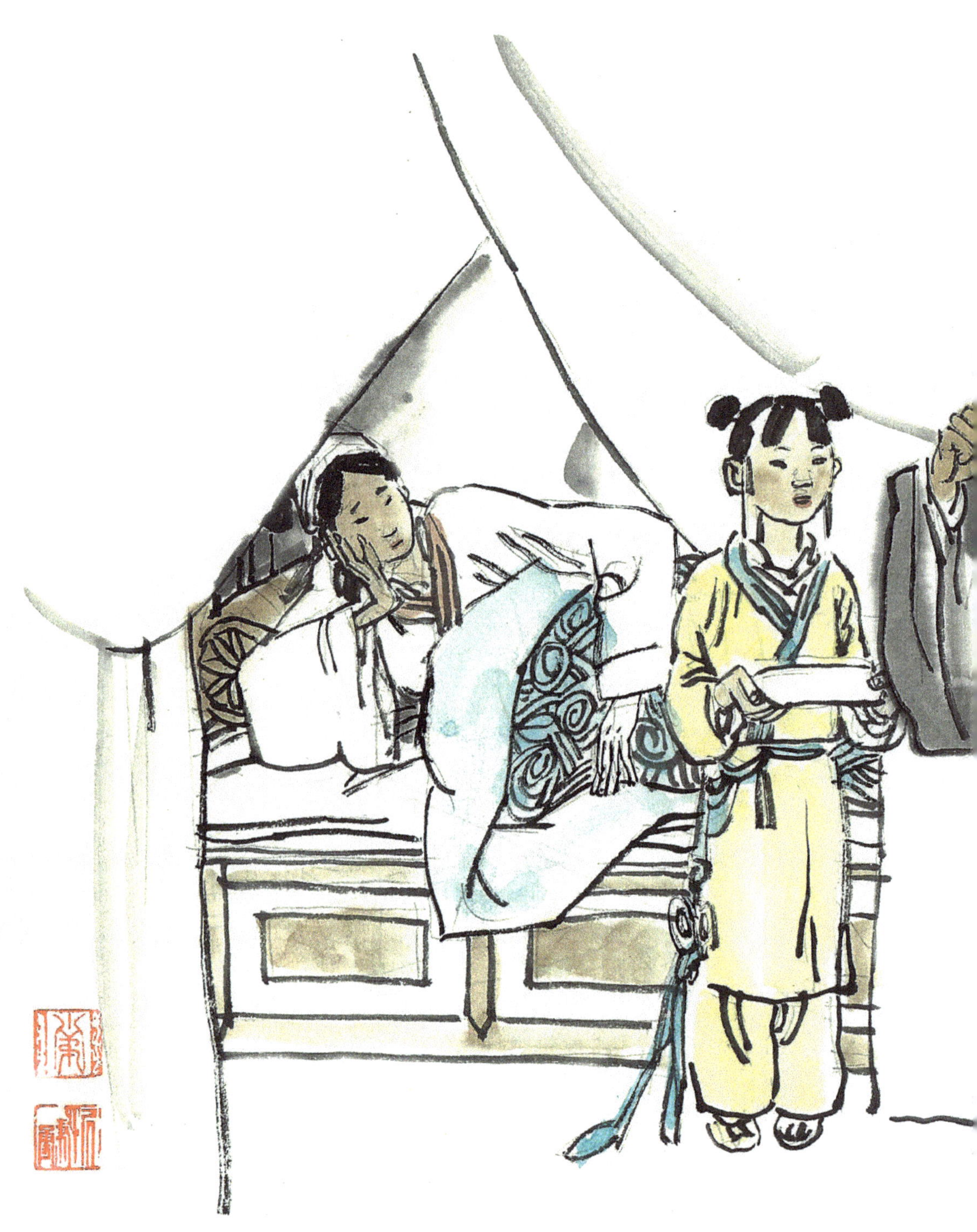

【图1】 洛阳李敏到东吴做官时，他的妻子牙疼，无法忍受。就让
奴婢用钗股按牙间，一会儿银色就变黑了，此乃毒气所致。看了
很多医生都无效。

四物养血

【出处】〔宋〕方勺《泊宅编·卷八》。

【典故释义】　四物汤，是妇女的宝物。洛阳李敏到东吴做官时，他的妻子牙疼，每天痛得呻吟辗转，不能忍受。就让奴婢用钗股按牙间，一会儿，银色就变黑了，是毒气所导致的，所以痛楚也可知晓了。一路看了很多医生，都没什么效果。嘉禾的一个和尚慧海为她熬制了一汤，服了半月，病情大有好转。后来因为吃了热面又发作，一会儿就煮了汤药喝下去，一服汤药就好了，药效迅速。看药的名字，开始并未标明，只说可以凉血、活血而已。李敏想要报答他，缓缓向他叩头求方，最后才知道是四物汤。血活而凉，怎么可能会壅滞而生疾病呢？莫强中曾经治疗过一个人，久病经阻，发热咳嗽，倦怠不食，憔悴骨立；医生往往当作瘵疾治疗，但是她的病情还是越来越严重。莫强中说："妇人以血气为本，血荣自然有生理。"于是因遣去其他医生，让她专门服用此汤。其法㕮咀，每慢火煮，取清汁，趁热喝下，空腹服三四帖。未到一个月，月经忽然通畅，她的病就好了。

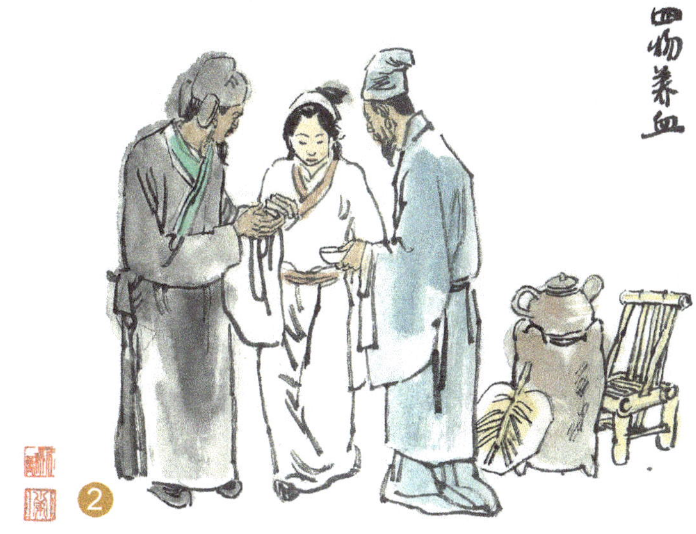

【图2】　和尚慧海为她熬制一汤，服用半月，病情大有好转。看药的名字，开始并未标明，只说可以凉血、活血而已。李敏想要报答他，缓缓向他叩头求方，最后才知道是四物汤。

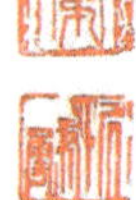

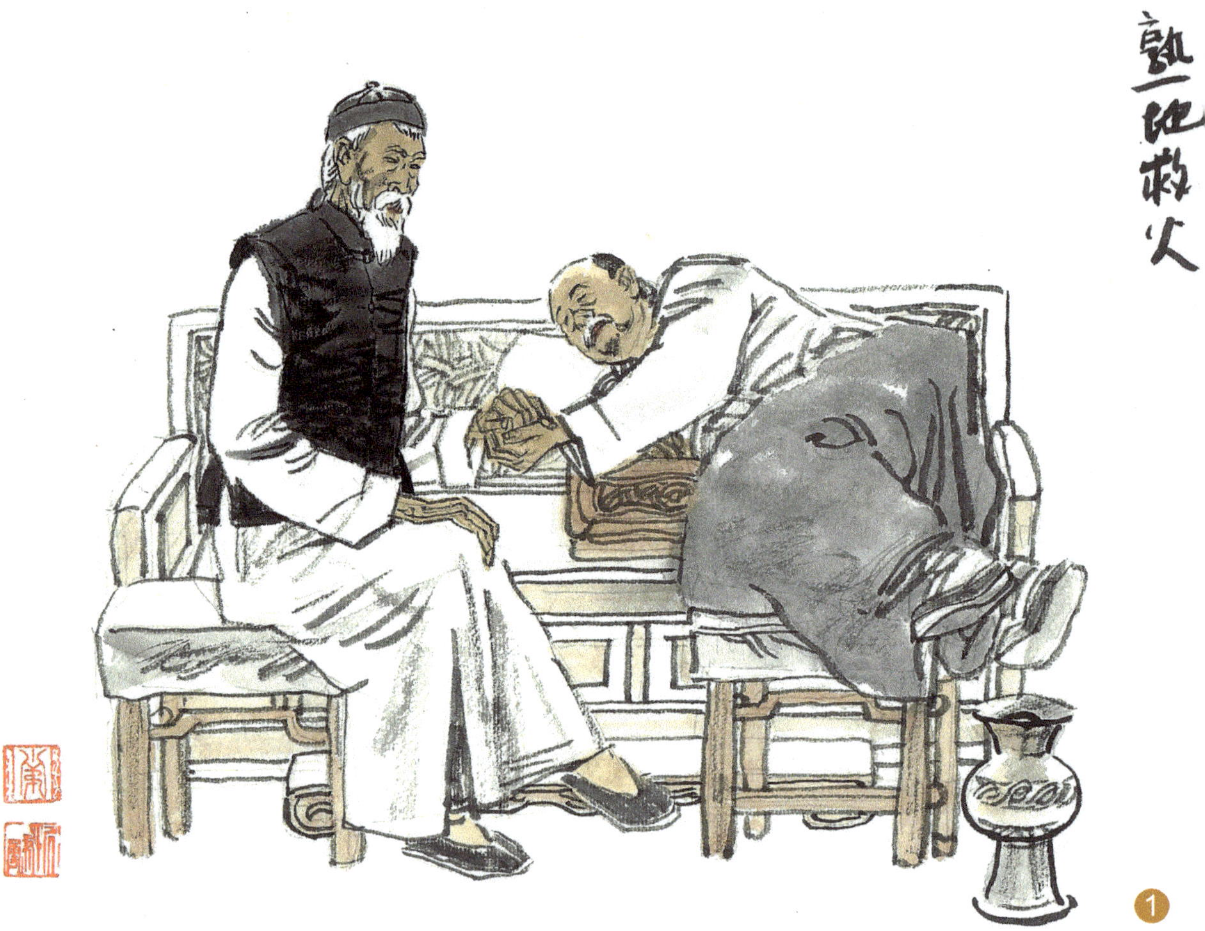

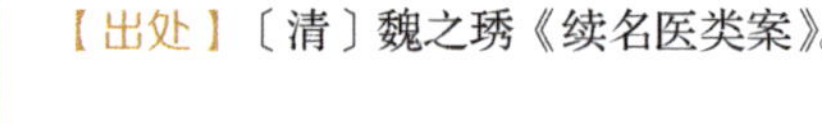

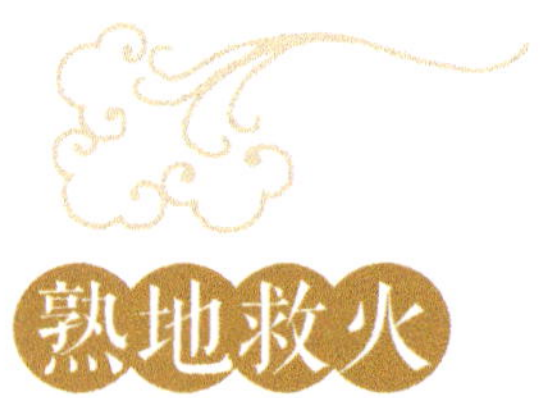

熟地救火

【出处】〔清〕魏之琇《续名医类案》。

【典故释义】　叶太史，名古渠，在长江督学府中担任幕僚，他患呕吐病长久不愈，只要督学巡查所到的地方，他都会请当地的名医进行治疗，两年多已经看了十多位医生，但病情逐渐加重。将近年底的时候，有人给予二陈汤加左金丸、吴茱萸、黄连五六分，服药后不久吐血一碗。我诊脉见脉缓，后来两寸脉延伸到鱼际，左尺脉沉，他想要告诉我病情及说用过的方药，我说已经知道了。再服用我开的方药，五十余剂就痊愈了，共用去熟地黄三斤。叶太史惊讶莫名，问这到底是什么病？我说：那些长江流域的名医，都认为是痰饮造成，所用的方剂不过四君子、六君子汤等。他拍桌子笑着说：真的和你说的一样，但是如果不是痰饮病，为什么泛酸、口苦而且口涎多？现在纳食减少，为什么反而重用熟地黄？我说：这是由于肾虚，肝失其养，木燥生

熟地救火

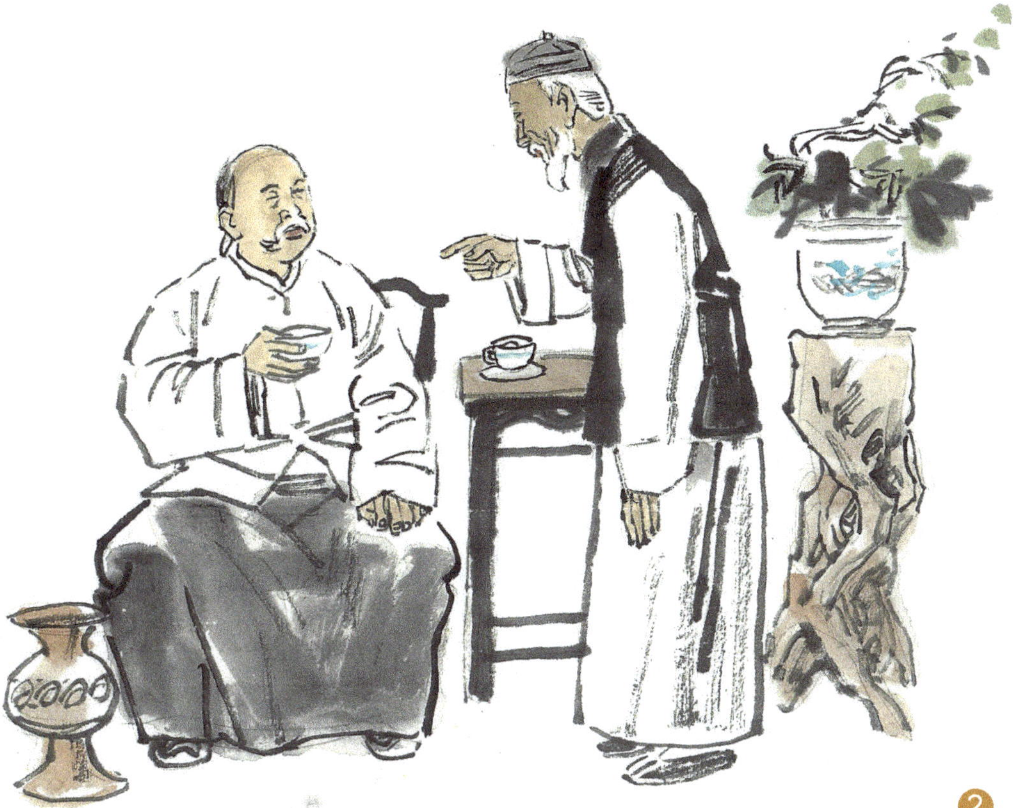

【图1】 叶太史，名古渠，在长江督学府中担任幕僚，他患呕吐病长久不愈，只要督学巡查所到的地方，他都会请当地的名医进行治疗，两年多已经看了十多位医生，但病情逐渐加重。

【图2】 我诊脉后开方药，共用熟地黄三斤，叶太史大惊。我说：之前的名医都认为是痰饮造成的，其实是由于肾虚，肝失其养，木燥生火，上逆胃络，肺金亦衰。饮食入胃，不能散布通调，致津液停蓄脘中，遇火上冲，则饮食必吐。一定要补肾养肝，润肺补肺。

火，上逆胃络，肺金亦衰。饮食入胃，不能散布通调，致津液停蓄脘中，遇火上冲，则饮食必吐而出也。四君、二陈、香、砂类皆香燥之品，以这些药治疗，像抱薪救火，反助火势。一定要补肾养肝，润肺补肺，才会有效。另外滋阴药物药性缓慢，而且病程日久，不长期服药不会好转，我用熟地、枸杞子、沙参、麦冬、石斛等加减，开始服仍然呕吐，十剂后呕吐好转，饮食渐增，服药五十剂果然痊愈。

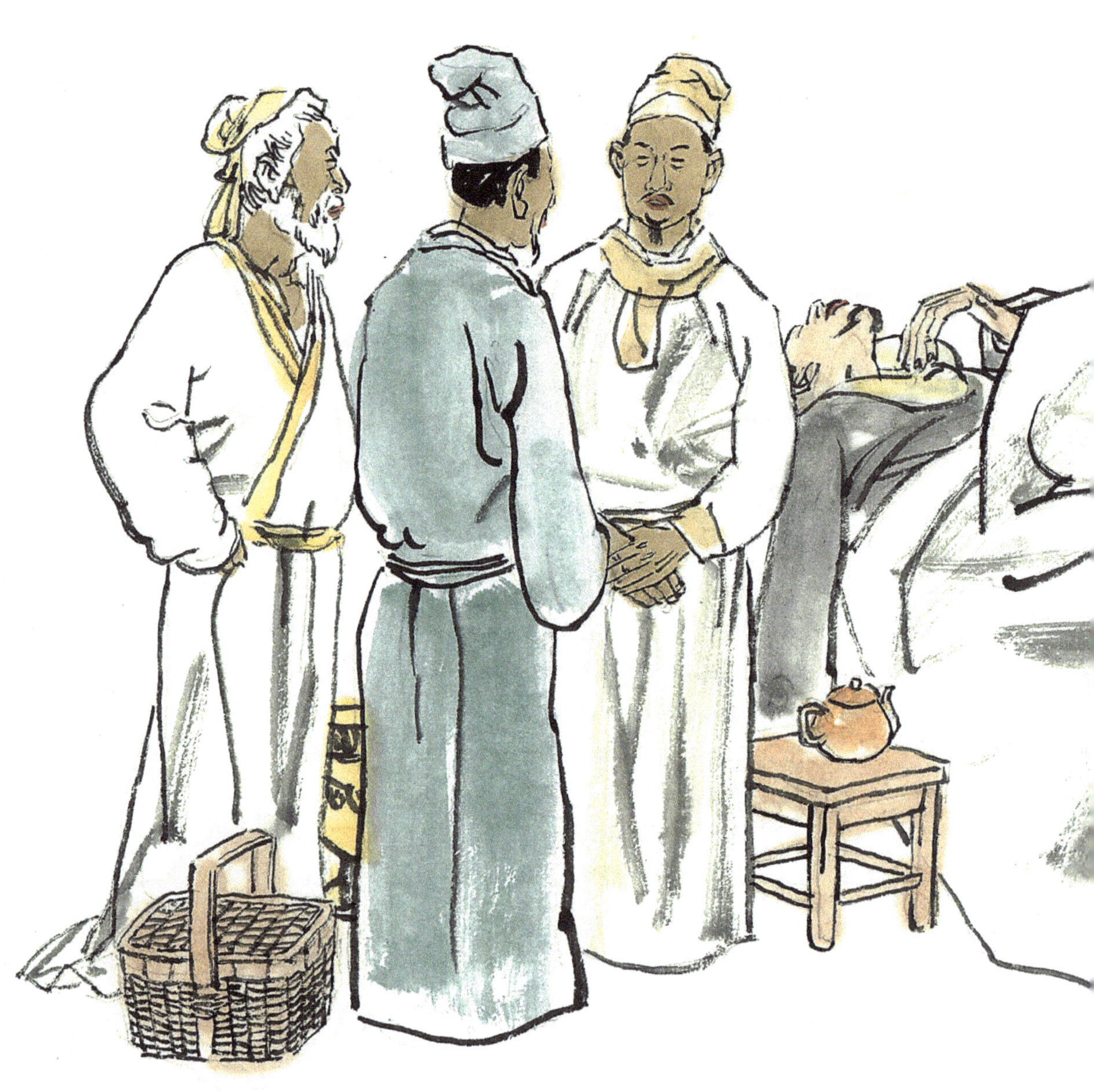

【图1】 周离亨曾经说过其担任馆职时，一室友患病，全身疼痛，
每次发作痛不可忍，都城中医生有的说是中风，有的说是中湿，
有的说是脚气，用了很多药都没有效果。

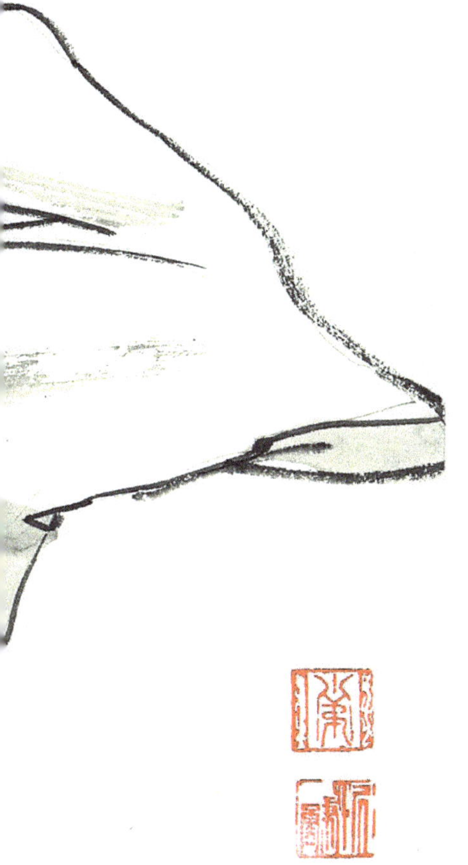

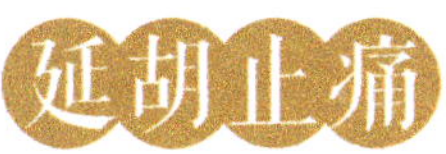

延胡止痛

【出处】〔宋〕方勺《泊宅编》。

【典故释义】 周离亨曾经说过其担任馆职时，一室友患病，全身疼痛，每次发作痛不可忍，都城中医生有的说是中风，有的说是中湿，有的说是脚气，用了很多药都没有效果。他怀疑是气血凝滞所导致的，就制了一散剂，喝了之后效果很好。我并没有问他用了什么药，想了很久之后说："根据你所描述的，一定是用了延胡索。"周君感到很吃惊，问我："你是怎么知道的？"我说："只要想一下，大概就知道了。"延胡索、桂枝、当归等分，根据常法研磨为末，疾病发作时，用温酒调三四钱，根据病人的酒量慢慢增加，以神志清醒为度。因为延胡索是活血化气第一品。之后赵待制霆道肢节疼痛，四肢痉挛，服了几次就痊愈了。

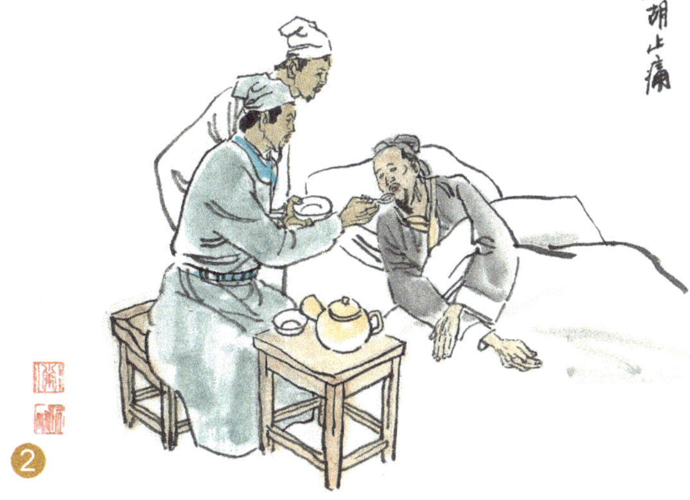

【图2】 他怀疑是气血凝滞所导致的，就制了一散剂，喝了之后效果很好，我猜想用了延胡索。周君很吃惊地问我怎么知道的。我说："因为延胡索是活血化气第一品。"

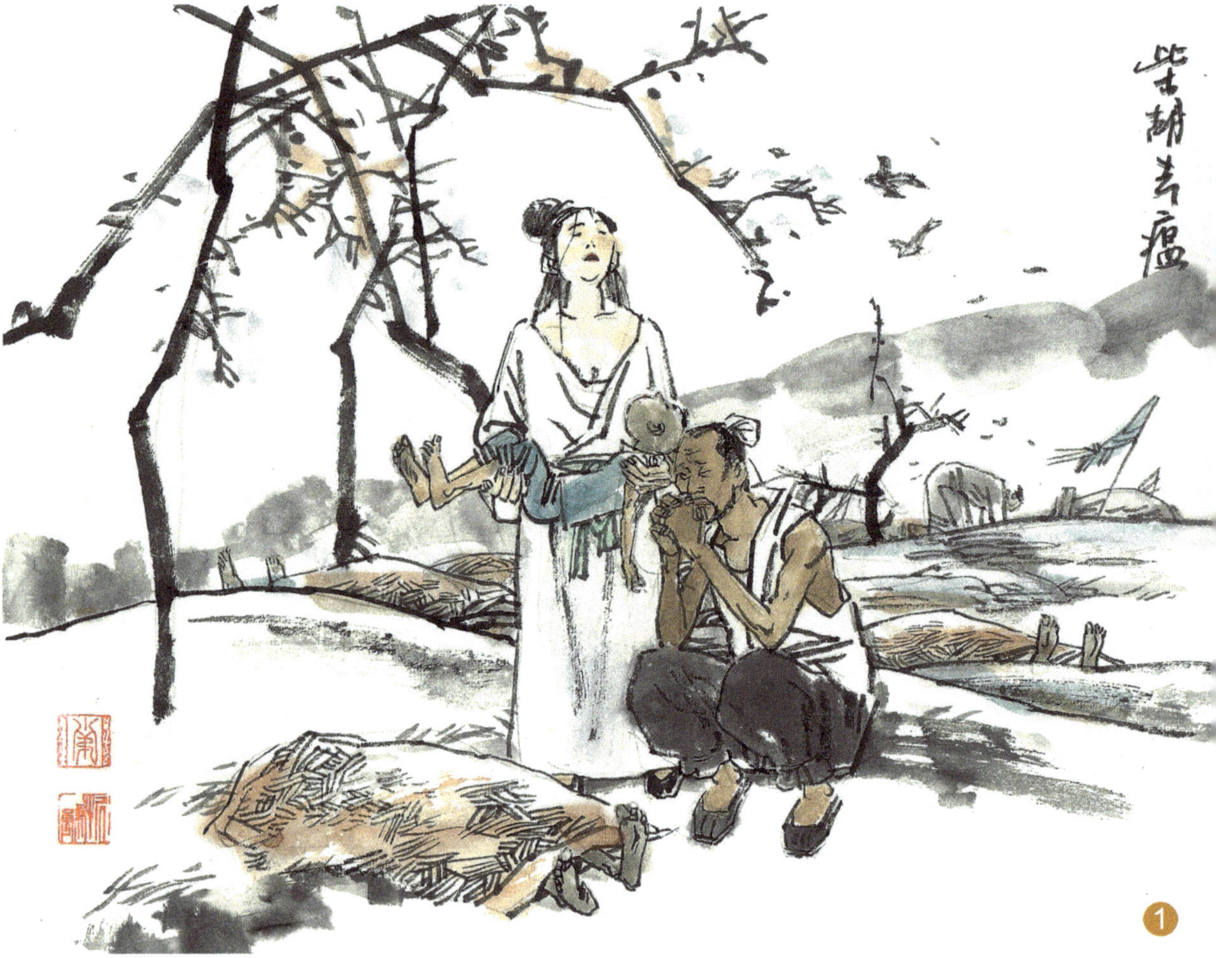

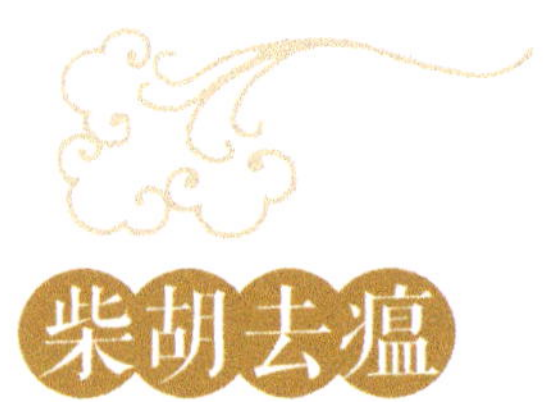

柴胡去瘟

【出处】〔元〕脱脱等《宋史》。

【典故释义】　宋高宗绍兴元年六月，浙江西部发生大瘟疫，苏州以北的地区，河上漂浮的尸体不计其数。到了秋冬时节，绍兴府连年发生大瘟疫，官府召集可以帮忙施粥施药的人，能救活一百人以上的度化为僧人。绍兴三年二月，永州发生瘟疫。绍兴六年，四川发生瘟疫。绍兴十六年夏天，行都发生瘟疫。绍兴二十六年夏天行都又发生瘟疫，宋高宗用柴胡做成药发放给民众，救活了很多人。

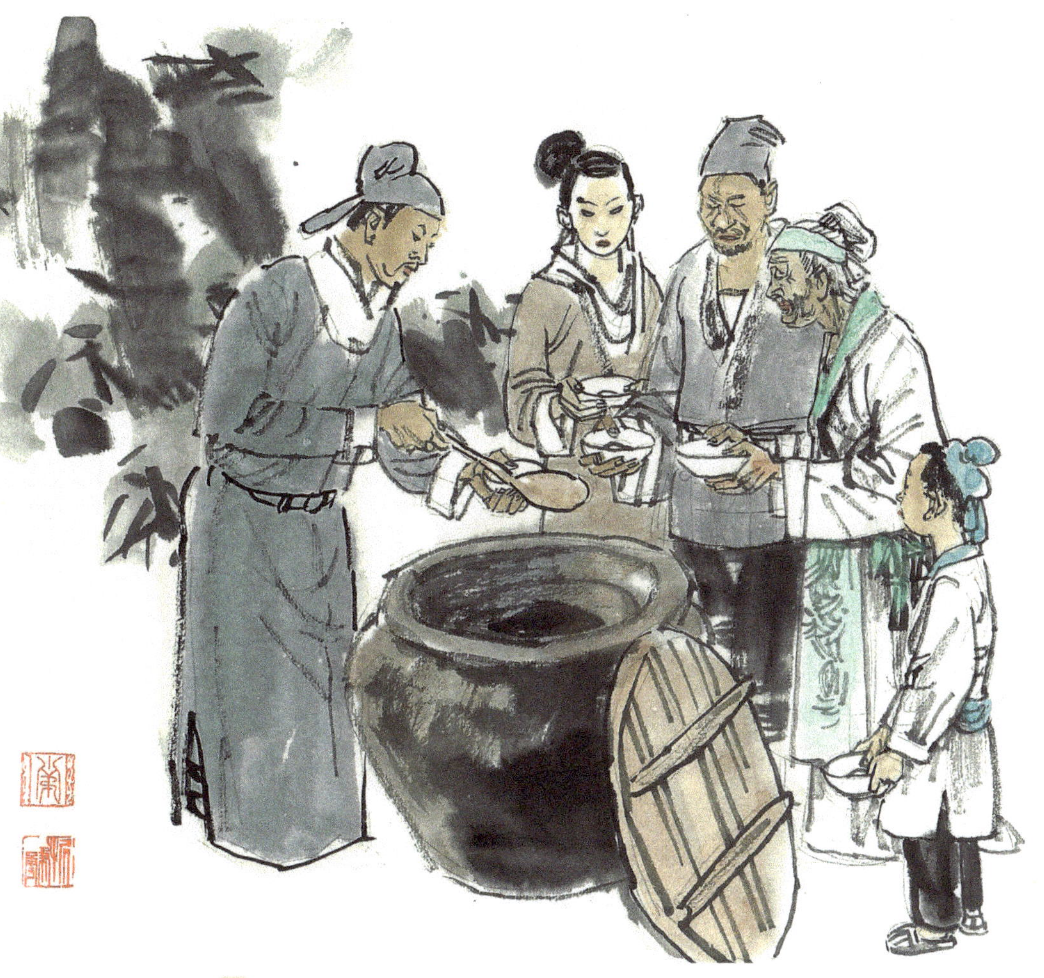

【图1】 宋高宗绍兴元年六月，浙江西部发生大瘟疫，苏州以北的地区，河上漂浮的尸体不计其数。

【图2】 绍兴二十六年夏天行都又发生瘟疫，宋高宗用柴胡做成药发放给民众，救活了很多人。

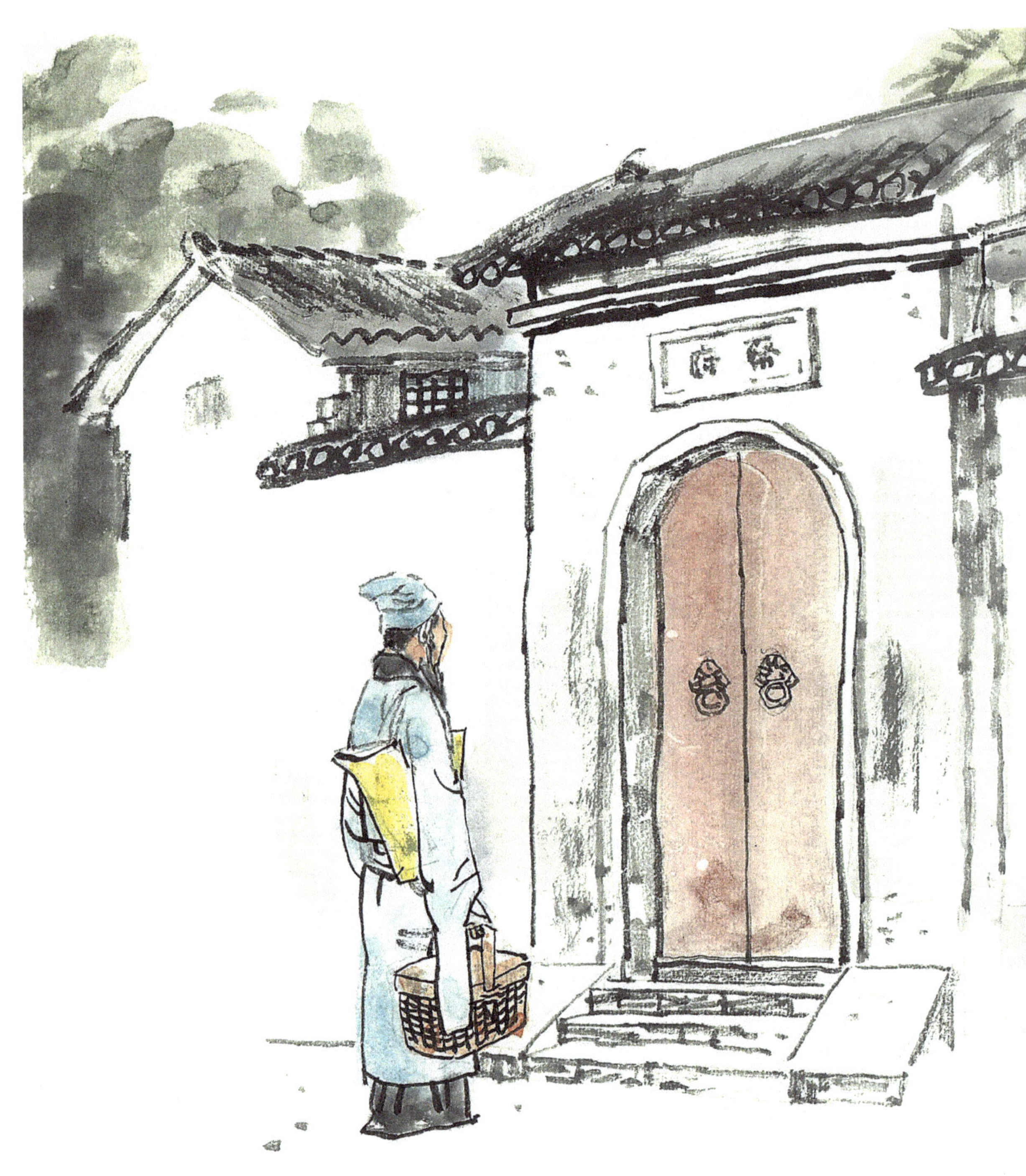

【图1】 蔡元患便秘，名医治疗无效，当时史载之医生还不出名，他前往蔡府登门求见，守门的人不予通报，等了好久才让见。

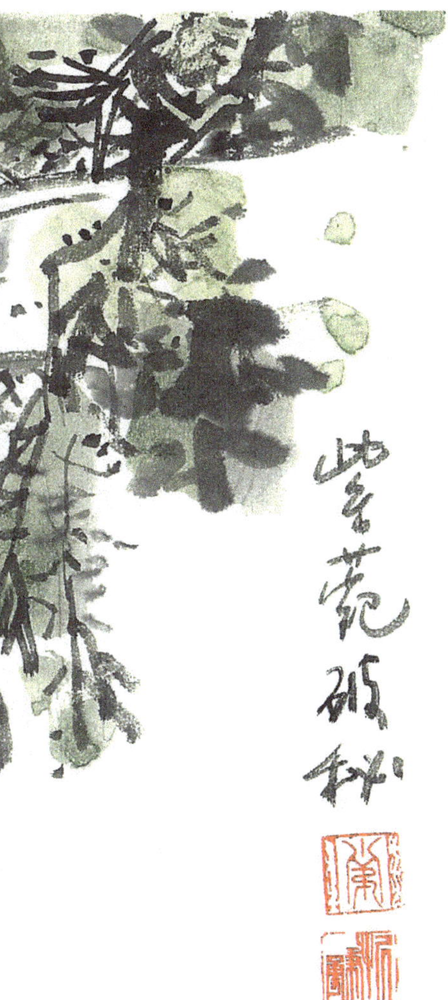

紫菀破秘

【出处】〔宋〕施彦执《北窗炙輠录》。

【典故释义】 蔡元长得了便秘，名医治疗无效，可能是因为元长不服大黄的原因。当时史载之医生还不出名，他前往蔡府登门求见，守门的人不予通报，等了好久才让进见。史载之把脉之后打算显示一下自己的医术，便向蔡元长讨要二十文钱。元长问："要钱干什么用？"史载之说："买紫菀啊！"于是买来紫菀，研末让蔡元长服下，不大一会儿，大便通畅。蔡元长很惊讶，问用紫菀的原因，史载之说："肺与大肠相表里，你便秘是因为肺气不降，紫菀能降肺气，肺气得以肃降，秘结的大便便畅通了。"

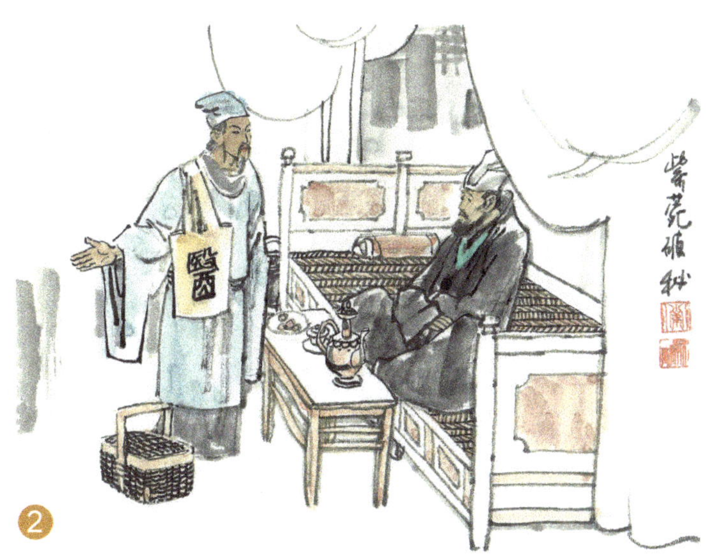

【图2】 史载之把脉之后打算显示一下自己的医术，便向蔡元长讨要二十文钱。元长问："要钱干什么用？"史载之说："买紫菀啊！"于是买来紫菀，研末让蔡元长服下，不大一会儿，大便通畅。